Scham und Schuld bei traumatisierten Menschen

Beschämen und Beschuldigen als Machtmittel zwischenmenschlicher Gewalt

Ralf Vogt (Hrsg.)

Scham und Schuld bei traumatisierten Menschen

Beschämen und Beschuldigen als Machtmittel zwischenmenschlicher Gewalt

Mit Beiträgen von:

Giovanni Liotti
Robert Richter
Franziska Schlensog-Schuster
Joanne Twombly
Martin Dorahy
Irina Vogt
Ralf Vogt

lehmanns media

Bibliografische Information der Deutschen Nationalbibliothek
Die Deutsche Nationalbibliothek verzeichnet diese Publikation in der Deutschen Nationalbibliografie; detaillierte bibliografische Angaben sind im Internet unter
`http://www.dnb.de` abrufbar.

Helmholtzstr. 2-9
10587 Berlin
Umschlag: Bernhard Bönisch
Satz & Layout: LaTeX(Zapf Palatino) Volker Thurner, Berlin
Druck und Bindung: Totem • Inowrocław • Polen
ISBN 978-3-96543-116-4 www.lehmanns.de

Inhaltsverzeichnis

Danksagungen

Zunächst möchte ich mich ganz herzlich bei meiner Ehefrau Irina bedanken. Sie hat wie immer durch Verständnis und begleitende Gespräche das Arbeiten am Buch grundsätzlich möglich gemacht.

Frau Pötzsch gebührt ebenso wieder der große Dank für die Hauptlast des Überführens aller Manuskripte in die Schriftform. Auch die Bearbeitung der Tabellen und Erstbearbeitung der Fotos ist ihrer akribischen Leidenschaft zu verdanken.

Dank auch an Herrn Höffling für das professionelle Lektorat, welches wieder durch seine sehr autonome Arbeit eine große Hilfe für mich als Herausgeber war.

Bei Frau Fauter bedanke ich mich für die Grafiken. Sie hat viel Herzblut in die Entwürfe gesteckt und viele Veränderungswünsche zuverlässig eingearbeitet.

Nicht zuletzt danke ich auch Herrn Reichelt für das heiß diskutierte Grafikbild des Buchcovers.

Mein abschließender Dank gilt wieder Herrn Thurner für die gesamte gute, schnelle und emotional engagierte Umsetzung des Gesamtprojektes bei Lehmanns Media sowie Herrn Thieme für das abschließende Korrektorat.

Ralf Vogt

Leipzig, Weihnachten 2019

Erklärung zum Datenschutz

Bei allen Fallbeispielen, die die Autoren dieses Buches in ihren Artikeln erwähnen, wurde der Datenschutz beachtet, indem Namen, biografische Kenndaten, Altersangaben u. ä. Indizien professionell geändert wurden.

Die Personen auf den Fotoabbildungen im Buch sind nicht die Klienten der Fallbeispiele, sondern Nachstellungen mit freiwilligen Honorarpersonen.

Irina und Ralf Vogt

Leipzig, im Dezember 2019

Kapitel 1

Vorbetrachtungen zum Thema

1.1 Im Gedenken an Giovanni Liotti

Ralf Vogt

In den Jahren 2014/2015 gab es zwischen mir und Giovanni Liotti einen regen E-Mail-Verkehr, nachdem wir uns auf Traumafachkonferenzen in den USA und in Europa gesprochen hatten. Ich selbst war am psychodynamischen Verstehen der desorganisierten Bindungstheorie von Prof. Liotti sehr interessiert. Er fand wiederum die körper-, trauma- und bindungsorientierten Ansätze der analytischen SPIM 30-Theorie sehr interessant.

Ich folgte im Oktober 2015 einer Einladung nach Rom, wo wir über diverse Fallbeispiele sprachen und eine Idee zum langfristigen wissenschaftlichen Austausch entwarfen. Giovanni Liotti beeindruckte mich mit seinen persönlichen Erlebnissen mit John Bowlby und seinen bindungstheoretischen Ableitungen und universitären Kämpfen.

Infolgedessen übersandte Prof. Liotti mir im Dezember 2015 einen überarbeiteten Artikel zur Bowlbyschen Bindungstheorie, den meine Frau und ich ins Deutsche übersetzen ließen, weil er ursprünglich in der Zeitschrift Trauma übernommen werden sollte. Dazu kam es jedoch wegen Problematiken im Asanger Verlag nicht mehr. In Anbetracht des frühen Todes von Giovanni

Liotti entschlossen wir uns nun, seine letzte Artikelzusendung mit Freigabe zu seinen Ehren an dieser Stelle als Kurzfassung abzudrucken.

Irina und Ralf Vogt

Leipzig im September 2019

1.2 Plädoyer für die bessere Integration der Bindungstheorie in die klinische Praxis

† Giovanni Liotti

Einleitung

Im Leitartikel *(target article)* einer Sonderausgabe des *Giornale Italiano di Psicologia,* die den Anwendungsmöglichkeiten der Bindungstheorie in der klinischen Praxis gewidmet ist, diskutieren Dazzi und Zavattini (2011) u. a. die Möglichkeit eines Psychotherapieansatzes, der gänzlich auf der Bindungstheorie beruht *(attachment-based psychotherapy).* Diesem Ansatz stellen Dazzi und Zavattini (ebd.) eine von Bowlbys Theorie und der nachfolgenden Bindungsforschung geprägte, aber nicht vollständig und ausschließlich auf ihnen basierende Psychotherapie *(attachment-informed psychotherapy)* gegenüber.

Bei der bindungsbasierten Psychotherapie *(attachment-based psychotherapy)* beruht der gesamte Psychotherapieprozess auf den Prinzipien der Bindungsforschung. Bei diesem Therapieansatz achtet der Therapeut auf die Bindungsmuster des Patienten sowie seine Vorgeschichte früher Bindungsbeziehungen und sucht nach Möglichkeiten für korrektive Erfahrungen, die die Bindungssicherheit des Patienten stärken könnten. Wenn Bindungstraumata aufgedeckt werden, wird die Traumaarbeit auf sie fokussiert.

Bei der von der Bindungsforschung geprägten Psychotherapie *(attachment-informed psychotherapy)* wird die Bedeutung des Bindungsprozesses vom Therapeuten gebührend berücksichtigt, aber andere Aspekte menschlicher Relationalität werden als ebenso wichtig erachtet. In der Praxis ist der Therapeut bemüht, wann immer möglich etwas über die zwischenmenschlichen Interaktionen im Leben des Patienten und in der therapeutischen Beziehung sowie über seine Bindungsmotivationen und andere zwischenmenschliche Motivationen (wie z. B. Konkurrenz, paritätische Kooperation *(peer cooperation)* und auch Sexualität) in Erfahrung zu bringen. Der Therapeut ist versiert in Bindungstheorie und -forschung und versucht einerseits, im therapeutischen Dialog die Bindungssicherheit aufrechtzuerhalten, hat aber andererseits die Freiheit, auch andere Formen therapeutischer Interventionen zu nutzen (entsprechend seiner Ausbildung, z. B. in der psychoanalytischen oder kognitiv-behavioralen Schule[1]).

Während einige an der Möglichkeit einer gänzlich bindungsbasierten Therapie festhalten – so zitieren beispielsweise Obegi und Berant (2009) den von Powell, Cooper, Hoffmann und Marvin (2009) vorgeschlagenen „Kreis der Sicherheit“ *(circle of security)* als ein Beispiel dieses Ansatzes, zumindest für den Bereich der Kinder- und Jugendpsychotherapie – stehen andere dem skeptisch gegenüber. Ariette Slade vertrat (2008) zum Beispiel den Standpunkt, dass man Psychotherapieansätze entwickeln könne, die von der Bindungsforschung geprägt sind *(attachment-informed)*, also Wissen aus der Bindungstheorie einbeziehen und stark von der Forschung zur Dynamik von Bindungsorganisation beeinflusst sind, nicht aber eine Psychotherapie, die gänzlich und ausschließlich auf der Theorie gründet, die John Bowlby in seiner Trilogie (1969, 1972, 1980) dargelegt hat. In Fortführung dieses Gedankengangs argumentierte Slade (2008), dass die Bindungstheorie auf nur einen von vielen Aspekten menschlicher Relationalität abhebe, während Psychotherapeuten noch weitere Elemente zu berücksichtigen hätten.

Die über Bindung hinausgehenden Aspekte menschlicher Relationalität lassen sich am besten anhand von Verhaltensweisen identifizieren, die von anderen Kontrollsystemen (auch motivationale Systeme genannt) als dem Bindungssystem gesteuert werden, aber ebenso wie dieses ein Ergebnis der Evolution sind (Liotti, 2001, 2011a, 2014a; Liotti & Monticelli, 2008). Für eine von der Bindungstheorie und Bindungsforschung geprägte Psychotherapie bietet eine evolutionäre Theorie der Motivationssysteme einen entscheidenden Vorteil, da sie ausführlich auf die ausdrücklich evolutionäre erkenntnistheoretische Sichtweise eingeht, die Bowlbys Theorie zugrunde liegt, und sich auf Daten der Ethologie (Verhaltensforschung), die Bowlby so sehr betonte, stützt. Multimotivationale Theorien zur menschlichen Relationalität, die zwar das motivationale System der Bindung einbeziehen, aber nicht auch die anderen Systeme mit den Methoden der Verhaltensforschung und aus der allgemeinen Perspektive der Evolutionslehre bestimmen, können für die *attachment-informed psychotherapy* keine zu Bowlbys Definition des Bindungssystems passende Konzeptualisierung der verschiedenen motivationalen Systeme liefern. Ein Beispiel für eine multimotivationale Theorie, die zwar Bindung einbezieht, aber nicht auf evolutionären Prinzipien beruht, ist die von Lichtenberg (1989). Hier werden Bindung und die anderen motivationalen Systeme

[1] Scuola di Psicoterapia, Associazione di Psicologia Cognitiva (Italienischer Verband für Kognitive Psychotherapie), Rom, Italien.

durch *infant observation* und die empathische Methode nach Kohut'scher Tradition untersucht. Lichtenberg und seine Mitarbeiter haben die Grundlage für ihr multimotivationales Modell schließlich in einer Theorie dynamischer Systeme gefunden, die auf formalen Analogien zum mathematischen Begriff der Fraktale beruht (Lichtenberg, Lachmann & Fosshage, 2011). Konzeptualisiert als ein komplexes dynamisches System und in Analogie zu einem Fraktal gedacht, hat dieses Bindungssystem nur noch wenig Ähnlichkeit mit demjenigen, das Bowlby als physiologisches, im Verlauf der Evolution entstandenes System erforscht hat. Theorien wie die von Lichtenberg können daher nicht die Grundlage einer *attachment-informed psychotherapy* bilden, wie sie Slade (2008) in ihrer Kritik einer möglichen *attachment-based psychotherapy* vorausschauend beschrieb.[2]

Eine aufmerksame Lektüre des ersten Bandes der Trilogie *Bindung und Verlust* (englische Originalausgabe: *Attachment and Loss*, Vol. I, 1969) lässt darauf schließen, dass Bowlby in der Tat ein Bündel verschiedener motivationaler Systeme im Sinn hatte, ganz ähnlich wie es in der späteren Forschung zur Entwicklung einer multimotivationalen, evolutionär ausgerichteten Theorie der „anderen Aspekte menschlicher Bezogenheit" definiert wurde (Liotti, 2001, 2004; Liotti & Monticelli, 2008).

Die Rolle der verschiedenen motivationalen Systeme in einer von der Bindungstheorie geprägten Psychotherapie

Die allgemeinen Behandlungsgrundsätze eines großen, aber gleichzeitig klar abgegrenzten Bereichs der Psychopathologie illustrieren sehr gut, wie die Bindungstheorie in Verbindung mit der Forschung zu den anderen motivationalen Systemen – die Bowlby vorausahnte und die von der Ethologie, und zumindest teilweise auch von den Neurowissenschaften, bestätigt wurden – Anregungen für ein spezifisches Psychotherapiemodell liefern kann (Panksepp, 1998; Panksepp und Biven, 2011). Der Bereich der Psychopathologie, auf den wir uns hier beziehen, ist der der psychischen Störungen bei Erwachsenen infolge kumulativer psychologischer Traumata in der frühen Kindheit und umfasst die dissoziativen Störungen, die Borderline-Persönlichkeitsstörung und zumindest einen Teil der chronischen posttraumatischen Belastungsstörungen. Es wurde schon vielfach vorgeschlagen, diese Störungen unter einer Diagnose zusammenzuführen (komplexe posttraumatische Belastungs-

[2] Slade (2008, S. 763): *"Attachment theory does not dictate a particular form of treatment; rather, understanding the nature and dynamics of attachment and of mentalization informs rather than defines intervention and clinical thinking."* [Hervorhebung v. Hrsg.]

störung, traumatische Entwicklungsstörung, posttraumatische Persönlichkeitsstörung; eine kurze Übersicht dieser Vorschläge findet sich bei Liotti und Farina, 2011, S. 21-25). Beginnen wir damit, aufzuzeigen, wie man im psychopathologischen Modell, auf Grundlage einer von der Bindungstheorie geprägten Psychotherapie dieser Störungen, auf Anhieb ein aufschlussreiches Beispiel der abnormen dynamischen Spannungen zwischen der Bindung und anderen motivationalen Systemen findet – Spannungen, die bei der *attachment-informed psychotherapy* typischerweise die Aufmerksamkeit des Therapeuten erregen.

Das Bindungs- und das Abwehrsystem bei desorganisierter Bindung

Die Bindungstheorie sowie die nachfolgende Forschung deuten darauf hin, dass eine chronische und kumulative Traumatisierung, die in der frühen Kindheit beginnt, in der Regel mit einer Bindungsdesorganisation einhergeht (Lyons-Ruth & Jacobvitz, 2008). Dabei gibt es zwei mögliche Ursachen: Entweder zeigt ein Elternteil eindeutig misshandelndes Verhalten und schafft damit – abgesehen davon, dass es kumulative Traumata verursacht – eine der Bedingungen für die Bindungsdesorganisation des Kindes, oder aber es entzieht sich seiner Aufgabe, das Kind zu schützen, was der häufigste Grund für eine Bindungsdesorganisation in der frühesten Kindheit ist (Solomon & George, 2011). Die Bindungsdesorganisation ist von einem Konflikt zwischen den Funktionen zweier Systeme, der Bindung und der Abwehr, gekennzeichnet (Liotti & Farina, 2011). Dies steht in offenkundigem Gegensatz dazu, dass bei Kindern mit sicherem oder unsicherem, aber organisiertem Bindungsverhalten (die klassischen vermeidenden und ambivalenten Bindungsstile) keine eklatanten, widersprüchlichen Spannungen zwischen diesen beiden Systemen auftreten. Bei desorganisierter Bindung findet man in den Interaktionen zwischen Eltern und Kind charakteristischerweise eine Mischung von Verhaltensweisen, die vom Abwehrsystem gesteuert werden (*freezing* oder Erstarren, destruktive Aggressivität, durch Angst ausgelöste Flucht sowie [vaso]vagale Synkope oder „Totstellung") mit solchen, die vom Bindungssystem gesteuert werden (Einfordern von schützender Nähe und Trost) (Attili, 2001; Liotti & Farina, 2011; Schore, 2009). Diese abnormen dynamischen Spannungen bzw. der Konflikt zwischen den beiden Systemen führen zu einer Hyperaktivierung beider Systeme, die in einem Zustand von *fright without solution*[3] (Main & Hesse, 1990) mündet, wie er sich sowohl bei Kindern mit Bindungsdesorganisation als auch bei Erwachsenen mit Störungen infolge chronischer Traumatisierungen während der Entwicklung so oft und dramatisch zeigt.

Während das Durchbrechen von Verhaltensweisen, die vom Abwehrsystem gesteuert werden, sich leicht erklären lässt, wenn ein Elternteil das Kind eindeutig misshandelt – hier ist die Feindseligkeit des Elternteils, die sich in gewalttätigen Handlungen äußert, unmittelbarer Auslöser der Aktivierung des Abwehrsystems beim Kind – ist es schwieriger zu verstehen, warum solche Verhaltensweisen auch dann auftreten, wenn ein körperlich nicht gewalttätiger Elternteil sich seiner Schutzfunktion entzieht (Solomon & George, 2011). Eine Erklärung lässt sich im darwinistischen Modell Bowlbys finden, das eine starke evolutionär bedingte Verbindung zwischen dem Bindungs- und dem Abwehrsystem postuliert (Bowlby, 1969, S. 224-228). Aus der dynamischen Interaktion zwischen den beiden Systemen, die eine angeborene Grundlage hat, folgt, dass, wenn ein Elternteil (oder eine andere gewohnte Pflegeperson) nicht angemessen auf die Signale der Angst oder des Unbehagens des Kindes reagiert, das Bindungssystem zur Deaktivierung neigt, während das Abwehrsystem auch in Abwesenheit von Umweltbedrohungen standardmäßig aktiviert wird. Die Vorbereitung auf die Notwendigkeit, potentielle Angriffe von Tätern alleine abwehren zu müssen, ist aus darwinistischer Sicht die logische Konsequenz der funktionellen Verknüpfung von Bindung und Abwehr. Die *still-face*-Versuchsanordnung, bei der die primäre Bezugsperson angewiesen wird, während einer Bindungsinteraktion mit dem Kind ihr Gesicht drei Minuten lang ausdruckslos zu lassen (Adamson & Frick, 2003), zeigt wirkungsvoll die Konsequenz der unvermittelten Verweigerung der schützenden, auf das Kind abgestimmten Funktion der Bezugsperson. Schore (2009) hat ausführlich dargelegt, wie die Reaktionen des Kindes auf die *still-face*-Situation die Aktivierung des Abwehrsystems im Widerstreit mit dem weiterhin aktiven Bindungssystem zeigen, und wie eine solche simultane und widersprüchliche Aktivierung beider Systeme, die, wie bereits gesagt, auch typisch für die desorganisierte Bindung ist, den dissoziativen psychologischen Prozessen zugrunde liegt (für weitere Erläuterungen zur Verbindung zwischen Dissoziation und dem Konflikt zwischen Bindung und Abwehr s. Liotti & Farina, 2011).

[3] Eine für das Kind nicht auflösbare Situation, in der die Bezugsperson im Kind Furcht auslöst und/oder selbst Furcht erlebt (z. B. aufgrund eigener Traumata oder Beziehungserfahrungen) und dabei dem Kind nicht als sicherheitsspendende, beruhigende Instanz zur Verfügung steht, was ihre eigentliche Aufgabe wäre. [Anm. d. Hrsg.]

Dissoziation und Bindungsdesorganisation

Dissoziation – die die charakteristische Grundlage psychischer Störungen bei Erwachsenen infolge kumulativer Traumata in der frühen Kindheit, einschließlich der Borderline-Persönlichkeitsstörung (Liotti, 2014b; Meares, 2012), bildet – wird also in der von der Bindungstheorie geprägten Psychotherapie, wie wir sie hier beschreiben, durch die der Bindungsdesorganisation inhärente, gleichzeitige und widersprüchliche Aktivierung des Bindungs- und des Abwehrsystems erklärt. Die Vorstellung, dass bei Bindungsdesorganisation das Innere Arbeitsmodell (IAM) für die dissoziativen psychischen Prozesse verantwortlich sei, zumindest insoweit diese Folge kumulativer Traumata sind, wurde durch zahlreiche andere Untersuchungen (s. dazu die Übersichtsarbeiten von Liotti, 2009; Lyons-Ruth & Jacobvitz, 2008), darunter auch zwei bedeutende prospektive Längsschnittstudien (Dutra, Bureau, Holmes, Lyubchik & Lyons-Ruth, 2009; Ogawa, Sroufe, Weinfield, Carlson & Egeland, 1997), bestätigt. Eine signifikant höhere Neigung zur Dissoziation wurde in diesen beiden Längsschnittstudien bei Kindern und Jugendlichen mit einer desorganisierten Bindung in der frühesten Kindheit beobachtet. Darüber hinaus ist eine Vorgeschichte desorganisierter Bindung in der frühesten Kindheit ein deutlich stärkerer Prädiktor für Dissoziation als die Traumata, die sich bei Kindern mit desorganisierter Bindung nicht selten im weiteren Verlauf der Entwicklung finden (Dutra et al., 2009).

Dank der Untersuchungen zur desorganisierten Bindung und ihrer Folgestörungen im Laufe der Persönlichkeitsentwicklung kann man Dissoziation als ein Phänomen konzipieren, dessen Wurzeln in der zwischenmenschlichen Beziehung liegen, und nicht einfach als simple und reine intrapsychische Abwehr (Lyons-Ruth, 2003; Liotti & Farina, 2013). Diese Konzeption von Dissoziation hat wichtige und stringente Konsequenzen für die *attachment-informed psychotherapy* bei Störungen im Erwachsenenalter aufgrund von kumulativen Traumatisierungen während der frühen Kindheit. Bei einem solchen Psychotherapieansatz berücksichtigt der Kliniker die dissoziativen Symptome, die bei den Patienten während der Verbindung mit ihrem desorganisierten IAM und der Aktivierung des Bindungssystems innerhalb bedeutsamer, vom Patienten unterhaltener Beziehungen auftreten, was auch die Beziehung zum Therapeuten einschließt. Dementsprechend beobachtet ein Therapeut, der nach dem *attachment-informed* Modell arbeitet, sorgfältig jedes Signal beginnender Aktivierung des Bindungssystems beim Patienten und ist sich dabei bewusst, wie wichtig es ist, umsichtig, aber bestimmt vorzugehen, mit dem Ziel, im Verlauf des Gesprächs mit dem Patienten eine Aktivierung des kooperativen motivationalen Systems zu erreichen, um so die Therapiesitzungen zu begrenzen, die vom Bindungssystem des Patienten und dem Fürsorgesystem des Therapeuten reguliert werden. Die Aktivierung des kooperativen Systems zur Regulierung des therapeutischen Dialogs [im ital. Original wörtl.: Austauschs] zwischen Patient und Therapeut entspricht in der multimotivationalen evolutionären Theorie dem Aufbau einer therapeutischen Allianz und der zügigen Behebung ihrer Brüche (Liotti & Monticelli, 2014). Aus dieser Perspektive steht die *attachment-informed psychotherapy* in perfektem Einklang mit der Mehrzahl der Behandlungsmodelle für psychische Störungen infolge chronischer Traumatisierungen, die der therapeutischen Beziehung als Vorbedingung für jeden weiteren therapeutischen Schritt besondere Aufmerksamkeit widmen. Beispiele hierfür sind die Aufmerksamkeit, die in der dialektisch-behavioralen Therapie (Linehan, 1993) dem Therapievertrag geschenkt wird, der kooperative „relationale Imperativ" (*relational imperative*, Dworkin, 2005), der in der EMDR-basierten Therapie Vorrang hat, die fortlaufende Analyse der therapeutischen Allianz, bevor dem Patienten *sensomotorische* Interventionen und andere körperorientierte Methoden vorgeschlagen werden (Ogden, Minton & Pain, 2006, Vogt, R., 2015), sowie allgemein die grundlegende Rolle, die die Allianz in den Behandlungsrichtlinien für komplexe posttraumatische Belastungsstörungen spielt, was Liotti und Farina (2011) zusammenfassend untersucht haben. Bezüglich dieser und weiterer Behandlungsmodelle, welche die entscheidende Bedeutung der therapeutischen Beziehung unterstreichen, schlägt die *attachment-informed psychotherapy* eine für die fortlaufende Betrachtung der therapeutischen Allianz ganz spezifische Begründung vor. Diese Begründung wird in einer jüngeren experimentellen Studie (Farina et al., 2014) wirkungsvoll illustriert, die die kortikale Konnektivität vor und nach der Darbietung eines Reizes, der das motivationale Bindungssystem aktivieren kann, bei einer Gruppe von 13 erwachsenen Patienten mit Störungen infolge kumulativer Traumata in der frühen Kindheit im Vergleich zu einer Kontrollgruppe ausgewertet hat.

Drei Minuten bevor der Reiz, der das Bindungssystem aktivieren kann, dargeboten wurde, gab es keinerlei Unterschied in der kortikalen Konnektivität (gemessen durch EEG-Kohärenzanalyse) der Patienten und der Kontrollgruppe. Drei Minuten nach der Darbietung des Reizes, der das Bindungssystem aktivieren kann (dem Erwachsenen-Bindungs-Interview – *Adult Attachment Interview* [AAI]) war die kortikale Konnektivität dagegen bei der Kontrollgruppe deutlich erhöht, bei den Patienten jedoch überhaupt nicht erhöht, und der Unterschied war statistisch hoch signifikant (Farina et al.; 2014). Ein interessantes Ergebnis ist, dass die Auswertung des AAI bei allen Patienten bis auf einen gezeigt hat, dass ihr psychischer Zustand sich auf eine desorganisierte Bindung zurückführen ließ, während von den 13 Mitgliedern der Kontrollgruppe nur eines einen derartigen psychischen Zustand aufwies: Alle anderen hatten psychische Zustände, die auf die verschiedenen organisierten Bindungsstile (sicher, unsicher-vermeidend, unsicher-ambivalent) zurückzuführen waren. Diese Daten decken sich mit der Annahme, dass die Aktivierung des Bindungssystems, wenn das Innere Arbeitsmodell desorganisiert ist, ein Hindernis für die Erhöhung der kortikalen Konnektivität darstellt, die normalerweise durch eine anstrengende Erinnerungsarbeit oder Überlegungen wie beim Erwachsenen-Bindungs-Interviews evoziert wird. Daher ist es wichtig, dass der Therapeut einen Patienten, der vermutlich eine Vorgeschichte von desorganisiertem Bindungsverhalten und kumulativen Traumatisierungen hat, nicht mit anstrengenden Erinnerungsaufgaben oder Überlegungen konfrontiert, wenn während des Gesprächs Anzeichen der Aktivierung des Bindungssystems auftreten. Eine solche Aufgabe wäre dann für den Patienten nicht zu bewältigen und sogar kontraproduktiv – kontraproduktiv deshalb, weil die Hemmung der kortikalen Konnektivität das Niveau erreichen könnte, das sich in beeinträchtigenden und zuweilen sehr schwerwiegenden dissoziativen Symptomen manifestiert. Für das Wiederaufrufen traumatischer Erinnerungen und schmerzhafter Aspekte der eigenen Bindungsgeschichte, die für den positiven Verlauf der Psychotherapie unerlässlich sind, muss man in den Therapiesitzungen Momente abwarten, in denen die Motivationslage [des Patienten] von anderen Systemen für zwischenmenschliches Verhalten als dem Bindungssystem reguliert wird, vorzugsweise vom Kooperationssystem (das dann aktiv ist, wenn die Beziehung zwischen Therapeut und Patient stabil ist).

In den Überlegungen, die bis hierhin vorgestellt wurden, wird die Rolle deutlich, die die *attachment-informed psychotherapy* den dynamischen Spannungen zwischen mindestens drei motivationalen Systemen – Bindung, Abwehr und paritätischer Kooperation – zuspricht, sowohl für das Verständnis der dissoziativen Symptome beim Patienten als auch für den Aufbau und die Wiederherstellung der therapeutischen Beziehung, bevor man die therapeutische Aufarbeitung traumatischer Erinnerungen und die Bearbeitung des desorganisierten IAM angeht. Nun ist es an der Zeit zu überlegen, welche Rolle in diesem Psychotherapieansatz drei weitere motivationale Systeme spielen: Fürsorge, Rangordnung (gegenseitige Konkurrenz) und Sexualität.

Die Forschung zum Bindungsverhalten legt nahe, diese drei Systeme im Licht der Erkenntnisse zu den Kontrollstrategien zu erforschen, die im Gefolge einer Bindungsdesorganisation in der frühesten Kindheit regelmäßig in der weiteren Persönlichkeitsentwicklung auftreten.

Kontrollstrategien

Die Analyse der desorganisierten Bindung als einem Konflikt zwischen dem Bindungs- und dem Abwehrsystem, der in dissoziativen Vorgängen zum Ausdruck kommt, wirft eine wichtige Frage auf: Warum weisen Kinder mit einem desorganisierten Bindungsverhalten nicht immer, und noch nicht einmal häufig, tiefgreifende und offensichtliche dissoziative Symptome während ihrer Persönlichkeitsentwicklung auf? Die Forschung zu Folgestörungen desorganisierter Bindung in der frühesten Kindheit hat die Antwort in der weiteren Entwicklung gefunden: die große Mehrheit der Kinder, die in ihrem zweiten Lebensjahr eine desorganisierte Bindung aufwiesen, interagiert im Alter von drei bis sechs Jahren mittels stark kontrollierender Strategien mit ihren Eltern (Lyons-Ruth & Jacobvitz, 2008). Diese Strategien scheinen das Ziel zu haben, die Aktivierung des Bindungssystems so weit wie möglich einzuschränken – und damit auch die des desorganisierten IAM, an das die dissoziativen Prozesse gebunden sind (Liotti, 2011b; Liotti & Farina, 2011).

Zwei Strategien, die Folge einer Bindungsdesorganisation in der frühesten Kindheit sind, wurden genauer beschrieben: die kontrollierend-strafende Strategie, bei der das Kind über Konkurrenzaggressivität mit einem Elternteil interagiert sowie die kontrollierend-fürsorgliche Strategie, bei der das Kind dazu neigt, in der Interaktion mit dem Elternteil diesem Schutz und Geborgenheit zu bieten, statt diese für sich selbst einzufordern. Aus evolutionärer, multimotivationaler Perspektive betrachtet, scheint die kontrollierend-strafende Strategie in der Interaktion zwischen Kind und Elternteil schnellen Verschiebungen der Motivationslage vom Bindungs- und Fürsorgesystem zum Konkurrenzsystem (Rangordnung mit Dominanz und Unterordnung) zu entsprechen. Dagegen beruht die kontrollierend-fürsorgliche Strategie offensichtlich auf einer Umkehrung der Ausrichtung des Bindungs- und Fürsorgesystems bei Kind und Eltern [Rollenumkehr]. Diese beiden Strategien waren Forschungsobjekt sorgfältiger Untersuchungen, und ihr häufiges Auftreten als Folge von Bindungsdesorganisation in der frühesten Kindheit steht außer Frage. Aufgrund fehlender kontrollierter Beobachtungen von

Familien, in denen die Eltern dazu neigen, ihre Interaktionen mit dem Kind, die sich eigentlich um Bindung oder Fürsorge drehen sollten, zu sexualisieren, wurde nur die Hypothese aufgestellt, dass einige Kinder als Folge der ursprünglichen Bindungsdesorganisation möglicherweise eine sexualisierte Kontrollstrategie entwickeln (Erickson, 2000).

Diese beiden Kontrollstrategien (oder möglicherweise drei, falls eine sexualisierte Kontrollstrategie nachgewiesen werden könnte) scheinen bei Kindern mit desorganisierter Bindung die Aktivierung des Bindungssystems zu dämpfen, was erklären könnte, warum bei Kindern, die in ihren ersten Lebensjahren eine desorganisierte Bindung aufweisen, im Verlauf der weiteren Persönlichkeitsentwicklung Hinweise auf offensichtliche dissoziative Symptome fehlen. Dieser Effekt der relativen Hemmung des Bindungssystems tritt jedoch nur im Rahmen gewöhnlicher alltäglicher Interaktionen auf (zum Beispiel kurze Trennungen von den Eltern), bei denen das Bindungssystem des Kindes normalerweise stimuliert wird. Bei stärkeren Stimulationen des Bindungssystems (wie bei längerer Trennung von den Eltern, drohender endgültiger Trennung oder Vorfällen von Misshandlungen, die echte traumatische Erlebnisse darstellen) erliegen die Kontrollstrategien einer Art Zusammenbruch. Nur in solchen Fällen starker und langanhaltender Aktivierung des Bindungssystems treten dissoziative Symptome als Ausdruck der Aktivierung des desorganisierten IAM auf (Liotti, 2011b; Liotti & Farina, 2011).

In Anerkennung der Tatsache, dass (wie in der oben genannten Studie von Farina et al., 2014, gezeigt wurde) die Aufgabe der Kontrollstrategien in einer Begrenzung der Dissoziation und der vorübergehenden Beeinträchtigung höherer reflexiver Fähigkeiten besteht, die sonst aus der Aktivierung des IAM bei desorganisierter Bindung resultieren, schenkt ein Kliniker, der eine *attachment-informed* Psychotherapie durchführt, nicht nur denjenigen Momenten besondere Aufmerksamkeit, in denen die zwischenmenschliche Dynamik des Patienten explizit vom Bindungssystem gesteuert wird, sondern beobachtet darüber hinaus auch, wie und wann die Kontrollsysteme für Fürsorge- und Konkurrenzverhalten (mit Dominanz oder Unterwerfung) oder sexuelles Verführungsverhalten intervenieren (siehe dazu Liotti & Monticelli, 2008). Bei der klinischen Bewertung der Aktivierung dieser Systeme ist es daher am wichtigsten, zu erkennen, dass ihr Ziel die Deaktivierung des Bindungssystems ist, das heißt, sie als Teil einer tief verwurzelten und offensichtlich unbewussten Kontrollstrategie zu verstehen, die seit der frühen Kindheit mit der bestehenden Bindungsdesorganisation verbunden ist. Auf Grundlage dieser Einschätzung legt die *attachment-informed psychotherapy* nahe, eine von zwei Optionen auszuwählen: Die erste ist, therapeutisch an der Bedeutung zu arbeiten, indem man die Bedürfnisse nach Bindung aufzeigt, die dem Fürsorge-, Konkurrenz- oder Verführungsverhalten des Patienten zugrunde liegen. Die zweite Option ist, den Wert der Kontrollstrategien, der darin besteht, die therapeutischen Interaktionen vor drohendem dissoziativen Erleben und einer Beeinträchtigung der reflexiven Fähigkeiten zu schützen, stillschweigend anzuerkennen. Dabei werden Bestrebungen, über die Dynamik der desorganisierten Bindung zu reflektieren, auf einen Zeitpunkt verschoben, zu dem die Beziehung zwischen Patient und Therapeut stärker gefestigt ist. Erst eine solche Konsolidierung ermöglicht es, das kooperative System wiederherzustellen, wenn eine therapeutische Außerkraftsetzung der Kontrollstrategien die Aktivierung der desorgansierten Bindung und einen Bruch der therapeutischen Allianz verursacht hat (Ceccarelli, Monticelli & Liotti, 2014). Therapeutische Entscheidungen dieser Art, die auf Bindung fokussiert sind, aber erst nach einer Analyse der oben genannten „weiteren Aspekte menschlicher Relationalität" und in Kenntnis der Kontrollstrategien getroffen wurden, stellen eines der wesentlichen Argumente für eine von der Bindungstheorie geprägte Psychotherapie dar.

Die therapeutische Allianz: Grundlage für die Integration traumatischer Erinnerungen und dissoziativer Ich-Zustände

Das von der Bindungstheorie geprägte Psychotherapiemodell stellt stärker als andere Formen der Psychotherapie die Gründe in den Mittelpunkt, warum der therapeutischen Allianz (in Form einer Aktivierung des Kooperationssystems sowohl des Patienten als auch des Therapeuten) der Status einer unabdingbaren Voraussetzung für solche Interventionen zugesprochen wird, die einen Zusammenbruch der Kontrollstrategien und eine starke Aktivierung des Bindungssystems im Rahmen der Therapiegespräche mit sich bringen können. Zu diesen Interventionen zählen auch diejenigen, die das erneute Abrufen traumatischer Erinnerungen implizieren – weil ein solches Abrufen psychische Schmerzen mit sich bringt und daher das Bedürfnis des Patienten nach Trost weckt – sowie Interventionen, die die Integration der dissoziativen Ich-Zustände fördern, die auf das IAM einer desorganisierten Bindung zurückzuführen sind (Liotti, 2013; Liotti & Farina, 2011). Denn eine erfolgreiche therapeutische Intervention an einem solchen IAM impliziert die Reaktivierung des Bindungssystems im Rahmen des therapeutischen Dialogs.

Jede Intervention, die die Aufarbeitung traumatischer Erinnerungen vorsieht, muss daher zuvor mit dem Patienten abgestimmt werden, so dass beide Partner der therapeutischen Dyade zu jedem gegebenen Zeitpunkt das Ziel und die Gründe für den Einsatz dieser Intervention im Verlauf der Therapiesitzungen verstehen. Therapeut und Patient sollten Erfahrung damit haben, nach Brüchen der therapeutischen Allianz, die durch Reaktivierung des desorganisierten IAM im Laufe vorangegangener Therapiesitzungen entstanden sind, erst wieder eine kooperative Motivationslage herzustellen, bevor eine intensive Auseinandersetzung mit den traumatischen Erinnerungen fortgeführt werden kann (Beispiele dafür, auf diese Weise an der therapeutischen Allianz zu arbeiten, werden im 2014 von Liotti und Monticelli herausgegebenen Buch angeführt).

Das wiederholte Erleben von Abfolgen drohender Brüche der therapeutischen Allianz – die entstehen, wenn anstatt des Kooperationssystems das Bindungssystem aktiviert wird – und der zügigen Behebung solcher Brüche – durch die Wiederherstellung einer kooperativen Motivationslage – im Verlauf der Therapie ermöglicht es beiden Partnern der therapeutischen Dyade, die zwei grundlegenden dissoziativen Ich-Zustände zu erkennen, in denen sich das desorganisierte IAM manifestiert, und sie im Anschluss so zu reflektieren, dass ihre beiderseitige Integration erfolgen kann. Der eine der zwei wesentlichen dissoziativen Ich-Zustände, die aus Bindungsdesorganisation resultieren, beruht auf dem starken Bedürfnis, sich der Bezugsperson anzunähern, und der andere auf der Angst, dies durch die konfliktgeladene Aktivierung des Abwehrsystems zu tun. Van der Hart, Nijenhuis und Steele (2006) haben vorgeschlagen, diese emotionale Dynamik, welche wiederum die Bindungsdesorganisation aufrechterhält, als gleichzeitige und gegensätzliche Ängste vor zwei inneren psychischen Zuständen zu betrachten, von denen einer auf dem Bindungssystem (Angst vor den mit Bindungsverlust einhergehenden Gefühlen) und der andere auf dem Abwehrsystem beruht (Angst vor Gefühlen der Nähe und vor dem Wunsch nach emotionaler Nähe). Diese zwei Ängste und die Ich-Zustände, die dadurch entstehen (und zwangsläufig nicht integriert sind; Liotti, 2009), werden als Grundlage der strukturellen Dissoziation der Persönlichkeit angesehen, die typischerweise bei Störungen infolge von Bindungsdesorganisation und kumulativen Traumata auftritt (van der Hart et al., 2006).

Die korrektive Erfahrung der Deaktivierung des Bindungssystems (das bei desorganisierter Bindung normalerweise überaktiv ist) im Rahmen der therapeutischen Beziehung stellt daher für die *attachment-informed psychotherapy* den Kern der Therapie dar. An diesem Kern, der aus der oben beschriebenen Analyse und dem Wiederherstellen der Therapiebeziehung nach Brüchen besteht, können weitere Interventionen ansetzen, bei denen die reflexiven Fähigkeiten des Patienten zur Aufarbeitung traumatischer Erinnerungen und zur wechselseitigen Integration der beiden dissoziativen Ich-Zustände gefordert sind, die auf den genannten Ängsten vor inneren Zuständen beruhen. Das folgende Zitat beschreibt zusammenfassend die zentrale Rolle, die in der von der Bindungstheorie geprägten Psychotherapie dem Verständnis der Vorgänge im (desorganisierten) Bindungssystem zukommt, *die man an den abnormen dynamischen Spannungen mit dem Abwehr-, Fürsorge-, Rang- und Sexualsystem erkennt*:

„Bindungsängste und Bindungsverlustängste sind bei Opfern chronischer Traumatisierung allgegenwärtig und manifestieren sich in der therapeutischen Beziehung in allen Behandlungsphasen. Die Überwindung dieser Ängste ist entscheidend für den weiteren Therapieerfolg, da Bindung die Matrix ist, in der sich die gesamte Therapie abspielt" (van der Hart et al., 2006, S. 278 [eigene Übersetzung[4]]).

Schlussbetrachtungen

Bei der Behandlung psychischer Störungen Erwachsener infolge chronischer Traumatisierungen in der frühen Kindheit ist eine von der Bindungstheorie und der weiteren Bindungsforschung maßgeblich *beeinflusste* Psychotherapie nicht nur möglich, sondern in der klinischen Praxis bereits weit verbreitet (vgl. van der Hart et al., 2006 sowie Ogden et al.). Im vorliegenden Artikel ging es darum, darzulegen, dass eine Therapie, die tiefgreifend von der Bindungstheorie *geprägt (attachment-informed)* und nicht nur von ihr beeinflusst ist, im Einklang mit der originären Theorie Bowlbys stehen sollte. Dies gilt sowohl für die eigentliche Grundlagentheorie als auch für die Betrachtung der verschiedenen Aspekte menschlicher Relationalität außer Bindung. Die Methoden bestehen im Aufbau und in der Überwachung des therapeutischen Bündnisses ab der ersten Sitzung, in der Stabilisierung des mentalen Status des Patienten durch geeignete Interventionen, wie z. B. sensomotorische Intervention, im Erforschen der gegensätzlichen inneren Bindungsphobien,

[4]Im engl. Original: *"The phobias of attachment and attachment loss are pervasive in survivors of chronic traumatization and manifest in the therapy relationship through all phases of treatment. Overcoming these phobias is essential for further therapeutic gains, as attachment is the matrix in which all therapy takes place."*

indem diese mit frühen traumatischen Bindungserfahrungen in Verbindung gebracht werden, und im Ermöglichen der Integration von komplexen mentalen States (Persönlichkeitsanteilen), die durch diese Phobien ausgebildet wurden. Der Dreh- und Angelpunkt dabei ist die therapeutische Arbeit, die auf die Identifizierung, Desensibilisierung und Integrierung der Bindungsphobien abzielt, mit Ausnahme der DSM-Diagnose, in der sich die schädlichen Ergebnisse von Bindungsstörungen und von intra-familiären Traumata manifestieren können: Dissoziative Störungen, somatoforme Störungen oder Borderline-Persönlichkeitsstörung. Diese gleichzeitigen und in ihrer Natur gegensätzlichen Bindungsphobien sowie den typischen Kontrast zwischen ihnen, der starke dissoziative Prozesse untermauert, zu beachten, ist besonders lohnenswert, wenn der Therapeut auf die relationalen Dilemmata stößt, die typischerweise das therapeutische Bündnis mit diesen Patienten behindern. Man muss sich bewusst sein, dass die Patienten Angst haben sowohl vor zu großer emotionaler Nähe als auch vor dem befürchteten Verlust. Kliniker werden mehr auf diese Einsicht innerhalb des klinischen Dialogs abzielen als auf die wichtige, aber gewissermaßen zweitrangige Herausforderung, dialektisch emphatische Nähe und technische Neutralität auszubalancieren.

Die evolutionäre Anthropologie bietet bei ihrer Anwendung zur Erforschung der Kontrollsysteme des zwischenmenschlichen Verhaltens genau diese Passung. Der Autor erhofft sich, dass andere Forscher noch detaillierter belegen und ausführen werden, dass es möglich ist, eine ähnlich gute Passung mit einer der anderen Wurzeln der Theorie Bowlbys zu erzielen, wie beispielsweise der psychoanalytischen Objektbeziehungstheorie oder auch der Kognitionspsychologie. Solche Ausführungen würden die Diskussion um die Weiterentwicklung der *attachment-informed psychotherapy* sehr bereichern.

Übersetzung aus dem Italienischen von Sabine Budnick, Leipzig.

1.3 Einleitung

Ralf Vogt

Das Buch startet mit einem wichtigen Artikel eines verehrten Pioniers der Bindungstheorie, Professor Giovanni Liotti. Wie im Gedenkwort zu lesen ist, schätzen wir seine Beiträge zur desorganisierten Traumaopferbindung als fundamental für unser Fachgebiet ein. Im Artikel, den er uns als letztes Schriftstück vor seinem Tod übersandte, plädiert er für eine bessere Übernahme der Bindungstheorie in die klinische Alltagspraxis zur Behandlung psychischer Störungen. Liotti stellt sich damit gegen eine Tendenz von heutigen Psychotherapeuten, die Bindungstheorie als eine Extratheorie- und Therapieform anzusehen. Er möchte, wie sein Lehrer John Bowlby, dass Bindungswissen in allen Bereichen der Psychotherapie integriert und nicht auf einen Kleinkindtherapieansatz reduziert wird.

In meinem in den Diskurs einleitenden Artikel zu Scham und Schuld unterstreiche ich die Bedeutung dieser Thematik in der heutigen Psychotraumatherapie. Beide Aspekte haben hier eine Schlüsselstellung erworben, insbesondere wenn es um die Behandlung von dissoziativen Traumafolgestörungen geht, die vorrangig durch zwischenmenschliche Gewalt in pathologischen Langzeitprozessen erworben wurden. Hier kennzeichnet das Thema Scham und Schuld das zentrale Macht- und Unterwerfungsthema zwischen Täter und Opfer in der Traumaszene und während der psychotraumatischen Chronifizierungsprozesse.

Der Artikel von Professor Martin Dorahy stellt einen Grundlagentext zur Schamgenese und Chronifizierung dar. Hintergrund dieses Basistextes sind seine jahrelangen Forschungen auf diesem Gebiet und seine therapeutischen Introspektionserfahrungen zum Thema, welche er am Fallbeispiel erläutert. Sehr interessant erscheint die analytische Hypothese, dass die interaktive Entstehung der Scham einem psychodynamischen Drehbuch zu folgen scheint, das sich offenbar bei vielen Fallverläufen chronologisch wiederholt.

Der Beitrag von Joanne Twombly ist aus klinisch-analytischer Sicht ebenfalls sehr interessant. Auch sie stellt den Aspekt der Scham im innerdynamischen Kampf zwischen Opfer und Täter an die oberste Stelle. Sie schildert aus ihrer Behandlerinnenerfahrung, wie ohnmächtig sich ein Kind bei egozentrischen Eltern fühlen kann und dass das Bindungsbedürfnis letztlich immer das Kind zum Einlenken zwingt, wobei der Preis des Nachgebens nur mit Scham zu verdauen ist. Aufschlussreich ist ihr von Nathanson übernommener Kompass der Scham, weil hier die Scham als Wechselwirkungsprodukt von Angst, Wut, Unbehagen und Ekel erklärt wird.

Im Artikel von Frau Dr. Schlensog-Schuster geht es um die Härten des klinischen Alltags mit schwertraumatisierten Kindern. Einerseits können in der stationären Arbeit die Eltern nicht immer ausreichend in die Diagnostik und Therapie der traumatisch auffälligen Kinder einbezogen werden, wenn störungsbedingt dazu keine Einsicht besteht und die Gesetzgeber den klinischen Behandlern dazu keine Handhabe eröffnen. Andererseits fehlen auch geeignete psychotherapeutische Konzepte für gewaltbereite Kinder und Jugendliche, weil zur Therapie von Täterintrojekten sowohl therapeutische Objektmittel fehlen als auch ausgebildetes Personal. Frau Schlensog-Schuster weist in ihrem Bericht klar darauf hin, dass die Zahl der so künstlich traumatherapeutisch liegenbleibenden Außenseiter steigen wird, wenn kein gesellschaftlicher Handlungsdruck von weitsichtigen Kräften entsteht.

Der Beitrag von Robert Richter ist für uns der Beleg, dass das Thema Scham und Schuld sowie die Notwendigkeit moderner Psychotraumabehandlungskonzepte interdisziplinär angegangen werden sollten. In seiner logopädischen Praxis trifft Richter immer wieder Stotterklienten, für die er psychotraumatische familiäre und geburtstraumatische Hintergründe vermuten kann. Seine Arbeit besteht aber letztlich im Wesentlichen in einer verhaltenstherapeutischen Methodik, den Klienten eine optimale Umlernatmosphäre einzurichten. Dazu nutz er Stabilisierungs- und Desensibilisierungstechniken mit sehr gutem Erfolg.

Im eigenen Forschungsbeitrag stelle ich Ergebnisse einer anonymen Traumaklientenbefragung vor. Diese knapp 90 Patienten entstammen sehr verschiedenen Diagnosegruppen, wobei dissoziative Klienten ca. die Hälfte der Population ausmachen. Interessant ist bei den insgesamt 6 Diagnosegruppen der unterschiedliche Antwortstil zu selbsterlebten Aspekten von Scham und Schuld. Insgesamt zeigt sich deutlich, dass Beschämen und Beschuldigen als Mittel und Methoden der Täter bei den schwerwiegenden dissoziativen Diagnosegruppen wesentlich häufiger und gravierender vorkamen, als dies bei den leichtgradigen Gruppen der Fall war. Die Themen Tätermacht und Opferohnmacht spielen ebenfalls bei den dissoziativen Klienten die größere Prägungsrolle.

Im Anschluss an diese Diskurs- und Forschungsartikel findet man im Buch den Abschnitt mit den SPIM 30-Behandlungsfallbeispielen, welche durch meine Frau, Irina Vogt und mich zusammengestellt wurden. Hier sind sowohl analytisch-theoretische Therapiebausteine zu finden, die man sehr gut für die psychagogische Behandlungsarbeit nutzen kann, als auch settingorientiert-praktische Behandlungsbausteine, welche im Therapiealltag beispielgebend sein können. Die Fallsequenzen zeigen durch eine Vielzahl von nachgestellten Fotos, welche Settings man zur Behandlung von Scham und Schuld im SPIM 30-Modell anwendet.

Das letzte Kapitel des Buches widmet sich, wie dies auch schon bei den vorangegangenen Sammelbänden der Fall war, neuesten Aspekten des SPIM 30-Behandlungsansatzes. Da unsere Philosophie im SPIM 30-Konzept die stetige Überarbeitung von Therapieansätzen, Settingstrukturen und Forschungsfragen beinhaltet, werden auch in dieser Veröffentlichung wieder wichtige Neuerungen aus unseren SPIM 30-Fortbildungsseminaren für PsychotraumatherapeutInnen, TraumafachberaterInnen und TraumafachpädagogInnen dargelegt. Das Konzept der Beseelbaren Therapiemedien wurde erstmals 2004 (vgl. Vogt, 2004) veröffentlicht und hat jetzt viele neue Schwerpunkte aufzuweisen. Gerade für die Therapiearbeit mit atmosphärischer Übertragung bei Traumapatienten sind Settings dieses Konzepts besonders nützlich. Die Theorie der Täterintrojekte wurde seit 2012 (vgl. Vogt, 2012) ebenfalls mehrfach erweitert und modifiziert. Sie ist ein wichtiges Kernstück unserer Arbeit, für die wir auch vom Fachverband ISSTD große Wertschätzungen erhalten haben.

Der kurze Artikel zu Datenqualitäten von Traumapatienten ist wichtig für die Sortierung von Datenformen aller Art bei traumatisierten Klienten. Auch für die Erstellung von Gutachteneinschätzungen bei Gericht (vgl. die letzte Veröffentlichung: Vogt, 2018) sind Beiträge zum professionellen Sortieren von Daten sehr essentiell, damit nicht zum Beispiel irreführende unwissenschaftliche Publikationen der False-Memory-Syndrom-Foundation unwidersprochen bleiben. Wir sollten deshalb unsere eigenen Arbeitsergebnisse mit klaren Fachargumenten vorweisen.

Der Artikel zur Parallelität bzgl. der Datenstrukturen ist wahrscheinlich für lesende Traumaklienten am Wichtigsten, gehört doch diese Frage im Praxisalltag zu den am meisten gestellten: Wie kann man besser verstehen, dass es verschiedene Erlebensebenen in der traumatischen Regressivität des Menschen gibt?

Auch der Beitrag zum Symptomwandel wird prinzipiell gerade von Klienten immer wieder als Diskussionsbedarf abgefordert. Es gibt aber auch eine Reihe von ärztlichen Kollegen, die für ein besseres interdisziplinäres Verständnis der Zusammenarbeit bei Psychotraumapatienten sehr aufgeschlossen sind. Auch für diese Kollegen könnte dieser Artikel eine Brücke sein.

Das Ende des Buches wird wiederum von Therapiefotomaterial abgerundet, da wir auch von Lesern des Traumagedächtnisbuches (Vogt, 2018) die Rückmeldung bekamen, dass die Fotos so aufschlussreich seien. Wer sich generell für Fortbildungen zum SPIM 30-Programm interessiert, kann sich die Zugangsinformationen als Anregung durchlesen. Weiteres findet man selbstverständlich im Internet.

Insgesamt bietet dieses Buch, wie auch die Veröffentlichung zum Traumagedächtnis (s. o.), eine breite Mischung aus Theorie- und Praxisartikeln, welche sowohl für TraumatherapeutInnen aller Fachrichtungen als auch für TraumaklientInnen und Laien gut lesbar und verständlich sein dürften.

Kapitel **2**

Diskurs zu Scham und Schuld bei Traumaklienten

2.1 Das Problem von Scham und Schuld in der traumaorientierten Psychotherapie

Ralf Vogt

Die Thematiken von Schuld und Scham sind meiner Frau und mir in über 35 Jahren psychotherapeutischer Tätigkeit schon oft als Schlüsselprobleme der therapeutischen Beziehungsgestaltung sowie als Kernfrage der erfolgreichen Ablösung von Klienten aus pathologischen Bindungsverhältnissen aufgefallen. Aus unserer Erfahrung können wir heute sagen: Je schwieriger eine von Menschen gemachte psychotraumatologische Symptomatik in Erscheinung tritt, desto mehr ist die Bearbeitung von Scham- und Schuldthematiken der Schlüssel zum Therapieerfolg bei frühkindlichen und langjährigen Traumatisierungen. Natürlich spielt gerade die Kombination von frühkindlich-langjährigen psychopathologischen Einflüssen von gestörten Bindungspersonen in Familien in unserer Gesellschaft eine große Rolle. Entweder sind Familien mit solchen Einflüssen direkt der Ort traumatischer Vorfälle und existenzieller Bedrohungen oder sie sind Wegbereiter von persönlichkeitspsychologischen Abhängigkeitsstörungen, die dann von pathologischen oder kriminellen Gruppen genutzt werden können, um Kinder, Jugendliche oder unreife Erwachsene in einen missbräuchlichen Bann zu ziehen.

Psychisch abhängige bzw. vortraumatisierte Menschen kann man schnell manipulativ in Schuldgefühle verwickeln und mit Schamgefühlen in Isolation halten.

Unsere eigenen Haupterfahrungen bzgl. der Klienten-double-bind mittels Scham und Schuld sind im Artikel zur zweijährigen Fragebogenerhebung dargestellt (vgl. in diesem Band).

An dieser Stelle dienen eine kleine Auswahl von Ansichten von traumaorientierten Therapeutenkollegen sowie eine TV-Wissenschaftsdiskussion als Hinführung zur Problematik.

Aussagen zu Scham und Schuld bei Ferenczi

Der letzte Fachartikel von Ferenczi 1932 (Ferenczi, 2004, S. 303-313) ist für Psychotraumatologen eine wahre Fundgrube von Erkenntnis-Ansätzen, welche der Autor leider aufgrund seines frühen Todes nicht weiter verfolgen konnte.

Nach Ferenczi fühlt sich das sexuell missbrauchte Kind in der Bindungsspaltung schuldlos und schuldig zugleich. Es hat die vergewaltigende Tat nicht veranlasst und kommt sich trotzdem schuldig vor, weil die mächtige Täterperson diesen Eindruck hinterlässt. Das Kind versucht – so das Resultat der Fallanalysen von Ferenczi –, die belastende Beziehung zur Täterperson aufgrund der Bindungsabhängigkeit um jeden Preis aufrechtzuerhalten, was letztlich nur durch Schuldübernahme gelingen kann. Die Täterperson ist egozentrisch, willkürlich und borniert bei der verdrehten Zuordnung von Verantwortlichkeiten, Recht und Ordnung. Der Angreifer vertieft quasi Scham und Schuld durch barsches, selbstgerechtes, unverschämtes Auftreten und wirkt beim ICH-schwachen Individuum paradoxerweise überzeugend, da es kein adäquates Außenkriterium gibt, keine externen Zeugen, keine objektiven Beobachter und Beurteiler. Hierdurch kommt es nach Ferenczi zur Notidentifikation mit dem Aggressor, was also seitens des Opfers eine unbewusste oder teilbewusste Überlebensstrategie darstellt und auf der Seite des Aggressors bzw. Beziehungsbestimmers keineswegs einer Herzensentscheidung bzw. -bindung entspricht. Die Introjektion der Täterenergie und Täterauffassung bezüglich der erlittenen sexuellen Gewalt ist also eine Konsequenz der alternativlosen Bindungsabhängigkeit des Kindes von der Person des Schädigers. Bereits 1929 und 1930 (zit. in Hirsch, 2004, S. 3-34) deutet Ferenczi diese fatale einseitige Bindungsstruktur, indem er ausführt, dass suizidale Gefühle eines Kindes durch eine nicht liebevolle Umgebung der Eltern entstehen können und die Attribuierung pathogener kindlicher Fantasien durch Psychotherapeuten jener Zeit mehr die Interessenlage von Erwachsenen widerspiegele. Der Ödipuskomplex hätte demnach mehr die verdrängte und maskierte Inzestneigung der Erwachsenen erfasst als ein echtes sexuelles Verlangen von Kindern (vgl. ebd.). Das macht uns heute nochmals verständlich, weshalb Freud die Verbreitung von Ferenczis revolutionierenden Auffassungen auf dem Wiesbadener Psychoanalysekongress 1932 verhindern wollte und später mit Jones übergangen hat (vgl. Vogt, 2014, S. 52-61).

Aussagen zu Scham und Schuld bei Hirsch

Konzeptaussagen von Matthias Hirsch fußen auf umfangreichen Recherchen bei psychoanalytischen Vordenkern, welche er mit eigenen Ansätzen zur traumaorientierten Psychotherapie im Einzel- und Gruppensetting verbindet (vgl. Hirsch, 2002, 2004, 2008). Natürlich sind darin die obigen Aussagen von Ferenczi ein umfassender Gegenstand. Hirsch (2002, S. 49-92) befasst sich zunächst mit der Rücknahme der Verführungstheorie durch Sigmund Freud 1897, nachdem Freud selbst sie zwei Jahre zuvor als allgemeine Traumahypothese zugunsten der Traumaopfer formuliert hatte. Durch Hinwendung zur zentralen Fantasiehypothese bei der Attribuierung von Berichten über frühkindlichen sexuellen Missbrauch wird auch die Schuldfrage neu definiert. Jetzt sind die Kinder maßgeblich selbst für ihre Symptome verantwortlich. Diese Schuldauffassung entspricht natürlich dem Zeitgeist des vorigen Jahrhunderts (vgl. Vogt, 2014, S. 6-12).

Anna Freud (1976, zit. in Hirsch ebd.) setzt die ICH-psychologischen Auffassungen des Vaters konsequent fort, wodurch die ödipale Schuldfrage in der Psychoanalyse bis in die 1960er Jahre des vorigen Jahrhunderts meinungsprägend etabliert bleibt.

Viele andere Psychoanalytiker gingen parallel zum traditionellen Weg auch auf anderen Pfaden. Hervorgehoben werden u. a. Fenichel (1925) (zit. in

Hirsch, 2002, S. 93ff), der bei gezüchtigten Kindern im späteren Stadium introjektgesteuerte masochistische Selbstzüchtigungen hervorhebt. Ebenfalls genannt werden Winnicotts Aussagen zum Falschen Selbst (1960, zit. in Hirsch, 2001, S. 28-30), Khan (1963) zum Kumulativen Trauma, Green (1983) zur Toten Mutter oder Balint (1969) und Fairbairn zur Objekt-Beziehungs-Theorie (alle zit. bei Hirsch, 2001, S. 28 ff). Autoren der Objekt-Beziehungs-Theorie gehen durchweg davon aus, dass Bindungen prinzipiell internalisiert werden und damit auch die Grundlagen aller wichtigen Gefühle – wie hier Scham und Schuld – zu einem erheblichen Anteil auf den Einfluss von wichtigen Bezugspersonen zurückgeführt werden müssen.

Hirschs eigene Ableitungen zu Scham und Schuld möchte ich aus seinem Beitrag von 2007 zitieren (vgl. Hirsch, 2007, Vortrags-CD LPW). Scham entsteht demnach besonders aus einem Erleben, in dem das Sein als ungerechtfertigt erscheint, Schuld dagegen aus dem Gefühl eines falschen Tuns und Handelns. Wenn Eltern also ein Kind nicht bestätigen, fühlt es sich zunächst fallengelassen und somit beschämt. Aus den Konsequenzen der Beschämung leitet das Kind dann selbst geschlussfolgerte – oder durch die Eltern provozierte – Zusammenhänge im Rahmen dieser vorgegebenen Logik ab, die Ursache für die von den Eltern gerechtfertigte Beschämung sein könnten. Insofern wird aus dieser Selbstattribuierung dann ein Schuldgefühl, was sich mit den anderen offiziellen Schuldzuschreibungen verbindet. Ein Teufelskreis ist entstanden, wenn das Nichterfüllenkönnen von fantasierten Wiedergutmachungs-Handlungen wieder zur existenziellen Schamchronifizierung führt und so weiter.

Abhängige Opfer empfinden dann auch Schuld bei einer Bestrafung durch die Täter (vgl. Hirsch, 2002, S. 220-230).

Aussagen zu Scham und Schuld bei Hilgers

Hilgers ist ebenfalls wie Hirsch Psychoanalytiker, aber in der Forschungsausrichtung seit Jahren als Experte zur allgemeinen Schamanalyse bekannt (vgl. Literaturliste in Hilgers, 2013). Ihm zufolge haben Psychoanalytiker erst ab einer Periode zwischen 1970 bis 1990 die Scham- und Schuldproblematik intensiv beachtet, weil sie offenbar selbst große Probleme mit diesen komplexen Gefühlszuständen und -wechselwirkungen hatten bzw. haben (vgl. Einleitung in Hilgers, 2013). Historische Hintergründe können hier sehr ergiebig verfolgt werden. Hilgers unterscheidet bei den Formen der Scham (ebd., S. 25-29):

1. *Existenzielle Scham.* Sie ist verbunden mit Gefühlen, ungewollt und unerwünscht zu sein. Ein solches Ignoriertwerden erzeugt häufig existenzielle Scham, die mit fundamentalen Selbstzweifeln verbunden ist, ob man überhaupt auf der Welt sein darf usw.

2. *Kompetenzscham.* Diese entsteht, wenn erwachsene Menschen in ihrem normalerweise kontrollierten Verhalten emotional und sachlich einbrechen. Das ist der Fall, wenn beispielsweise ein Erwachsener bitterlich weint, sich hilflos fühlt und sich nicht mehr als souverän handelnd erlebt.

3. *Intimitätsscham.* Diese Verlegenheitsscham zeigt sich beim unkontrollierten Erröten oder bei einer Bloßstellung durch körperliche Nacktheit u. ä.

4. *Schamerleben bei Schande.* Gedemütigt zu werden und seine Würde zu verlieren, erzeugt bei vielen Menschen sehr große und nachhaltige Schamgefühle.

5. *Schamerleben bei Diskrepanzen zum Ideal.* Die Nichterreichbarkeit von Selbstidealen, die Diskrepanz zur gespürten Wirklichkeit sowie die Interpretation, daran selbst schuld zu sein, lösen ebenfalls große Scham aus.

6. *Abhängigkeitsscham.* Diese Schamform entsteht, wenn man sich der Abhängigkeit von anderen Menschen sehr bewusst wird. Besonders schmerzlich ist diese Wahrnehmung im Falle einer bspw. unerwiderten Liebe eines Kindes gegenüber seinen lieblosen Eltern oder zwischen zwei Erwachsenen.

7. *Ödipale Scham.* Hier handelt es sich um eine Art Minderwertigkeitsscham gegenüber wichtigen – meist äußeren – Personen.

8. *Schamerleben bei Leistungsversagen.* Eine antizipierte Aufgabe nicht zu bewältigen, ob nun dem Umfang oder der Qualität nach, löst bei vielen Menschen besondere Scham aus.

Diese Auflistung hilft Schamgefühle zu differenzieren, welche allesamt in verschiedenen Konstellationen im Rahmen einer Psychotherapie vorkommen. Im Buch von Hilgers (ebd.) werden vielfältige analytische Beispiele dafür gegeben, wie kompliziert Schamgefühle mitunter in Erscheinung treten, in Übertragung und Gegenübertragung mit dem Analytiker in Wechselwirkung geraten und wie schwierig sich deren Auflösung gestalten kann.

Aussagen zu Scham und Schuld bei Wurmser

Auch Leon Wurmser ist ein vielfach anerkannter analytischer Spezialist in Scham- und Schuldfragen (vgl. Literaturauflistung in Wurmser, 1999). Wurmser beschäftigt sich seit Jahren mit besonders schwierigen und langwierigen Analysefällen, inklusive der Psychodynamik, die er auch kulturhistorisch zu durchdringen sucht (vgl. Wurmser, ebd.). Als Beitrag für unsere traumaorientierten Konzeptinteressen betrachte ich auszugsweise die Beschreibung von Fallbeispielen mit gekränkter Scham, welche dann bei Nichtbewältigung in schweren Hass und Vernichtungswut dem anderen gegenüber umschlagen kann (Wurmser, ebd., S. 50 ff). Nach Wurmser überfordern traumatisierte Affekte das ICH und müssen daher abgespalten werden. Wurmser zitiert an dieser Stelle auch Oliner (1998), der davon spricht, dass die traumatische Dissoziativität eine Doppelheit schafft, von der eine Entfremdung zwischen Symptom und Realität ausgeht. Deshalb sei traumatisches Schulderleben nicht fassbar und müsse abgespalten werden. Des Weiteren wird Krystal (1998) zitiert (in Wurmser, ebd.), der ein Psychotrauma als allgemeinen Entwicklungsstillstand ansieht. Dieser – oft nicht wahrgenommene – Entwicklungsabbruch führt zu einem Differenzierungsverlust bei Konflikten sowie zu einem Symbolisierungsdefizit bei Problemkonstellationen in Beziehungen.

Aussagen zu Scham und Schuld bei Lammers

Lammers ist eine verhaltenstherapeutische Psychotherapeutin und soll hier den Kreis der fachlichen Ideenspender schließen. Sie hat zum Thema vor kurzem einen speziellen Band herausgegeben (vgl. Lammers, 2016) und darin ebenfalls bereichsspezifische professionelle, interdisziplinäre als auch eigene Aspekte der Scham- und Schuldproblematik hervorgehoben.

Auch sie schließt sich Autoren wie Lewis (1971, zit. in Lammers, 2016, S. 57-74) an, indem sie das Schuldgefühl mehr der Verhaltensbeurteilung zuordnet, die Scham hingegen dem persönlichen Erleben von großer Peinlichkeit der eigenen Person gegenüber anderen Menschen. Unter Hinzuziehung entwicklungspsychologischer Konzeptionen beschreibt sie (ebd., S 90 ff und S. 130 ff), dass Schuldgefühle wohl unterhalb des ersten Lebensjahres nur in Form präverbaler Mimik erschlossen werden können und so richtig erst im Alter von 1 bis 2 Jahren zutage treten. Dann könnten Kinder die Kategorien Gut und Böse unterscheiden und somit selbst auch Schuld sichtbar empfinden. Ein Normensprung trete dann zwischen dem zweiten und fünften Lebensjahr auf, wenn größere Moralaspekte erfasst werden könnten. Ab dem 5. Lebensjahr werde Schuld zunehmend komplexer wahrgenommen, wenn die Entwicklung normal verlaufe. Das verwandte Gefühl der Scham wird Lammers zufolge in der Entwicklungsforschung (s. o.) als ein äußerlich schon früh sichtbares verstanden. Bereits zwischen der Geburt und dem 4. Lebensmonat komme es zu Schamäußerungen durch Mimik und Gestik. Ab dem 1. Lebensjahr zögen sich Kleinkinder bei erlebter Scham, z. B. Gefühlen, böse für andere gewesen zu sein, auffällig zurück, was bei Kindern ab dem 5./6. Lebensjahr immer komplexer werde. Im impliziten Gedächtnis bleiben laut neurobiologischer Forschung (Lammers, ebd., S. 147-157) alle Erlebnisse erhalten; das explizite Gedächtnis mit Mentalisierungsfähigkeiten arbeite nachweisbar ab dem 2. Lebensjahr. Und vollumfänglich ab dem 5./6. Lebensjahr. Nach Aussagen von Fonagy (zit. in Lammers, ebd.) sei diese Mentalisierungsfähigkeit die Voraussetzung, komplexe soziale Interaktionen verstehen zu können. Dazu braucht es nach dieser Konzeption aber auch relativ normal entwickelte und verfügbare Bezugspersonen, welche Scham und Schuld differenziert benennen, im Zusammenhang erklären und bei der Bewältigung helfen. Neurobiologisch werde nach Dickerson (2004, zit. in Lammers, ebd., S. 163-190) im Falle eines starken Schamerlebens der Botenstoff Tumor-Nekrose-Faktor-Alpha als Indikator für eine pro-inflammatorische Cytokin-Aktivität freigesetzt, was mit erhöhtem Schmerz-Schwäche-Erleben zusammenhängen könnte. Insgesamt versucht die Autorin den verhaltenstherapeutischen Ansatz mehr als emotional bezogene Therapie zur besseren Behandlung von Scham und Schuld zu modifizieren. Problematisch sind zum Teil ihre Zuschreibungen von analytischen versus verhaltenstherapeutischen Therapieregeln, weil sie offenbar persönlich mehr die antiquierteren Formen klassischer Psychoanalyse kennengelernt hat.

Auffassungen zu Scham und Schuld im interdisziplinären Zeitgeistdiskurs

Hier möchte ich gern die Wissenschaftssendung „Scobel" (3Sat) zu Scham und Schuld vom 02.11.2017 heranziehen, da hier eine exemplarische Diskussion zu Scham und Schuld stattfand.

Im Rechercheblock wurde der Psychoanalytiker Pears zitiert, der Scham als Konflikt zwischen ICH- und ICH-Ideal und somit als Problem der eigenen Normen definiert, Schuld dagegen als Konflikt zwischen ICH- und Über-ICH und somit als sozial-gesellschaftliches Normproblem. Der Soziologe Sighard Neckel stellte heraus, dass Scham zur Machtdemonstration missbraucht wird, dass Schuldzuschreibungen ebenfalls Machthabern zur Festigung ihrer Doktrin dienen und dass beide Formen auch in der Politik vorkommen. Neckel beschreibt weiter seine Nähe zu einigen Auffassungen von Sigmund Freud, der große Schamkategorien als Wechselwirkungen der Angst hervorhob. Demnach wird die Angst vor Bindungsverlust, die Angst, verstoßen zu werden oder gar die Angst, vor anderen verachtet zu werden, auf gesellschaftlicher Ebene zum maßgeblichen Faktor bei der Entwicklung von Normen. Auch der o. g. Leon Wurmser wird in der TV-Sendung zitiert, der die Scham in der Selbstreflexion des Menschen als Wächterin der eigenen Würde und die Schuld als Wächterin der menschlichen Werte bezeichnet hat.

Weiterhin werden neurobiologische Kenntnisse referiert, in welchen der Orbito-frontale-Cortex über den Augen das neurobiologische Verarbeitungszentrum von Scham sein soll. Der spezifische Botenstoff, der Tumor-Nekrose-Faktor-Alpha aus Sally Dickersons Forschung, wird wie oben bei Lammers (s. o.) erwähnt, nur dass hier geschlussfolgert wird, dass sich der Mensch wegen dieses Botenstoffes wie bei einer Infektion angeschlagen zurückziehen und verschließen würde.

Dieser Rückzug wird auch durch dargebotene Aussagen von Erik H. Erickson unterstrichen, der ebenfalls wie der Berufskollege Wurmser (s. o.) meint, Demütigungen könnten im Schamerleben bei impulsiven Menschen eine vernichtende Racheattacke bzgl. der erlebten Schamquelle auslösen. Insgesamt ist es der Diskussionsrunde gelungen, die besondere gesellschaftliche und menschliche Relevanz des Verstehens und Bewältigens dieser Alltagsphänomene herauszustellen.

Die Auffassungen zu Scham und Schuld im SPIM 30-Ansatz

In diesem Abschnitt möchte ich Brücken zu den obigen theoretischen Ausführungen herstellen. Settings zur Scham- und Schuldbehandlung im SPIM 30-Ansatz sollen im entsprechenden Abschnitt unten in diesem Band zur Darstellung kommen.

Scham und Schuld sind entsprechend der bisherigen fachlichen Äußerungen sehr komplexe, seelisch belastende Gefühlsqualitäten, die regelhaft bei Psychotraumapatienten auftreten. Diese Gefühlsqualitäten werden häufig durch grenzüberschreitende Gewalt in spezifischen traumatisierenden Interaktionsstrukturen in das Traumaopfer eingepflanzt und chronifizieren sich im Laufe vieler Jahre. Ohne eine Bewusstmachung im Rahmen einer Psychotherapie oder stark divergenter Lebensumstände sind diese Prozesse schwer veränderbar. Scham und Schuld haben sowohl einen klaren Opfer- als auch einen geprägten Täter-Opfer-Aspekt. Der erstere, der Opfermodus, ist im Grunde ein tragischer, isolierter, manchmal magischer Eigenbezug des emotional bloßgestellten, beschämten und beschuldigten Individuums, welches sich nicht gegen infame, verdrehte Darstellungen der Täterpersonen wehren kann.

Der Täter-Opfer-Aspekt beinhaltet beim einstigen Traumaopfer jetzt Verhaltenstendenzen von egozentrischer, selbstgerechter Gewaltausübung, in welcher andere Individuen – wie bspw. die eigenen Kinder u. ä. abhängige Personen – in automatisierten Impulsmustern in Form einer Fortsetzungskette bloßgestellt und beschuldigt werden. Der Kern der eigenen Gewalterfahrungen aus der eigenen Kindheit ist hier zumindest atmosphärisch die Handlungsschablone. Die Opferprägungen im interaktiven Milieu entstehen besonders durch starke Angstbindungen der beziehungsabhängigen Individuen, in welchen die Täter vorrangig mit Mitteln der Informationszurückhaltung, durch demonstratives Schweigen wie auch durch Falschattribuierung, Verdrehung und Lüge das unterlegene Subjekt bearbeiten. Andere Mittel sind pure offensichtliche Gewaltdrohungen mit Beschämungs- und Schuldritualen. Täter-Opfer-Ketten entstehen durch besonders intuitive Dominanzbedürfnisse der einst betroffenen Opfer. Sie haben bspw. umfangreiche Kontrollbedürfnisse bei unterlegenen Individuen und können ihre Führungsansprüche schwer relativieren, weil die Rücknahme von impulsiven Fehlentscheidungen bspw. einen nicht kompensierbaren Werteverlust bedeuten würde. Oder aber einstige Opferpersonen haben sehr verfestigte Täterimplantate oder gar Täterprogramme, welche jeglichen mnestischen Zugang zum einstigen Opfererleben vollständig verbauen.

Die therapeutischen Zielstellungen und Schritte für Menschen mit diesen Störungsbelastungen bestehen im SPIM 30-Programm darin, dass

1. zunächst eine bewusstmachende ausführliche Psychoedukation stattfindet, damit die Patienten den komplexen Problemhorizont mental erfassen lernen;
2. eine allgemeine Stärkung der ICH-Grenzen durch entwicklungsförderliche Therapiesettings ermöglicht wird;
3. in der Behandlung kontinuierlich ein Regietraining von Opfer- und Täteranteilen stattfinden kann;
4. eine allgemeine Stärkung der kindlichen Lebenslust auf Basis von neuen, gesünderen Ersatzbeziehungen in neuen sozialen Umfeldern und in der Therapie befördert wird;
5. die Steuerung der Affektregulation in abgestufte Behandlungsprogramme aufgenommen wird, wozu auch lebensnahe Echo-Effekt-Dialoge gehören;
6. einzelpsychotherapeutische Settings durch Gruppeninitiativen ergänzt werden, weil dadurch (bspw. in der SPIM 30-Gruppentherapie) soziale Entwicklungsfortschritte gemacht werden können, wie das Bewältigen von traumatischer Bindungsangst als auch das Überwinden von traumatisch übertragener Beziehungsfurcht – so können neue Gruppensolidaritätserfahrungen das paranoide Ausschlagen fixierter Psychotraumamuster begrenzen und letztlich auflösen.

Wie sind nun diese traumaspezifischen Therapieanliegen interventionsmethodisch operationalisierbar? Im SPIM 30-Behandlungsprogramm gibt es für diese Problematiken eine Reihe von Lösungs- oder Minderungsideen. Das soll im SPIM 30-Praxisteil in diesem Band (ab Seite 119) aufgezeigt werden. Darin werden Hinweise zur Scham- und Schuldindikation, der Struktur und dem angezielten Nutzen der SPIM 30-Szenenarbeit erläutert (siehe dort).

2.2 Zur Psychodynamik der Scham bei missbrauchten Erwachsenen

Martin J. Dorahy

Scham in der Therapie von Erwachsenen, die Kindesmissbrauch und Vernachlässigung erfahren haben: Intrapersonales Selbst und andere Überlegungen

Wenn man mit Erwachsenen arbeitet, die als Kinder Missbrauch und Vernachlässigung erfahren haben, muss man nach Scham nicht lange suchen. Sie manifestiert sich oft in der Körperhaltung, in verschiedenen Verhaltensanpassungen und Abwehrmechanismen, die gegen den akuten affektiven Ausdruck der Scham mobilisiert werden, und tritt so für gewöhnlich auch in der therapeutischen Arbeit zu Tage (Andrews, 1998; Nathanson, 1992; Talbot, 1996). Scham ist häufig schon augenfällig, wenn Klient(inn)en sich zum ersten Mal vorstellen. Sie zeigt sich z. B. in einem abgewandten Blick, nach unten geneigtem Kopf, einer in sich zusammengesunkenen Haltung sowie in Vorbehalten vor dem Offenbaren aktueller Probleme und früherer Erfahrungen aus Angst a) die eigene Schwäche preiszugeben und b) vor der (beschämenden) Reaktion des Therapeuten/der Therapeutin. In der Art und Weise, wie sich Klienten präsentieren, spielt Scham noch lange nach dem Erstgespräch eine Rolle und erfordert therapeutische Aufmerksamkeit (DeYoung, 2015; Herman, 2011; Kluft, 2007). In diesem Artikel werden zunächst zwei Hauptentstehungswege von Scham bei Menschen, die in ihrer Kindheit missbraucht und/oder vernachlässigt wurden, erläutert. Danach werden zwei therapeutische Problembereiche beleuchtet, die mit chronischer Scham einhergehen – der eine hat mit dem inneren Konzept des Selbst (d. h. dem *intrapersonalen Selbst*[1]), der andere mit dem inneren Konzept der Objektbeziehung (d. h. dem *intrapersonalen Selbst-Andere*) zu tun. Diese Konzepte verhindern typischerweise Fortschritte und den erfolgreichen Ausgang einer Therapie mit Erwachsenen, die unter den psychosozialen Folgen von Misshandlungen früh in ihrem Leben leiden.

[1] Anmerkung der Übersetzerin: Ich übersetze die Bezeichnung "Self intrapersonal" in Absprache mit M. Dorahy als „intrapersonales Selbst" und zusätzlich einführend noch als „(inneres) Konzept des intrapersonalen Selbst"; ebenso übersetze ich "self-other-intrapersonal" als das „intrapersonale Selbst-Andere" bzw. „Konzept".

Entstehungsweisen von Scham

Vereinfacht gesagt, und unter Berücksichtigung der Literatur aus verschiedenen psychologischen Fachrichtungen, kann Scham verstanden werden als eine Emotion, die a) infolge von Ausgrenzung entsteht (insbesondere Ausgeschlossensein aus einer Gruppe oder Beziehung, der man angehören oder in der man verbleiben möchte) oder b) infolge des Verfehlens eines Ziel, das man erreichen wollte, oder des Scheiterns an Normen, denen man gerecht werden möchte (Gilbert, 2007; M. Lewis, 1992; 2014; Nathanson, 1992; Tangney & Dearing, 2002; Tomkins, 1963/2008). Diese Entstehungsweisen von Scham sind insofern unabhängig voneinander, als beide auch einzeln vorkommen können. Beispiele hierfür sind Säuglinge, die, lange bevor sie in der Lage sind, Fehlschläge oder Erfolge zu beurteilen, niedergeschlagen darauf reagieren, wenn ihr aufgeregter Blick zur Bezugsperson auf einen abwesenden Blick oder eine unpassende/unerwartete Reaktion stößt; ein Sportstar, der aus seiner Gruppe oder der Gesellschaft ausgeschlossen wird wegen eines moralischen Fehlverhaltens, das er selbst nicht für verwerflich, sondern für eine völlig legitime Handlung hält; oder der Zehnjährige, der trotz liebevollen Gehaltenseins (*Containment*) durch seine Eltern unerträgliche Scham verspürt, wenn er in ihrer Gegenwart seine Blase nicht unter Kontrolle hat. Häufig arbeiten diese beiden Entstehungsmechanismen jedoch parallel, oder einer von beiden aktiviert den anderen (wenn sich z. B. jemand schämt, der bei einem Vorstellungsgespräch für eine begehrte Stelle ‚versagt' hat, und von dem Unternehmen/der Einrichtung, bei der er sich beworben hat, routinemäßig ausgeschlossen wird; oder wenn ans Licht kommt, dass ein Mitarbeiter in einer Beziehung mit einer Kollegin untreu war und er deswegen von seinen Arbeitskollegen und -kolleginnen geächtet wird).

Bei der Entstehung von Scham durch ‚Scheitern' und ‚Ausgrenzung' können diese tatsächlich gegeben sein oder nur subjektiv so wahrgenommen werden, insofern als die Betroffenen es so erleben, dass sie versagt haben oder ausgeschlossen wurden, obwohl dies gar nicht zutrifft. Wahrnehmungsbedingte Schamgefühle sind kognitiv vermittelt. Im Falle des Ausgeschlossenseins kann Scham jedoch auch ohne kognitive Vermittlung entstehen (wie z. B., wenn die Freude eines Kindes von einem Anderen ignoriert wird, oder bei einer Zurückweisung durch Partner oder Partnerin). Der Akt der Ausgrenzung allein löst bereits die affektive Reaktion aus, wenngleich spätere kognitive Beurteilungen die Intensität der Erfahrung verstärken (z. B. ‚Ich war ein schlechter Partner, kein Wunder, dass er/sie mich verlassen hat') oder abmildern können (z. B. ‚Ich war nicht in der Lage, der Mensch zu werden, den mein ehemaliger Partner gebraucht hätte'). Da es ein grundlegendes menschliches Bedürfnis ist, ein positives Bild von sich selbst zu haben (De Hooge, Zeelenberg & Breugelmans, 2010), führen sowohl der Ausschluss (von einer gewünschten Verbindung) als auch das Scheitern (an einem angestrebten Ziel) dazu, dass die Betroffenen glauben, ihr Selbst erscheine einem tatsächlichen oder wahrgenommenen Anderen in einem schlechten Licht (wobei das Selbst z. B. für Andere nicht sichtbar ist oder bloßgestellt wird als unfähig, etwas zu erreichen oder eine Bindung einzugehen). So ist Scham im Kern eine Beziehungsemotion (Benau, 2017; DeYoung, 2015; Kaufman, 1989), die sich in visuellen und verhaltensbezogenen Ausdrucksformen manifestiert, die Verbundenheit auflösen (z. B. Abwendung des Blicks) und damit die schmerzhaft isolierende Scham und persönliche Betroffenheit verstärken (Nathanson, 1992; Tomkins, 1963/2008).

Zusammenfassend lässt sich sagen, dass akute Scham dadurch entsteht, dass ein Antrieb zur Erreichung eines Ziels oder [sozialer] Verbundenheit besteht, wobei dieser Antrieb aber durch die tatsächliche oder [(innerlich)] empfundene Gegenwart eines Anderen oder Anderer blockiert wird (z. B. Tomkins, 1963/2008). Wenn kein Antrieb zu etwas vorhanden ist oder wenn kein Anderer (tatsächlich oder im eigenen Erleben) anwesend ist, entsteht keine Scham. Wenn es beispielsweise einem Täter gelingt, sein Ziel der Geheimhaltung zu erreichen, und andere dadurch nichts von seinem missbräuchlichen Verhalten erfahren, kann er so akute Scham umgehen. Ebenso wird akute Scham vermieden, wenn eine Person keinen Antrieb hat, eine Beziehung einzugehen oder persönliche Ziele zu erreichen (weshalb Klient(inn)en versuchen, ihr Bedürfnis, mit anderen in Beziehung zu treten, zu zügeln). Wie Tomkins (1963/2008) betont, kann „jeder Niederlage der Schmerz der Scham genommen werden, indem der positive Wunsch abschwächt wird" (S. 361)[2].

Entstehungsweisen von Scham bei Missbrauch und Vernachlässigung

Scham ist allgegenwärtig bei Erwachsenen mit einer Vorgeschichte von Kindesmissbrauch und Vernachlässigung (vgl. z. B. Dorahy & Clearwater, 2012; Feiring & Taska, 2005; Talbot, Talbot & Tu, 2004) und bei Menschen, die anderen Formen von Beziehungstraumata (wie z. B. interpersonelle

[2] Zitat im engl. Original: *"[t]he sting of shame can be removed from any defeat by attenuating the positive wish"*.

Gewalt, Vergewaltigung) ausgesetzt waren (z. B. DePrince, Chu & Pineda, 2011). In solchen Fällen ist grundsätzlich mindestens einer der beiden Entstehungsmechanismen von Scham wirksam.

Missbrauch und das Gefühl, versagt zu haben: Herman (2011) merkt an, dass Beziehungstraumata, die durch tätliche Übergriffe (aktives Handeln des Täters) entstehen, durch Unterwerfung, Zwang und Herrschaft gekennzeichnet sind, die allesamt akute Auslöser für Scham darstellen. Hier wird das Selbst im körperlichen und psychologischen Sinne niedergeschlagen, die Handlungsfähigkeit (*agency*[3]) wird zerstört und der Wille gebrochen. Middleton, Sachs und Dorahy (2017) stellen fest, dass „Scham das Selbsterleben so weit untergräbt, dass jede Form von selbstbewusstem Handeln einer pflichtbewussten Folgsamkeit weicht" (S. 13-14)[4]. Bei Menschen, die ein relativ positives Selbstbild entwickelt haben, beeinträchtigen schambehaftete Unterwerfungserfahrungen ihre Fähigkeit zur gesunden Differenzierung zwischen Selbst und Anderen und machen es schwierig, diese Erfahrungen aus einer Perspektive zu betrachten, die mitfühlend ihre eigene Hilflosigkeit in dieser Position und die überlegene Macht des Anderen anerkennt. Dabei kann es schwerfallen, sich der impliziten (wenn nicht sogar expliziten) Forderung des Anderen, Verantwortung für das Geschehene zu übernehmen, zu entziehen. Wenn die Selbstwahrnehmung bereits durch beschämende Erfahrungen untergraben wurde oder wenn die Scham die Entwicklung des Selbst prägend beeinflusst hat, wird es schier unmöglich, sich dem Narrativ zu entziehen, dass man selbst verantwortlich sei für das Handeln des Anderen und die Erfahrung als Ganzes, aufgrund einer Vielzahl eigener Fehler (z. B. mangelnde Selbstkontrolle oder sich nicht versteckt zu haben, oder mangelnde Fürsorge für den Anderen), zumal es zuzutreffen scheint. Dieses Narrativ rückt die Versäumnisse des Selbst als Erklärung in den Mittelpunkt der Geschichte und fügt sich nahtlos in die von Scham durchdrungene Sicht des Selbst als minderwertig und fehlerhaft ein. Wie Alice, eine Patientin von Chefetz (2015), schmerzerfüllt erklärte: „Ich glaube, mein Vater hat uns immer dafür bestraft, wer wir waren... die Schande, das ist, wer ich bin" (S. 365)[5]. Eine Klientin, die in ihrer Kindheit jahrelang von ihrem Stiefvater sexuell missbraucht wurde, während ihre passive Mutter wegschaute und schließlich auch weghörte, als

[3] *Agency* (im englischen Original) hat eine umfassendere Bedeutung und bezeichnet sowohl Handlungsfähigkeit als auch Handlungsmächtigkeit oder Selbstwirksamkeit.

[4] Zitat im engl. Original: *"shame erodes selfhood to the point that any form of assertive action gives way to dutiful compliance"*.

[5] Zitat im engl. Original: *"I believe my father used to punish us for who we were... the shame is who I am."*

sie sich ihr offenbarte, erklärte am Ende der ersten Therapiesitzung, in der wir begonnen hatten, die Handlungen ihres Stiefvaters zu untersuchen: „Ich weiß, dass er größer und stärker war und mich angelogen hat, aber es war meine Schuld, ich hätte meinen Badeanzug nicht tragen sollen, als er nach Hause kam."

Vernachlässigung und das Gefühl des Ausgeschlossenseins: Bromberg (z. B. 2017) hat über das Trauma der Vernachlässigung in Form von fehlender Anerkennung[6] des Kindes durch die Bezugsperson, also durch unterlassenes Handeln, geschrieben. Zahlreiche Autor(inn)en haben die Bedeutung des Blickkontakts und der aufmerksamen und einfühlsamen Zuwendung für die Entwicklung des Kindes und den Aufbau eines gesunden Selbstgefühls dargelegt. Scham wird hervorgerufen, wenn es an Blickkontakt oder Zuwendung mangelt (z. B. Bateman & Fonagy, 2009; Schore, 2019; Schimmenti, 2012). So legt unter anderem Schore (1998) dar, dass Scham schon in der Dyade von Mutter und Kind (im Säuglings- und Kleinkindalter) auftritt, wenn die vom Kind erwartete Wechselseitigkeit von Anschauen und visueller Kommunikation von der Mutter nicht erfüllt wird. Nicht gesehen oder anerkannt zu werden, vermittelt unmittelbar ein Gefühl des Ausgeschlossenseins, was Schamgefühle auslöst sowie das Gefühl, dass die eigenen affektiven Bedürfnisse etwas Beschämendes sind (Schimmenti, 2012). Laut Bromberg (2017) ist ein Kind auf Andere angewiesen, um sein Selbstwertgefühl zu entwickeln. Wenn das Kind ‚unsichtbar' (d. h. von der Verbindung ausgeschlossen) ist, lernt es auf einer tiefen, prozesshaften Ebene, dass es nicht wert ist, wahrgenommen zu werden.

Ein solches Ausgeschlossensein beschämt das Selbst zunächst durch das „Fehlen von Verbundenheit" (DeYoung, 2015, S. 120)[7] und dann wird das beschämte Selbst zu einem Grund, ausgeschlossen zu werden. Um dies näher auszuführen: Jeder Wunsch nach Verbindung bringt den Ausdruck von Wünschen, Gedanken, Gefühlen und Verhaltensweisen mit sich, die eine solche Verbindung ermöglichen könnten, was die betroffene Person aber ‚sichtbar' und damit verletzlich macht, da solche Versuche, Bindungen einzugehen, in der Vergangenheit zu Scham aufgrund von Zurückweisung geführt haben. Diese Ausdrucksformen des Selbst (z. B. Wünsche, Gedanken) werden zum Grund für die Zurückweisung des Selbst erklärt. Zum Beispiel

[6] [Anmerkung des Autors:] Die Nichtanerkennung (d. h. das Bedürfnis des Kindes nach Sicherheit nicht zu beachten, seine Angst nicht anzuerkennen usw.) kann auch auf eigene Missbrauchserfahrungen zurückzuführen sein.

[7] Zitat im engl. Original: „*absence of connectedness*".

glauben die Betroffenen, dass ihre Wünsche, Sehnsüchte und Ansprüche inakzeptabel sind und zu Ablehnung führen, sobald sie offenkundig werden. So wird die Beschämung, die eine solche Ablehnung mit sich bringt, aus einer egozentrischen Perspektive erklärt. Nun wird nicht mehr die Ablehnung als Ursache der Scham aufgefasst, sondern es ist das inakzeptable Selbst der Betroffenen, das zur Ablehnung führt.

Auf diesem Hintergrund wird es zur Grundlage des Umgangs mit Anderen, nicht aufzufallen und die eigenen Wünsche, Hoffnungen und Bedürfnisse zu verbergen. So wird ein chronisches Schamgefühl aufrechterhalten, das aber Schutz vor der akuten, tiefsitzenden Scham bietet, wenn man seine (‚verwerflichen') Wünsche offenbart (z. B. den Wunsch zeigt, eine Verbindung mit dem Therapeuten herzustellen) und deshalb zurückgewiesen wird (Bromberg, 2017; Schimmenti, 2012). Wie eine Klientin, die mit einer abweisenden und abwesenden Mutter aufgewachsen war, ausführte: „Ich fühlte mich meiner Mutter nie ebenbürtig, sie war eine vielbeschäftigte Akademikerin und nicht viel da. Und ich hatte nie das Gefühl, dass ich einer Diskussion mit ihr gewachsen wäre... weil... ich keine Qualifikationen, keine herausragenden Erfolge vorzuweisen habe, d. h. ich bin nicht auf Augenhöhe mit ihr und fühle mich allein schon durch ihre Gegenwart herabgesetzt. Sie hat mich nie gesehen, und ich wurde unglaublich geschickt darin, mich vor ihr zu verstecken."

Zusammenfassend lässt sich sagen, dass Beziehungstraumata, bei denen es zu tätlichen Übergriffen kommt, die Scham am stärksten durch körperliche und geistige Niederlage (Unterwerfung) und die Einschätzung des Selbst als ‚Versager' bahnen; als Konsequenz können Versuche, in Beziehung zu treten, vermieden werden, aus Angst, dass das gescheiterte Selbst abgelehnt werden könnte. Unterlassungshandlungen in einer Beziehung hindern das Selbst naturgemäß daran, eine Bindung aufzubauen und lösen Scham zunächst durch ein Gefühl der Ausgrenzung aus (d. h. dies kann schon geschehen, bevor Prozesse der Selbstbeurteilung einsetzen). Die Erfahrung, dass der Andere das Selbst als unsichtbar behandelt, bietet einen Bezugsrahmen dafür, das eigene Selbst als nicht sehenswert zu begreifen (Bromberg, 2017). Die Betroffenen betrachten dann ihre Motivationen und Empfindungen (z. B. Gedanken, Gefühle, Wünsche) als Grund für die erfahrene Ablehnung. Sie sehen nun das Selbst als fehlerbehaftet und für Andere inakzeptabel und als den Grund, warum sie ausgeschlossen werden (das Selbst schafft es nicht, ‚anziehend' auf Andere zu wirken, aufgrund von deren Abneigung). Was damit begann, dass das Selbst von einem Anderen nicht gesehen oder abgelehnt wurde, führt nun zu einem Selbst, das anzusehen unerträglich ist und daher ausgeschlossen werden muss. Ausgeschlossen zu werden – sollte die Person jemals den Mut aufbringen, dem Wunsch nach Verbundenheit nachzugeben – löst immer noch Scham aus, aber die Erklärung dafür, warum der Ausschluss erfolgt, liegt im schändlichen Selbst der Person. Scham, die durch Ausgrenzung entstand, wird jetzt zur Scham, die sich aus dem gescheiterten Selbst ergibt. Die Wahrnehmung des Selbst als gescheitert, die bei von Missbrauch Betroffenen so ausgeprägt ist, manifestiert sich bei den Vernachlässigten in dieser Weise und kennzeichnet ihre chronische Scham.

Das Verlockende an chronischer Scham

Klient(inn)en, die in zwischenmenschlichen Lebenssituationen traumatisiert wurden, in denen Unterwerfung zu dem Gefühl führte, versagt zu haben, und/oder in denen fehlende Anerkennung zum Erleben von Ausgeschlossensein führte, sind oft untrennbar an das Gefühl (chronischer) Scham gebunden, die sie empfinden (DeYoung, 2015). Dieses wird nicht vorrangig als eine toxische Kraft gesehen, die Wertschätzung, [(soziale)] Verbundenheit und das Gefühl der Selbstwirksamkeit im Leben mindert, sondern als ein wichtiger Aspekt dessen, wer sie sind, der es ihnen ermöglicht, ihr Leben auf eine sicherere Weise zu gestalten. Wie ein Patient mit einer Vorgeschichte chronischer Vernachlässigung erklärte: „Wenn ich nichts versuche oder unternehme, bleibt mein Leben vorhersehbar und beständig – nichts Schlimmes kann passieren, ich kann nichts falsch machen und ich kann nicht verletzt werden". Zwei Elemente dieser (vermeintlichen) Sicherheit werden in diesem Beitrag erläutert. Das erste ist das *intrapersonale Selbst*, das zweite das *intrapersonale Selbst-Andere*.

Intrapersonales Selbst: Schauen wir uns zunächst den intrapersonalen Aspekt an. Wie bereits oben erwähnt, wird manchmal an chronischer Scham festgehalten, um sich vor der Wucht tiefsitzender, akuter Scham zu schützen, die als „ego-destruktive Scham", die Vernichtung oder das Zusammenbrechen des Selbst, empfunden wird (Bateman & Fonagy, 2009, S. 96[8]; Schore, 2019). Chronische Scham ist in erster Linie eine kognitiv bedingte Erfahrung, bei der das Selbst als mangelhaft, gescheitert und unfähig, etwas zu erreichen beurteilt wird, sodass es besser ist, sich gar nicht erst zu bemühen oder etwas

[8] Im engl. Original: *"ego-destructive shame"*.

anzufangen, da dies ohnehin in einem schamauslösenden Absturz (d. h. akuter Scham) enden wird. Andererseits ist akute Scham in ihrer Unmittelbarkeit viel mehr eine affektiv bedingte Erfahrung, sie lähmt den Körper mit dem, was Gilbert (1997) „eine der mächtigsten, schmerzhaftesten und potenziell destruktivsten Erfahrungen der Menschheit" (S. 113)[9] nennt, und was Morrison (2011) als „die vielleicht qualvollste der menschlichen Emotionen..." (S. 23)[10] beschreibt. Sie löst unmittelbar psychische Mechanismen (z. B. Dissoziation; Bromberg, 1998; Dorahy et al., 2017; Kluft, 2007) und/oder Verhaltensweisen (z. B. Rückzug, Kritik an Anderen; Elison et al., 2006; Nathanson, 1992) aus, die die Schamgefühle unterbinden oder abmildern sollen. Chronische Scham mit ihrer affektiven Verflachung und anhaltenden Untergrabung des Selbst behindert positive Gefühle wie Aufregung, Freude oder Begeisterung und fängt den unmittelbaren, plötzlichen Einschlag von Schamaffekten ab, indem sie sicherstellt, dass derlei positive Gefühle nicht durch Versagen oder Ablehnung niedergeschmettert werden (Tomkins, 1963/2008). Wie ein Patient anmerkte, als er sich selbst als passiv in seinem Leben beschrieb:

„Wenn ich auf dem Beifahrersitz bleibe und nicht darüber nachdenke, was ich erreichen will, sind alle Gedanken darüber, was schief gehen könnte, was passiert, wenn ich einen Unfall habe, was passiert, wenn ich das hier nicht schaffe, nicht so präsent... Es stellt sicher, dass nichts schief geht, wie in diesem Spruch ‚Wer nichts wagt, der nichts gewinnt'– aber man verliert auch nichts."

Wenn man den Wunsch nach Verbundenheit mit einem Anderen (z. B. einem Therapeuten) unterdrückt, weil man sich dessen unwürdig fühlt, wird [das Gefühl der] Zurückweisung minimiert und akute Scham abgewehrt. Ebenso wird auch, wenn man die Motivation unterdrückt, irgendwelche Ziele zu verfolgen oder keine Anstrengung unternimmt, eine bestimmte Richtung im Leben einzuschlagen (z. B. darauf wartet, dass der Therapeut die Leitung der Therapie übernimmt), das Gefühl der akuten Beschämung darüber, dass man an etwas scheitert, das man begonnen hat, unterdrückt. So wird chronische Scham als vorteilhaft wahrgenommen auf einem Niveau, auf dem sie aufrechterhalten werden kann, auch wenn die Klient(inn)en schnell von sich weisen werden, dass es Vorteile haben könnte, ein so distanziertes und ausgehöhltes Leben zu führen, oder aber – ohne groß darüber nachzudenken – der Beobachtung des Therapeuten oder der Therapeutin zustimmen, dass

[9] Im engl. Original: *"one of the most powerful, painful and potentially destructive experiences known to humans"*.
[10] Im engl. Original: *"perhaps the most agonising of human emotions"*.

eine solche Position die Fähigkeit untergräbt, auf eine gesündere Weise zu funktionieren.

Da die chronische Scham so sehr im Einklang mit dem Selbstgefühl der Person steht, sind Therapeut(inn)en etwas eingeschränkt in ihren Interventionsmöglichkeiten, wenn sie mangelnde Empathie oder einen Bündnisbruch auffangen wollen (z. B. Dearing & Tangney, 2011), während sie die Neugierde, Reflexionsfähigkeit und Beteiligung des Klienten bzw. der Klientin an der Therapie zumindest minimal steigern (Bateman & Fonagy, 2009; Steele, 2019). In dieser Phase wird wahrscheinlich jedwede Infragestellung der ‚Logik' der psychologischen Hintergründe der chronischen Scham und ihrer Vorteile im Leben als Entwertung und Angriff erlebt. Therapeut(in) und Klient(in) befinden sich nun in entgegensetzten Positionen. An diesem Punkt haben die Klient(inn)en noch keine ausreichende Distanz zur chronischen Scham, aus der heraus sie sie als vom Selbst getrennt betrachten können. Wie Alice, die Patientin von Chefetz (2015), es formuliert, ist die Scham, „wer ich bin" (S. 365). Sie ist noch nicht der ‚Feind' (DeYoung, 2015). Sie ist das ‚Selbst', nicht ein Element des Selbst, aus dem man zurücktreten und das man erforschen kann. Sie ist nicht nur mit dem Selbst verschmolzen, sondern hilft dem Selbst, weitere Schmerzen zu vermeiden. Die Verschmelzung stellt sicher, dass die Scham nicht aus unterschiedlichen Blickwinkeln betrachtet werden kann, und die Brille, durch die sie vorrangig betrachtet wird, ist das ‚Gute', dem sie dient, auch wenn Teile des Selbst bewusst bestreiten, dass sie hilfreich ist. Die Klient(inn)en nehmen das so wahr: ‚Das bin ich, nicht ein Teil von mir, den ich in meinen Lebenserfahrungen erworben habe', wobei der Tenor der Therapie sich dezidiert auf den ersten Teil des Satzes (‚Das bin ich') konzentriert, aber zum zweiten Teil des Satzes gelangen möchte (wo die Scham ein Bestandteil des Selbst ist, das in Erfahrungen gewonnen wurde und das man aus einer gewissen Distanz betrachten, reflektieren und erforschen kann). Andererseits können auch Probleme im therapeutischen Bündnis oder ein erhöhter Widerstand auftreten, wenn Therapeut oder Therapeutin die chronische Scham als vom Selbst getrennt und wenig hilfreich, als pathologisch, toxisch oder etwas, das beseitigt oder aufgelöst werden muss, behandeln (DeYoung, 2015).

Das Eingehen auf die Scham, das unvoreingenommene Sprechen mit ihr, wenn sie im therapeutischen Dialog erkennbar wird, bietet ein äußeres ‚Sprachrohr' für das Narrativ der Scham, damit es ‚gehört' werden kann. Diese Position auf der Seite der Scham erlaubt es den Betroffenen, sie zu hören und zu betrachten, womit sie sich von einer unreflektierten Denkweise zu einer gemeinsamen Vorstellung entwickelt, die Aufmerksamkeit, Klärung und Nachdenken erfordert (Abbass, 2015; Bateman & Fonagy, 2009; Steele, 2019). Hier eröffnet sich die Möglichkeit, Narrative der chronischen Scham wie ‚ich sollte es gar nicht erst versuchen, ich scheitere sowieso', oder ‚mich für Beziehungen zu öffnen, wird nur zu Zurückweisung führen' ‚auf den Tisch zu bringen' und neugierig auf ihre Bedeutung, ihren Wahrheitsgehalt und ihre Wirkung hin zu untersuchen. Die therapeutische Haltung, auf die Scham einzugehen oder für sie zu sprechen (z. B. ‚für Schutz vor Scheitern ist gesorgt, wenn du nichts unternimmst und nichts versuchst'), kann durch eine neutralere, neugierige Befragung der Scham ersetzt werden, bei der der Affekt und seine Erkenntnisse weder bestärkt noch in Frage gestellt werden, um so die Erforschung und laufende Reflexion zu unterstützen.

Wenn zwischen den Betroffenen und ihrer chronischen Scham langsam Distanz geschaffen wird, kann der Therapeut oder die Therapeutin auch vermehrt Dinge in Frage stellen, wobei er/sie sich von der Scham abgrenzt (DeYoung, 2015) und dem Klienten oder der Klientin die Möglichkeit bietet, sich ihm anzuschließen oder sie dabei begleitet, sich von der ‚Logik' der chronischen Scham abzugrenzen, um sich gemeinsam der Scham entgegenzustellen. Diese Haltung forciert eine größere Distanz der Klient(inn)en zur Scham und prüft gleichzeitig, inwieweit sie in der Lage sind, sich von der chronischen Scham zu trennen, die Folgen für Wachstum und Verbundenheit zu sehen, ihre zweifelhafte Schutzfunktion, und ob sie, wenn sie sich einmal aus dem Griff der chronischen Scham gelöst haben, weniger Angst vor akuter Scham haben, da *Agency*, Sehnsucht, Hoffnung und neue Möglichkeiten aufkeimen. Das Festhalten an der Logik der chronischen Scham kann dann als das gesehen werden, was es ist – als ein Mittel, mit dem das Scheitern vorprogrammiert ist, und nicht als ein Mittel zum Schutz davor. So garantiert beispielsweise das rigide Warten darauf, dass Therapeut oder Therapeutin die Leitung der Therapie übernehmen, aus Angst es zu ‚vermasseln' oder bloßgestellt zu werden, das Scheitern der Therapie und sorgt für mangelnde Verbundenheit. Beispiele für die drei therapeutischen Haltungen im Zusammenhang mit chronischer Scham in Abhängigkeit vom Festhalten der Person am Narrativ der Scham werden im Folgenden skizziert, zusammen mit den jeweils möglichen Interventionen[11]:

[11] In diesem Abschnitt integriere ich die Vorstellungen von Dr. Steve Arthey. Er hat mich durch seine technischen und theoretischen Kenntnisse und seine pädagogische Klarheit in Supervision und Ausbildung in diesen therapeutischen Prozessen und Haltungen geschult, die er und andere die *syntonische Haltung* (im Einklang mit dem schädlichen

- *Im Einklang mit der Scham* (ohne Trennung von Selbst und chronischer Scham)
  P: „Wenn ich abwarte, was Sie machen, und die Therapie geht in die Hose, wäre es nicht meine Schuld."
  T: „Ja, wenn die Therapie für Sie nicht hilfreich ist, können Sie hier weggehen, weil Sie wissen, dass es nichts mit Ihnen zu tun hatte. In diesem Sinne sorgt das Abwarten dafür, dass Sie sich nie wie ein Versager fühlen." Oder wenn die Reflexionsfähigkeit zunimmt und ein wenig Distanz zwischen dem Selbst und der chronischen Scham entsteht: „Wenn Sie darauf warten, dass ich die Führung übernehme, können Sie die Wahrscheinlichkeit verringern, dass Sie sich wie ein Versager fühlen, wenn diese Therapie keinen Erfolg hat" (diese Interventionen sind noch im Einklang mit der Scham und beginnen, ihre ‚Logik' aufzuzeigen).

- *Neutral gegenüber Scham* (keine oder beginnende Trennung von Selbst und Scham)
  P: „Wenn ich abwarte, was Sie machen, und die Therapie geht in die Hose, wäre es nicht meine Schuld."
  T: „Ja, durch Ihr Warten bleibt alles, wie es ist, Sie können nichts falsch machen, aber auch keine Fortschritte erzielen."

- *Nicht im Einklang mit der Scham* (mit Trennung von Selbst und Scham)
  P: „Wenn ich abwarte, was Sie machen, und die Therapie geht in die Hose, wäre es nicht meine Schuld."
  T: „Und Ihr Zögern, sich hier zu beteiligen, sorgt dafür, dass alles beim Alten bleibt, der Erfolg ausbleibt und Sie weiterhin das gleiche armselige Leben führen."

Intrapersonales Selbst-Andere: Missbrauch im Rahmen einer Fürsorgebeziehung (d. h., wenn die missbrauchende Person auch fürsorgerische Aufgaben hat, weshalb Badouk Epstein, 2018, sie aus Bindungssicht als *„scaregiver"*[12] bezeichnet) aktiviert eine Reihe von unterschiedlichen und gegensätzlichen Empfindungen des Kindes gegenüber der Bezugsperson (Ross & Halpern, 2009). Der Akt des Missbrauchs selbst spiegelt dabei, dass eine Person sich in einer mächtigeren Position befindet und die andere unterwirft,

Prozess), die *neutrale Haltung* (neutral zum schädlichen Prozess) und die *dystonische Haltung* (Abgrenzung vom schädlichem Prozess) nennen.

[12] Wortspiel im Engl.:„scaregiver", dt. etwa: "Angsteinflößer", statt *"caregiver"* – Bezugsperson.

beherrscht und ihre Grenzen verletzt; ein Szenario, das den idealen Nährboden für die Entwicklung von Scham bietet (Herman, 2011). Ein solcher Akt spiegelt jedoch auch die vorsätzlichen Handlungen eines Menschen gegen einen anderen wider, wobei mindestens einer von beiden den unterworfenen Zustand desjenigen sehen kann, über den bestimmt wird, und dieser sich bewusst ist, dass sein unterworfener Zustand für den anderen sichtbar ist: Einer schafft es in Gegenwart und wegen des Anderen nicht, dem eigenen Willen folgend handelnd tätig zu werden (z. B. um zu entkommen, seine Grenzen zu wahren, ‚stark' zu sein usw.) Eine solche Dynamik (Offenbarwerden der eigenen gescheiterten Bemühungen in der Gegenwart und auf Grund eines Anderen) kennzeichnet Akte der Demütigung (Elison & Harter, 2007; Klein, 1991; Miller, 1988). Untrennbar mit der Erniedrigung verbunden ist die Wut auf den/die Erniedriger oder die verdrängten Formen einer solchen Wut (Gilbert, 1998; Lewis, 1971). Durch die Erniedrigung bleibt der Andere ein Teil, oder genauer gesagt, der zentrale Faktor des Narrativs der Geschehnisse. Tatsächlich bleiben der Andere und seine schmerzverursachenden Handlungen in der Schilderung dessen, was passiert ist und warum es passiert ist, deutlich sichtbar. Der (demütigende) *Andere ist der Protagonist* oder die Hauptfigur in der Erzählung. Das Opfer einer demütigenden (missbräuchlichen) Handlung bewahrt ein Verständnis für die willentlichen Handlungen des Demütigenden, mit denen er es herabsetzen, verletzen, brechen und schwächen wollte, und bleibt sich der Auswirkungen bewusst, die dies hatte. Gefühle wie Wut auf den Demütigenden können zumindest dem Selbst gegenüber anerkannt werden, und die Handlungen des Demütigenden werden als von seinen eigenen Wünschen und Absichten geleitet und motiviert angesehen, getrennt vom Opfer.

Chronische Scham folgt einem anderen ‚Drehbuch' und verhält sich in Bezug auf den (missbrauchenden) Anderen genau anders herum. Narrative, die chronische Scham untermauern, haben das *Selbst als Protagonisten* oder Hauptfigur und den Anderen (den *scaregiver*) eher als Randfigur, wenn er überhaupt in einzelnen oder Lebensnarrativen vorkommt (siehe auch Fairbairn, 1943). Der (missbräuchliche) Andere wurde weitestgehend aus dem Skript gelöscht. Klient(inn)en, die von *"scaregivers"* missbraucht wurden, machen sich in der Regel selbst für die Handlungen des missbrauchenden Anderen verantwortlich. Zum Beispiel äußerte eine Patientin mit dissoziativer Identitätsstörung (DID), dass sie, obwohl sie gelernt hatte, unauffällig und leise zu sein, nie leise genug war, da ihr Vater sie weiterhin missbrauchte. Seine Handlungen wurden ‚angeheizt' durch ihr Verhalten, das die eigentliche Ursache war. Ihr

Unvermögen, ‚leise' zu sein, aktivierte in ihm Aggressivität ihr gegenüber, die durch ihren ‚Lautstärkepegel' gerechtfertigt war. Sie vermochte nicht so zu sein, wie er es verlangte, und seine Handlungen waren eine zwingende Nebenwirkung ihrer Unzulänglichkeiten. Sie wurde seinen Ansprüchen nicht gerecht. Dieses Narrativ der chronischen Scham, das an anderer Stelle genauer beschrieben wurde (Dorahy, 2017) und bei dem das Selbst die alleinige Verantwortung für die missbräuchlichen Handlungen des Anderen gegen das Selbst trägt, dient dazu, den (missbräuchlichen) Anderen vor Gefühlen zu schützen, die sich gegen ihn richten (innerlich in der Objektbeziehung und äußerlich insofern, als man sich die starken Gefühle dem Anderen gegenüber nicht eingesteht), insbesondere vor Gefühlen komplexer Natur, bei denen sich positive (z. B. Liebe) und negative (z. B. Wut) vermischen (z. B. Abbass, 2015).

Während der psychologische Ansatz, die Missbrauchserfahrungen zu verstehen, bei den Klient(inn)en ein chronisch schamauslösendes Gefühl der eigenen Beteiligung hinterlässt (z. B. ‚es war mein Fehler, der Papa dazu gebracht hat, das zu tun, was er getan hat'), wird der aktive Anteil des (missbräuchlichen) Anderen nicht in Erwägung gezogen und es werden keine Gefühle ihm gegenüber gehegt oder verspürt. Gefühle wie die Wut darüber, dass man benutzt wurde, um die Bedürfnisse des Anderen zu erfüllen, werden so in Schach gehalten.

Weder das Narrativ mit dem Anderen als Überlegenem, das die Demütigung verstärkt, noch das Narrativ, in dem das Selbst die Hauptverantwortung trägt, was die chronische Scham unterhält, bieten einen therapeutischen Weg vorwärts. Keines der beiden ermöglicht es den Betroffenen, beide Seiten des Erlebten zu berücksichtigen – sowohl die Handlungen und Reaktionen des Anderen als auch die des Selbst. Erniedrigung treibt Menschen in die Wut, sofern keine anderen Gefühle vorhanden sind, Scham aber unterbindet Wut gegenüber dem Anderen. So bleibt die Bandbreite der gegenüber dem missbräuchlichen Anderen empfundenen Emotionen sowohl vor der eigenen Wahrnehmung als auch vor dem viszeralen Empfinden verborgen. Narrative der chronischen Scham, die auf Missbrauchserfahrungen beruhen und in denen das Selbst aktiv handelt, während der (missbräuchliche) Andere ein selbst nicht handelnder Akteur ist, der auf das Fehlverhalten des Selbst reagiert, entspringen der egozentrischen Perspektive des Kindes und werden verfestigt aus der Motivation heraus, den *scaregiver*[13] zu schützen

[13]Anmerkung: Wenn das Selbst in der Kindheit als im Unrecht erlebt wurde, mag sich dies reaktive Gefühl gegenüber dem *scaregiver* reduziert haben, um die Wahrscheinlichkeit

und das Selbst vor komplexen Beziehungsgefühlen zu ‚schützen', indem es in chronischer Scham lebt.

Therapeutische Arbeit erfordert in solchen Fällen, dass der Andere (wieder) in die Erzählung eingefügt wird. Es dürfte den Erfolg einer solchen Arbeit schmälern, wenn die weiter oben beschriebene Dynamik im Vorfeld nicht ausreichend berücksichtigt wird und der/die Betroffene das Narrativ der (chronischen) Scham als Schutz vor akuten Schamerfahrungen betrachtet. Die Wahrscheinlichkeit, den Anderen auszuhalten und die Gefühle für ihn auflösen zu können, die durch chronische Scham blockiert werden, wird beeinträchtigt, wenn Klient(inn)en glauben, dass chronische Scham sie vor akuter Scham schützt. Für die Klient(inn)en ist der Schutz vor akuter Scham in der aktuellen Situation wichtiger als die Auseinandersetzung mit ungelösten Gefühlen aus der Vergangenheit (unabhängig von deren Auswirkungen auf ihre aktuelle Leistungsfähigkeit). Aufgrund der Logik der chronischen Scham ist die akute Scham zudem bedroht, wenn man über die Rolle des Anderen bei den durch den Missbrauch bedingten emotionalen Schmerzen nachdenkt, da Klient(inn)en in Gegenwart eines Therapeuten den (missbräuchlichen) Anderen und das System, innerhalb dessen er operiert (hat) (z. B. Familie), nicht mehr zu schützen braucht. Den Anderen (wieder) ins Narrativ einzufügen, ohne sich vorher mit der Logik der chronischen Scham auseinandergesetzt zu haben, weckt daher das Schreckgespenst der akuten Scham darüber, dass man den Anderen nicht vor den aufkommenden, gegen ihn gerichteten Gefühlen schützt (z. B.: ‚Wenn ich den Gedanken zulasse, dass er mich verletzt haben könnte, um seine eigenen Bedürfnisse zu befriedigen, werde ich mich wohl niedergeschlagen fühlen und enttäuscht sein darüber, dass ich glaube, dass er eine Rolle gespielt hat bei dem Ganzen'). Die Logik der chronischen Scham als lebenserhaltenden emotionalen Schutzschild gegen unmittelbar drohende, selbstzerstörerische Qualen zu betrachten, ermöglicht es den Betroffenen, die funktionelle Organisation ihrer inneren Welt zu verstehen, und sobald dies klarer wird, kann die Logik der chronischen Scham, die dem Schutz des Anderen dient, verstanden werden, und der Andere kann langsam wieder in das Narrativ einbezogen werden[14]. Diese Arbeit verdeutlicht die Funktion der chronischen Scham, das *Selbst* vor tiefsitzenden Schamgefühlen zu ‚schützen' und den missbrauchenden inneren (internalisierten) *Anderen* vor komplexen

weiterer Verletzungen zu verringern, aber im späteren Leben sind diese Verletzungen für viele nicht mehr vorhanden, und das Narrativ der chronischen Scham dient teilweise dem Zweck, den (missbräuchlichen) Anderen abzuschirmen.

[14] Auch hier bin ich Dr. Steve Arthey dankbar, dass er mein Denken und meine klinischen Beobachtungen in diesen Bereichen geschärft hat.

Gefühlen wie Liebe und Wut zu schützen (siehe Dorahy, 2017). Damit sind die Entstehung und das Anhalten chronischer Scham überdeterminiert (DeYoung, 2015).

Zusammenfassung

In diesem Artikel wurden zunächst zwei Entstehungsweisen für den Schamaffekt aufgezeigt, einschließlich der Frage, wie sie sich nach erfahrenem Missbrauch und Vernachlässigung zeigen. Er konzentrierte sich dann auf zwei Funktionen der chronischen Scham, die in der Arbeit mit Erwachsenen, die als Kinder missbraucht oder misshandelt wurden, deutlich werden. Bei diesen Klienten finden sich verschiedene psychiatrische Krankheitsbilder, darunter häufig, aber nicht ausschließlich, posttraumatische und dissoziative Störungen. Chronische Scham ist ein kognitiver Abwehrmechanismus akuter Schamaffekte und auch ein Mittel, um die Beziehung zu der/den Bezugsperson(en) zu schützen, lange nachdem der Missbrauch vorüber ist. Die Verwendung eines flexiblen und beziehungsbezogenen Therapieansatzes ermöglicht es Therapeut(inn)en, herauszufinden, welchen Nutzen und welche Funktionen die chronische Scham für Klient(inn)en hat, und die Klient(inn)en dabei zu begleiten, wie sie ihr Selbst zunächst im Licht der Scham sehen, sich dann in die Scham verstricken und schließlich die Motivation finden, sich von der Scham zu lösen und zu ergründen, was dahinter steckt. Dieser letzte Schritt rückt den (missbräuchlichen) Anderen, seine Abwesenheit von oder seinen verminderten Einfluss auf das Narrativ des Lebens der betroffenen Person und die damit einhergehenden Gefühle und Erinnerungen in all ihrer Komplexität deutlicher in den Fokus. Der Einfluss chronischer Scham auf das Selbst kann dann einer neuen Beziehung der Klient(inn)en zum in ihnen aufkommenden Leben weichen, das zuvor durch Selbstvernachlässigung und Selbstmissbrauch (z. B. abfällige Selbstangriffe) verdeckt war. Ihr Beziehungsleben und ihre Motivation, sich Ziele zu setzen und auch zu erreichen, werden jetzt weniger durch chronische Scham behindert und erhalten so die Chance, sich zu entwickeln und zu wachsen.

2.3 Die Behandlung von Scham bei erwachsenen weiblichen Inzestopfern

Joanne H. Twombly

Dieses Kapitel erörtert verschiedene Aspekte der Scham – zunächst auf dem Hintergrund von Bindung und dann im Hinblick darauf, wie Täter(innen) Scham einsetzen, um sicherzustellen, dass ihre Opfer Schweigen darüber bewahren, was ihnen widerfahren ist, was das Leiden unserer Klientinnen oft noch verlängert.

Normale Scham ist ein wichtiger Regulator menschlichen Sozialverhaltens. Sie warnt uns davor, dass in der Beziehung etwas aus dem Ruder läuft und behoben werden muss (Nathanson, 1987). Ein weiterer Aspekt ist, dass Scham spürbar werden kann, wenn eine mit positiven Affekten verbundene Erfahrung unterbrochen wird (Tomkins, 1987). Dies liefert eine Erklärung dafür, warum Opfer von Verbrechen oft Scham empfinden, obwohl sie selbst keine Verantwortung dafür tragen (Angel, 2005). Für die Opfer von Kindesmissbrauch hat die Scham viele Facetten. Sie empfinden Scham darüber, dass Beziehungen auf Abwege geraten sind, Scham darüber, Opfer von Verbrechen zu sein, und Scham, die ihnen bewusst oder unbewusst von den Täter(inne)n auferlegt wird.

Um traumatische Scham zu verstehen, muss man zunächst einmal verstehen, warum Bindung notwendig ist. Ich erkläre meinen Klienten und Klientinnen mit komplexen PTBS und dissoziativen Störungen das etwa so: „Wir sind keine Schildkröten. Wir brauchen unsere Eltern, um zu überleben, daher sind wir biologisch dazu veranlagt, uns an sie zu binden und sie zu lieben." In einem seiner sehr lesenswerten Bücher, *„Dialogues with Forgotten Voices..."*, schreibt Harvey Schwartz: „Das menschliche Bedürfnis nach einer emotionalen Bindung an eine andere Person obsiegt um jeden Preis" (2010, S. 298)[15]. Kinder ohne Bindung werden stark vernachlässigt und nehmen am Ende noch mehr Schaden.

Um die Bindung an einen missbräuchlichen, bindungsgestörten Elternteil aufrechtzuerhalten, muss ein Kind unbewusst denjenigen Anteil von sich selbst dissoziieren, der sich des Missbrauchs desjenigen Anteils, der den

[15] Übersetzt, im engl. Original: "The human need for an emotional bond with another person prevails at whatever cost."

Elternteil liebt, bewusst ist. Diese Dissoziation ist notwendig, weil es für das Kind zu verwirrend ist, diese beiden gegensätzlichen Realitäten gleichzeitig zuzulassen.

Schon bevor das Kind das Alter erreicht, in dem es ein bewusstes Gedächtnis entwickelt, haben die Eltern ihm verbal und nonverbal bereits viele grundlegende Botschaften vermittelt, wie z. B.: ‚Du bist schlecht', ‚Deine Bedürfnisse sind nicht wichtig', und ‚Du bist nur dann interessant, wenn ich dich verletzen will.' Diese Botschaften, die ihm während der gesamten Kindheit in mehrfachen Wiederholungen und auf mehrdimensionale Weise vermittelt werden, bilden die Grundlage für das Selbstverständnis des Kindes.

TäterInnen haben verschiedene Triebe und dunkle Impulse, die sie zum Mißbrauch ihrer Kinder verleiten. Nach Anna Salter werden „die Projektionen des Täters auf das Kind vom Kind verinnerlicht und erzeugen Scham, Verwirrung und Konflikte" (1995, S. 117)[16] und „sadistische Täter projizieren manchmal ihr eigenes und leider zutreffendes Gefühl, böse zu sein, auf ihre Opfer" (S. 116).[17] Kinder, die glauben, dass sie böse und schlecht sind, denken einfach, dass sie den Missbrauch verdient und selbst verursacht haben. Diese verdeckte Botschaft wird oft durch offene Botschaften verstärkt, wie ‚Da bist du doch selber schuld' oder ‚Du wolltest es doch so'.

TäterInnen tun alles, um nicht ertappt zu werden oder sie glauben, sie hätten ein Recht darauf, zu tun, was sie wollen. Schwartz schreibt: „Vom einzelnen Kindesmissbraucher bis hin zu Sekten mit vielen Mitgliedern [...] – alle verwenden sie Amnesietechniken (hypnotische Suggestionen, Drohungen, Scham, Drogen, klassische Konditionierung, Dissoziationstraining), um die Erinnerungen ihrer Opfer an Vorfälle, Namen und Gesichter zu löschen. Viele Verwirrung stiftende und Amnesie induzierende Techniken werden eingesetzt, um Erinnerungen zu löschen, Selbstzweifel zu schüren und den Opfern Angst vor ihrem eigenen Verstand und der eigenen Reflexionsfähigkeit einzuflößen" (2013, S. 94)[18]. TäterInnen wollen nicht, dass ihre Opfer (eigenständig)

[16]Übersetzt, im engl. Original: *"[...]the offender's projections onto the child are internalized by her, creating shame, confusion, and conflict."*

[17]Übersetzt, im engl. Original: *"[...] Sadistic offenders sometimes project onto their victims their own, and unfortunately, accurate, sense of being evil."*

[18]Übersetzt, im engl. Original: *"From the single molester of a child to multi-member cults [...], they all use amnesia techniques (hypnotic suggestions, threats, shaming, drugs, classical conditioning, dissociation training) to erase the victims memories of incidents, names and faces. Many confusion and amnesia inducing techniques are used to establish memory loss and self-doubt, and to instill in the survivor a fear of his or her own mind and reflective capacities."*

denken, sich erinnern oder sich jemandem anvertrauen. Oft wollen sie ihre Opfer auch weiter leiden sehen.

Im folgenden Abschnitt wird dargelegt, wie Eltern Scham durch Wiederholung, Manipulation und Trancezustände erzeugen und fördern.

Missbräuchliche Eltern kennen ihre Kinder nicht wirklich, sie kennen nur eine verzerrte Version der Kinder, so, wie sie sie aus eigenen, psychologischen Gründen wahrnehmen. Diese „Version" des Kindes verdient Verachtung, Erniedrigung, Bestrafung und Beschämung. Manchmal werden Kinder idealisiert, anschließend aber beschämt. Sie werden z. B. für die Erledigung von Aufgaben wie die Betreuung von Geschwistern oder Putzen gelobt, dann aber dafür kritisiert, dass sie diese Aufgaben nicht perfekt erledigt haben, oder dafür, dass sie die Hausaufgaben, für die ihnen kaum Zeit bleibt, nicht in erstklassiger Qualität anfertigen.

Chronische Scham kann durch offene Botschaften wie: ‚Du bist dumm', ‚Nie machst du was richtig', ‚Wer will schon mit dir befreundet sein?'usw. erzeugt werden. Darüber hinaus wirken verdeckte Botschaften, die nonverbal vermittelt werden, indem z. B. das missbrauchte Kind zum Sündenbock gemacht wird und indem seine Geschwister dazu ermutigt werden, ihm ebenfalls die Schuld zuzuschieben. Missbrauchte Kinder denken oft, dass etwas nicht in Ordnung ist mit ihnen, weil alle anderen so tun, als sei alles normal. Diese Muster setzen sich bis ins Erwachsenenleben fort. Eine meiner Klientinnen erzählte mir, dass ihre Geschwister immer noch viele „lustige" Geschichten darüber erzählten, wie sie ständig bestraft wurde, oder sich in anderen Fällen darüber beklagten, dass sie für etwas bestraft worden seien, was doch sie, die Klientin, getan hätte. Sie konzentrierten sich dabei auf sie als Verantwortliche statt auf den Vater, der der Täter war und die Geschwister dazu animierte, der Klientin auch für andere Dinge die Schuld zuzuschieben.

Ein komplizierteres Muster entsteht, wenn ein Elternteil bewusst die Bühne für die Beschämung vorbereitet. Eine meiner Klientinnen erzählte folgendes Beispiel: Unter dem Vorwand, ein Spiel zu spielen, ließ ihr Vater sie ein Glas Wasser auf ihrer Handfläche halten, wobei sie ihre Hand ausgestreckt lassen musste. Er lobte sie für ihre Stärke und sagte, er wisse, dass sie es für immer so halten könne, insbesondere wenn sie ihn wirklich liebe. Wenn das Glas herunterfiel, schlug er sie brutal, weil sie eine „Niete" sei und ihn nicht ausreichend liebe. Die Mutter beteiligte sich insofern, als sie sie anschließend dafür kritisierte und beschämte, dass sie ihren Vater wütend gemacht hätte. Diese Szene wurde immer wieder auf unterschiedliche Weise durchgespielt.

Die Klientin und ich haben lange gebraucht, um diese Abfolge zu durchschauen. Ihre verschiedenen Anteile hatten unterschiedliche Grade von Bewusstheit und sahen verschiedene Aspekte des Erlebten, einige hatten verständlicherweise paranoide Angst, wieder betrogen zu werden, und einige liebten einfach ihren Vater. Als wir anfingen, daran zu arbeiten, wurde es sehr verwirrend in den Therapiestunden, aber wir haben schließlich herausgefunden, wie es immer ablief. Drei Jahre später, gegen Ende ihrer Behandlung, tauchte plötzlich ein tief dissoziierter Anteil auf, der sehr selbstmörderisch – und mörderisch – war. Wir fanden heraus, dass die krummen Tricks und Täuschungen des Vaters auch mit einer Botschaft verbunden waren, die er ihr mitgegeben hatte: Wenn ihr Leben wirklich einmal gut liefe, dann würde er sie ‚erwischen'. Dies ist ein Beispiel für eine Art hypnotische Zeitbombe.

Normalerweise sind kleine Kinder rein und unschuldig, neugierig und freundlich. Ich habe früher mit den kleinen Mädchen von gegenüber manchmal „Haarmonster" gespielt und eines Tages, als ich mein Haar pink gefärbt hatte, fragte mich ein 4-jähriges Mädchen: „Joanne, ist dein Haar eigentlich die ganze Zeit pink?" Ich sagte: „Ja, natürlich, und weißt du was? Ich muss es jeden Tag wieder weiß sprühen, bevor ich zur Arbeit gehe." Sie fragte: „Wirklich?" Ich sagte: „Ja, klar.... nein, das war ein Witz!" Später dachte ich darüber nach, wie einfach es gewesen wäre, diese kleine Alberei zu benutzen, um das Mädchen zu manipulieren und zu beschämen. Schwartz (2013, S. 82)[19] erklärt dazu: „Die Ausnutzung von Scham, Selbsthass und Ekel durch Täter kann" – und hier zitiert er Nathanson – „ ‚das Selbstwertgefühl mit einer Grausamkeit zerstören, die in der menschlichen Erfahrung ihresgleichen sucht (Nathanson 1992, S. 463).' "

Es ist wichtig anzuerkennen, dass in unserem alltäglichen Leben natürlicherweise Trancezustände auftreten, und zwar in Momenten erhöhter Konzentration. Einige Beispiele dafür sind, wenn man ganz in ein Buch oder einen Film vertieft, ‚hin und weg' ist oder Tagträume hat. Hypnose ist ein gezielt induzierter Trancezustand. Einige Merkmale der Hypnose und vieler Trancezustände sind Dissoziation, verändertes Zeitgefühl, Trancelogik und eine erhöhte Lernfähigkeit. Wie viele andere Dinge, die nicht von Natur aus schlecht sind, kann man Trancezustände und Hypnose in einer positiven Weise nutzen, sie können aber auch, von TäterInnen, missbräuchlich angewandt werden. Ich erkläre meinen Klienten und Klientinnen das so, dass man mit

[19] Übersetzt, im engl. Original: *"Perpetrators' exploitation of shame, self-hatred, and disgust can 'destroy self-esteem with a ferocity unequaled in human experience' (Nathanson 1992:463)."*

einem Nudelholz einen schönen Boden für einen Kuchen ausrollen kann, es aber auch dafür benutzen kann, um jemanden grün und blau zu prügeln.

Fokussierte Konzentration stellt sich unmittelbar dann ein, wenn Menschen Angst, Schmerz und Demütigung erleben – oder kurz gesagt: Missbrauch. Conway (1994) schrieb dazu: „Die Macht aller Äußerungen, die während und unmittelbar nach missbräuchlichen Vorfällen gemacht werden, wenn sich das Opfer in einem veränderten Bewusstseinszustand (oder in Trance) befindet, wird durch das Fehlen eines funktionstüchtigen kritischen Bewusstseins und durch die unauflösbare Verbindung mit Gefühlen von unerträglichem Schrecken oder Angst verstärkt" (zitiert nach Schwartz 2013, S. 92)[20]. So werden Drohungen, Schuldzuweisungen und Schamgefühle verinnerlicht und werden zu tief verwurzelten Überzeugungen, zusammen mit Aussagen wie ‚Du willst es doch selbst', ‚Dafür bist du auf der Welt', und ‚Das ist Liebe.' Diese Glaubenssätze sind aufgrund der Trance-Dynamik und der Trance-eigenen Logik der ‚normalen' Logik nicht zugänglich. Dinge, die bei normalem Bewusstsein keinen Sinn ergeben, können in Trance durchaus einen Sinn ergeben.

Verankerung (Cuing), eine hypnotische Technik, die auch in der EMDR-Ausbildung vermittelt wird, wird dadurch erreicht, dass Menschen ein Wort, ein Bild oder eine Handposition gedanklich mit positiven Gefühlen wie Sicherheit und Frieden verbinden. Diese Verknüpfung wird so oft wiederholt, bis sie fest verankert ist. Wenn dann die Geste ausgeübt oder das Stichwort gesagt wird, spürt die Person sofort die damit verbundenen Gefühle. Es ist im Grunde genommen ein Kurzbefehl.

TäterInnen benutzen Verankerung zur Kontrolle ihrer Opfer und um die Wirkung des Missbrauchs zu verstärken. Eine Klientin erzählte mir, dass ihr Vater ihr einen speziellen Wink beibrachte, der bedeutete: ‚Komm später in mein Schlafzimmer, sonst vergreife ich mich an deiner kleinen Schwester.' Später verwendete er die Tatsache, dass sie zu ihm gekommen war, gegen sie, als Beweis dafür, dass es ihr selbst gefallen habe. Diese ganze Sequenz war schließlich bei ihr verankert. Das fanden wir heraus, nachdem ich zufällig einmal mit der Hand gewunken und einen Flashback bei ihr ausgelöst hatte. Ein anderer Vater schnippte als Signal mit den Fingern. Er wählte damit einen Auslöser, den die Klientin garantiert ihr ganzes Leben lang immer wieder

[20] Übersetzt, im engl. Original: *"The power of all statements made during and immediately after abusive episodes while the victim is in an altered state will be enhanced by the absence of an operative critical consciousness and by the indelible connection with intolerable terror or dread..."*

hören und der sie immer wieder traumatisieren würde. Sie dachte, sie sei verrückt, weil ihr jemand Angst einjagen konnte, indem er mit den Fingern schnippte.

Utilisation ist ein Konzept, das von Milton Erickson (2009) stammt. Er gestaltete hypnotische Induktionen aus den eigenen Einstellungen, dem Denken, Fühlen und Verhalten seiner KlientInnen und aus Aspekten ihres Lebens, um den Heilungsprozess zu befördern. Utilisation kann aber auch für andere Zwecke angewandt werden, z. B. um ein Kind zu missbrauchen oder um die Folgen des Missbrauchs zu verstärken.

Es folgt ein Beispiel für die Utilisation des katholischen Glaubens, um die Scham eines Kindes zu verstärken: Carla wuchs in einer katholischen Familie der oberen Mittelschicht auf, wo sie körperlich und sexuell missbraucht wurde. Die Eltern gingen beide nicht oft in die Kirche, Carla aber wurde jeden Sonntag in die Kirche geschickt. In der Sonntagsschule wurde ihr beigebracht, dass es eine Sünde sei, sich an seinen Geschlechtsteilen zu berühren, an Sex zu denken und Sex außerhalb der Ehe zu haben. Als sie verstand, dass das, was ihr Vater ihr antat und so weh tat, Sex war, wurde ihr klar, dass sie damit eine Sünde beging. Die Beichte wurde so zu einer psycho-emotionalen Folter. Es gab zwei Möglichkeiten: Wenn sie die Geheimnisse beichtete, würden ihre Eltern sie dafür bestrafen. Wenn sie die Geheimnisse nicht beichtete, konnten ihre Sünden niemals vergeben werden und sie würde in die Hölle kommen. Sie befand sich in einem Dilemma, also sagte sie dem Geistlichen, dass sie zehnmal gelogen habe, um die Absolution zu erhalten. Diese Lüge kam zu ihren Sünden noch hinzu und verstärkte ihre Scham. Jeden Sonntag musste sie an der Heiligen Kommunion teilnehmen. Zur Kommunion zu gehen, ohne dass ihre Sünden vergeben waren, vermehrte ihre Sünden weiter. So wuchsen ihre Scham und ihr Grauen von Woche zu Woche. Sie wusste, dass sie in der Hölle enden würde, wo sie die Menschen, die sie liebte, niemals wiedersehen würde, und dass sie dort bis in alle Ewigkeit im Fegefeuer würde schmoren müssen.

Carla und einige ihrer Persönlichkeitsanteile wissen jetzt, dass sie nicht in die Hölle kommen und dass ihre Eltern alles nur so eingefädelt haben, damit sie noch größere Scham empfindet. Andere Anteile haben immer noch die Sorge, dass sie in die Hölle kommt. Da man ihr beigebracht hatte, dass Protestanten grundsätzlich immer in die Hölle kommen, sagte ich ihr, dass sie nicht alle verlieren würde, die sie liebt. Ihr Mann und ich seien beide protestantisch, also würden auch wir dort sein, um ihr Gesellschaft zu leisten.

Da Carla einen ausgeprägten Sinn für Humor hat, konnte ich manchmal Humor einsetzen, um sie aus einem eingefahrenen Gedankenmuster zu lösen. De Young sagt: „[...] Humor ist ein starkes Gegenmittel gegen Scham [...] mit interessierter Neugierde mündet Empathie in neue Gespräche“ (2015, S. 83)[21]. Humor kann auch zutiefst schmerzhafte Arbeit erträglich machen.

Eine weitere Art der Utilisation ist die Verwendung von etwas, das das Kind liebt.

Mary liebte ihren kleinen Hund und spielte mit ihm, wann immer es möglich war. Eines Tages, als sie 13 Jahre alt war, schlug ihr Vater ihn vor ihren Augen langsam zu Tode und sagte ihr: „Das passiert wegen dir, und genau das wird auch mit dir passieren, wenn du jemals jemandem etwas erzählst.“ Eine Gruppe von 13-jährigen Anteilen hielt diese Erinnerung wach, während andere Teile jahrelang nach ihrem Hund suchten.

Da Traumata die Denkweise der Menschen beeinflussen, ist es wichtig, kognitive Verzerrungen zu erfassen. Sie sind eine kraftvolle Quelle der Scham. Anna Salter (1995) erklärt im Kapitel „Auswirkungen von Missbrauch auf das Denken der Opfer“ (S. 201-219)[22], dass es zwei Arten von kognitiver Verzerrung gibt: die Verzerrung eines Prozesses oder des Inhalts. Kognitive Verzerrungen inhaltlicher Art sind Gedanken, die sowohl TäterIn als auch Opfer übereinstimmend haben. Oft sind es Überzeugungen, die das Opfer verinnerlicht oder vom Täter bzw. der Täterin gelernt hat. Mögliche Beispiele sind: ‚Das Kind ist selbst schuld‘, ‚Das Kind wollte es so‘, ‚Das Kind hätte nein sagen sollen‘, oder ‚Es ist doch gar nichts passiert‘. Kognitive Verzerrungen des interaktiven Prozesses treten in Gegensatzpaaren auf. Beispiele hierfür sind:

- Der Täter glaubt, dass er die Kontrolle hat; das Opfer glaubt, dass es keine Kontrolle hat.
- Der Täter glaubt, dass man ihn nicht ertappen wird; das Opfer glaubt, dass es für alles verantwortlich gemacht und kritisiert wird.
- Täter bekommen ihre Bedürfnisse erfüllt; Opfer haben keinen Anspruch auf Bedürfnisse etc.

[21] Übersetzt, im engl. Original: *"... humor is a potent antidote for shame [...] with interested curiosity, empathy opens into new conversations."*
[22] Übersetzt, im engl. Original: *"Effects of Abuse on Victim Thinking"*

Schwartz nennt diese kognitiven Verzerrungen brillant „Posttraumatisches Bauchreden“ (2013, S. 59)[23]. Ich achte auf solche kognitiven Verzerrungen und kläre Klienten und Klientinnen über die Dynamik der TäterInnen auf sowie über die Auswirkungen auf das Denken der Opfer.

Einige der tiefsten Schamgefühle treten auf, wenn ein Kind dahingehend manipuliert wird, ein anderes Kind zu missbrauchen, oder wenn es dies tut, um zu sehen, wie sich die Machtposition anfühlt. Wenn ich denke, dass sich so etwas abgespielt haben könnte, dann sage ich vielleicht: „Einige der Menschen, mit denen ich gearbeitet habe, wurden dazu gebracht, ein anderes Kind zu missbrauchen oder einem anderen Kind etwas anzutun. Wenn Ihnen so etwas passiert ist, lassen Sie uns darüber sprechen, weil so etwas manchmal vorkommt, und es ist einfach etwas, woran wir arbeiten müssen, wie alles andere auch.“ Dies hat es meinen Klientinnen manches Mal ermöglicht, mir zu erzählen, wie sie so lange geschlagen und bedroht wurden, bis sie ein Geschwisterkind oder ein anderes Kind missbraucht haben, oder dass sie gezwungen wurden, den Missbrauch eines anderen Kindes mit anzusehen und dass sie sich dann schämten, dass sie sich dafür „entschieden“ hatten, das mitzumachen.

Für Eltern mit eigener Missbrauchsvorgeschichte ist Elternschaft eine besondere Herausforderung, zwei Beispiele dafür folgen. Einer meiner Klienten begann mit mir zu arbeiten, nachdem er bei den staatlichen Behörden wegen Misshandlung seines zweijährigen Sohnes angezeigt wurde. Er sagte mir, wenn sein Zweijähriger „Nein!“ sagte, sähe er ihn als einen Riesen, der über ihn ragte, bereit, ihn zu schlagen, und er empfände dann schreckliche Angst und Scham. Er sagte auch, hätte er gewusst, dass es Hilfe gibt, wäre er früher gekommen. Er war ein sehr furchterregend aussehender Kerl, der sich entsprechend kleidete, um die Leute fernzuhalten. Unter seinem beängstigenden Äußeren befand sich ein verängstigtes, beschämtes Kind, das um sich schlug, um weiteren Missbrauch zu verhindern und ein gewisses Maß an Kontrolle zu spüren.

Eine Mutter berichtete, dass sie sich schrecklich schämte und erregt fühlte, wenn sie sah, wie ihre 4-jährige Tochter und deren Freundinnen sorglos und ungehemmt ihre Kleidung auszogen, um Badeanzüge anzuziehen. Sie knirschte dann mit den Zähnen und grub ihre Fingernägel in ihre Handflächen, um sich selbst davon abzuhalten, sie zu schlagen und anzuschreien.

[23] Übersetzt, im engl. Original: *"posttraumatic ventriloquism"*.

Diese Klientin fühlte sich, wie viele andere, während der Trauma-Arbeit manchmal erregt, was unvermeidlich ist und weitere Scham auslöst. Ich benenne und normalisiere Erregung als ein Gefühl, so wie Entsetzen oder Wut. Es wird dissoziiert, kommt aber in Form von Flashbacks und bei der Trauma-Arbeit wieder. Ich sage dann: „Symptome sind das normale Ergebnis einer anormalen Kindheit (Autor unbekannt). Es ist, als ob man bei Masern rote Flecken bekommt."

Ich möchte nun auf die Behandlung eingehen und zunächst von den Therapeuten und Therapeutinnen sprechen. Constance Dalenberg (2000) hat im Rahmen eines Forschungsprojekts vor einer Klinik die herauskommenden Patienten und Patientinnen zu ihren Erfahrungen mit der Gegenübertragung ihrer TherapeutInnen befragt.

Sie erläutert dazu: „Traumatisierte Patienten haben oft täglich die Erfahrung gemacht, dass ihre körperliche und emotionale Realität geleugnet und verdreht wurde. Ein Therapeut, der nicht bereit ist, Gegenübertragungsgefühle zu empfinden, ist dem Klienten eine weniger gute Stütze dabei, zu lernen, an seine eigene emotionale Wahrnehmung zu glauben – wenn sie zutreffend ist – oder projizierte von tatsächlichen emotionalen Erfahrungen zu unterscheiden."[24] (Dalenberg 2000, S. 38-39).

Die Unterscheidung zwischen dem, was mit ihnen selbst zu tun hat, und was mit Anderen, fällt traumatisierten Menschen schwer. Ich sage meinen Klientinnen, dass ich davon ausgehe, dass sie feinere Antennen haben als ich, und dass es vorkommen kann, dass sie etwas bemerken, was ich fühle, noch bevor ich es selbst bemerke. In einer Sitzung fragte mich eine Klientin wiederholt, ob ich böse auf sie sei. Ich sagte: „Ich bin nicht böse auf Sie, aber ich denke mal darüber nach, und sollte mir etwas einfallen, rufe ich Sie an." Später wurde mir klar, dass sie Recht hatte. Ich war wütend darüber, dass mein Auto zum vierten Mal in dieser Woche eine Reifenpanne hatte. Das zu klären war wichtig und half ihr zu erkennen, wo sie Recht hatte und wo sie falsch lag. Wäre ich nicht bereit, auch auf mich selbst zu schauen, würde ich die Gelegenheit verpassen, die fehlerhafte Spiegelung einer Klientin zu korrigieren.

[24]Übersetzt, im engl. Original: *"Traumatized patients often have lived daily with the experience of having physical and emotional reality denied and distorted. The therapist who is unwilling to own countertransference feelings is less able to help the client learn to have faith in his or her own emotional perception – when it is accurate – or to differentiate projected from actual emotional experiences."*

Da die Scham Klienten und Klientinnen das Gefühl gibt, dass wir sie hassen würden, wenn wir sie wirklich kennten, wird sie meistens verschwiegen. Dies führt zu nonverbalen Kommunikationswegen wie projektiver Identifikation und Reinszenierungen, für die wir offen sein müssen, um sie zu verstehen. Dann müssen wir erkennen, was vor sich geht, ehrlich zu uns selbst und unseren Klienten und Klientinnen sein und gemeinsam daran arbeiten, es in Worte zu fassen.

Für Therapeuten und Therapeutinnen ist es hilfreich zu erkennen, wo sie sich auf Nathansons (1992) *Compass of Shame* (Kompass der Scham) befinden und wo sie somit für ihre eigene Scham anfällig sind.

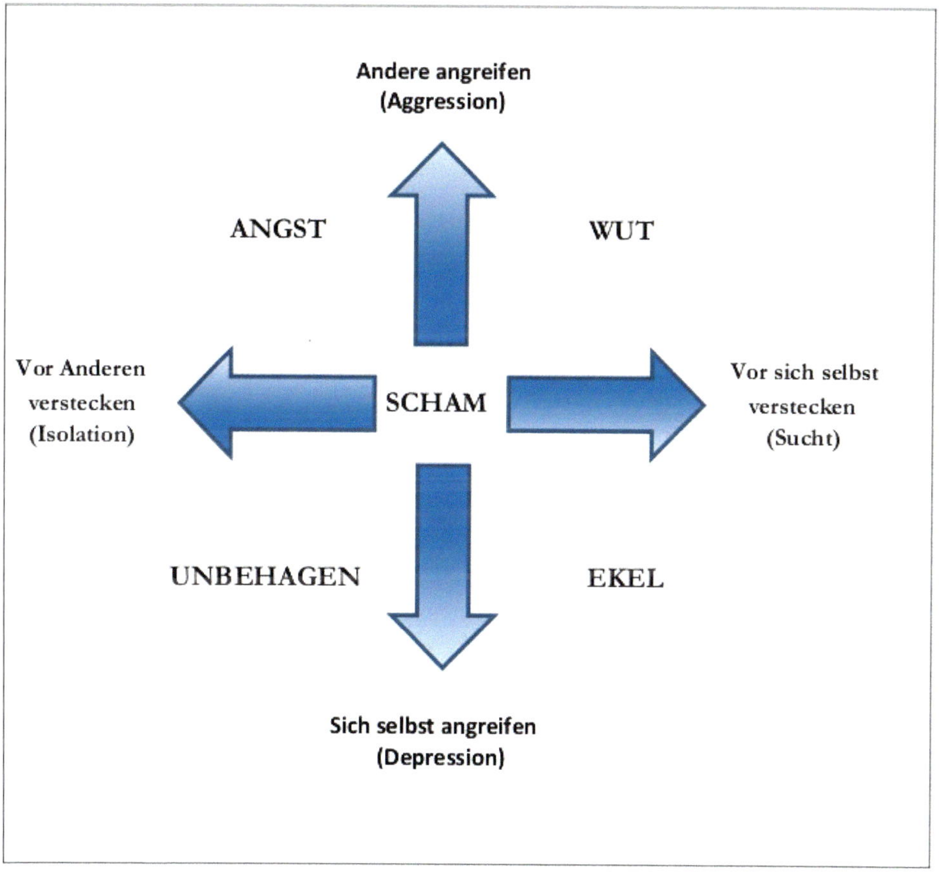

Abbildung 2.1: Compass of Shame. Bearbeitete Darstellung nach Nathanson, 1992

Sowohl das Wissen, wo sie selbst stehen, als auch das Wissen, wo ihre Klienten und Klientinnen stehen, ist ein Weg, um Reinszenierungen, Gegenübertragungen und nonverbale Kommunikation schneller zu erfassen.

Wenn Scham vorhanden ist, müssen wir langsamer vorgehen und unseren Klienten und Klientinnen die Gelegenheit geben, sich mit dem auseinanderzusetzen, was sie fühlen. Wir müssen den Schmerz aushalten und dürfen sie nicht drängen. Dissoziative Anteile meiden sich gegenseitig aus Scham, z. B. kann eine Klientin einen Anteil haben, der als schwach angesehen wird, weil er sich nicht gewehrt hat, während ein anderer Anteil diesen „schwachen" Anteil kritisiert und nicht anerkennt, dass es aussichtslos war, sich zu wehren.

Dies ist ein Punkt, an dem die einzelnen Teile den Beitrag der jeweils anderen zum Überleben verstehen müssen. Ein Beispiel dazu: Ein Kind-Anteil einer Klientin hatte sich der Vergewaltigung durch ihren Vater ergeben, während ein älterer, kritischer Teil sie dafür kritisierte, dass sie sich nicht gewehrt hatte. In der Therapie erkannte der kritische Anteil, dass Kämpfen nur zu mehr Schmerzen geführt hätte und zum Scheitern verurteilt war und entwickelte so Mitgefühl und Respekt für den Anteil, der sich gefügt hatte. Der Anteil, der sich ergeben hatte, kam zu der Erkenntnis, dass es damals sinnvoll war, sich nicht zu wehren, weil Kämpfen aussichtslos war. Dieser Anteil hatte ihr geholfen zu überleben, indem er den Schaden begrenzte, während der kritische Teil ihr beim Weiterleben half, indem er die Fähigkeit beibehielt, zurückzuschlagen. Dies ist ein Beispiel dafür, wie Anteile erweiterte Perspektiven entwickeln und ergründen, wie das System funktioniert hat, um eine Situation zu überleben, was sonst nicht möglich gewesen wäre.

Schlusswort

Weil es sehr schwer ist, über Scham zu reden, spreche ich das Thema Scham in der Psychoedukation an, normalisiere es und arbeite daran, es zu einem Thema zu machen, mit dem wir offen umgehen können. Scham ist ein Symptom, kein angeborener Aspekt des Charakters eines Menschen.

TäterInnen manipulieren Kinder und benutzen ihre Verletzlichkeit, ihr Bedürfnis nach Liebe und Aufmerksamkeit auf verschiedene Art und Weise, sodass ihre Opfer Symptome entwickeln, die bis ins Erwachsenenalter andauern. Im therapeutischen Heilungsprozess lernen die Klientinnen, dass der

Missbrauch, den sie erlitten haben, und die damit verbundene Scham, die sich wie tiefstes Dunkel in ihrem Inneren anfühlte, nichts darüber aussagen, wer sie als Menschen sind.

2.4 Schuld und Unschuld in der Arbeit mit misshandelten Kindern und deren Eltern

Franziska Schlensog-Schuster

In der kinder- und jugendpsychiatrischen psychotherapeutischen Arbeit begegnen uns regelhaft Kinder mit verschiedensten Formen von Missbrauchserfahrungen. Adversitäten innerhalb der kindlichen Entwicklung müssen insgesamt als entwicklungsfeindliche Erfahrungen betrachtet werden, die zu einer Zunahme des psychiatrischen Erkrankungsrisikos über die gesamte Lebensspanne (Green et al. 2010) führen. Green konnte zeigen, dass Misshandlungserfahrungen im Kontext von maladaptiven familiären Mustern schon im Kindesalter die Erkrankungsrate auf 44,6 % ansteigen lassen (Green et al. 2010) – mit subadditiven Effekten. In den Arbeiten von Stoltenborgh et al. (Stoltenborgh et al. 2013) finden wir eine genaue Aufschlüsselung der Prävalenzen der verschiedenen Formen der Misshandlung. In der Arbeit von 2013 zeigten sich in einer Metaanalyse mit retrospektiven Selbstreporten von 331 Erwachsenen Prävalenzraten emotionaler Misshandlung (EM) von 26,7 % und körperlicher Misshandlung (PM) von 22,6 %. Demnach wiesen 18,4 % der Erwachsenen körperliche Vernachlässigung auf und 12,7 % Zeichen von sexueller Misshandlung (SM) (Stoltenborgh et al. 2013). Interessanterweise erscheint die emotionale Misshandlung als zentraler Misshandlungstypus. Auch in der Datenanalyse von Jugendamtakten treffen wir auf den gleichen Befund, während diese Misshandlungskategorie in Forschungen innerhalb der Gruppe der Hochrisikofamilien kaum erwähnt wird (Public Health Agency of Canada 2010). Diese sehr interessante Diskrepanz zeigt deutlich, dass die Wahrnehmung und Erfassung von emotionaler Misshandlung diffus und diese somit schwer nachweisbar bleibt, aber in der klinischen Arbeit eine hohe Relevanz hat.

Deshalb soll im Folgenden dargestellt werden, inwiefern eine systematische Erfassung von emotionaler Misshandlung (Cicchetti Dante, 2003) möglich ist. Nach Cicchetti wird die Kategorie ‚emotionale Misshandlung' in drei Bereiche eingeteilt mit ihren spezifischen Schweregraden. Aus Verständnisgründen werden kurze Fallsequenzen genutzt, um die Definition der Schweregrade plastischer darzustellen. Die drei Bereiche sind:

1. Bereich: Psychische Sicherheit und Geborgenheit
   Dieser Bereich rückt das Bedürfnis nach einem gewaltfreien Familienumfeld (Zwischenmenschlichkeit) mit verlässlichen und stabilen Bezugspersonen ohne Feindseligkeit in den Fokus. Das Sehen von Gewalttaten gegenüber Familienmitgliedern, die Androhung von Gewalt oder Selbstmord, das Einsperren, von Kindern betrachtet, wird als schwerwiegend mit Schweregrad 4 kategorisiert. Somit ist anzunehmen, dass auch das Beobachten von gewalttätigen Handlungen zwischen den Bezugspersonen und die gesamte Atmosphäre von den Kindern als Bedrohung wahrgenommen wird, der sie indirekt ausgesetzt sind, was zur Zunahme der Psychopathologie führen kann.

2. Bereich: Akzeptanz des Kindes und Selbstwertgefühl
   In Abhängigkeit vom jeweiligen Entwicklungsstand des Kindes wird das kindliche Bedürfnis nach wohlwollender Aufmerksamkeit sowie Abwesenheit von unrealistischer und negativer Betrachtung des Kindes bewertet. Verhöhnende und abfällige Bemerkungen gegenüber dem Kind, die teilweise auch mit Schamgefühl verbunden sind, wurden als Schweregrad 1 klassifiziert.

3. Bereich: Altersangemessene Autonomie/Selbstständigkeit
   In diesen Bereich fällt das kindliche Bedürfnis nach Exploration seiner Umwelt sowie der außerfamiliären Umgebung. Die Betreuung von jüngeren Geschwistern (Schweregrad 1) oder Zeichen einer Rollenumkehr, das Fehlen einer altersangemessenen Sozialisation (Boykott des Kindergarten- oder Schulbesuches) umfassen den Schweregrad 2 der emotionalen Misshandlung. Schweregrad 3: Vorwürfe, an den Ehe- oder Familienproblemen schuld zu sein.

Im klinischen Alltag finden wir eine große Gruppe an Patienten im Altersspektrum von 4 bis 12 Jahren mit Zeichen von emotionaler Misshandlung, deren psychotherapeutische Behandlung langwierig und sehr anspruchsvoll ist. Eine Hauptursache ist aus meiner Sicht, dass diese Patienten nur wenig Modelle zur Interaktion zwischen Bindungspersonen und keine intrapsychischen Modelle von Bindung oder haltgebenden Objekten in sich tragen. In den Arbeiten um Rizzalotti et al. (Rizzolatti et al. 2008) konnte gezeigt werden, dass über das Modell der Spiegelneuronen Interaktionen zwischen Bindungspersonen intrapsychisch codiert und übernommen werden. Die Kodierung erfolgt für transitive (vom Objekt) und nichttransitive Handlungen.

Somit kann man sich vorstellen, dass eine direkte Interaktion, ein direktes Beobachten von oder Dabeisein bei gewalttätigen Handlungen zwischen Eltern oder Familienmitgliedern, nicht mehr notwendig ist, um sich ein inneres Bild von menschlicher Interaktion zu machen. Denn das Hören und Fühlen von Atmosphären, das Dasein in der Wohnung oder im Nachbarbereich reicht aus, um eine intrapsychische Dimension der Interaktion zwischen Erwachsenen aufzubauen. Auch Meltzoff konnte 1977 zeigen (Meltzoff und Moore, 1977), dass bereits Neugeborene in der Lage sind, die Gestik und Mimik von Bezugspersonen zu interpretieren und zu imitieren. Somit entwickeln sie schon früh ein inneres intuitives Bild von den Verhältnissen in der Umgebung mit einem entsprechenden Verhaltensrepertoire und kulturellem Kontext. Diese zwei theoretischen Konstrukte geben uns die Möglichkeit zu verstehen, warum auch bei direkter Abwesenheit des Kindes während der gewalttätigen Interaktionen ein inneres Bild über die Interaktion zwischen Menschen entsteht.

Verschiedene prospektive Studien haben konsistent gezeigt, dass es einen Zusammenhang zwischen Misshandlung im Kindesalter und Psychopathologie in der Adoleszenz und im Erwachsenenalter gibt. In diesen Studien konnten mit Hilfe einer retrospektiven Erfassung die Störung des Sozialverhaltens, die oppositionelle Verhaltensstörung, hyperaktive Störungsbilder (Cohen et al. 2001), die affektive Störung (Widom et al. 2007; Li et al. 2016), die Angststörung (Li et al. 2016) und die posttraumatische Belastungsstörung (Li et al. 2016) nachgewiesen werden. Problematisch an diesen Studien ist, dass einerseits Erwachsene retrospektiv über ihre Misshandlungserfahrungen berichten und diese Darstellung ein nicht ausreichend objektives Bild des Aufwachsens darstellt. Andererseits sind diese Schilderungen selten umfassend und vollständig – im Positiven wie im Negativen. Zudem ist es auf Grund der retrospektiven Erfassung und der aktuellen Darstellung der psychiatrischen Situation dieser Erwachsenen nicht möglich, eine Aussage darüber zu treffen, inwiefern diese psychiatrischen Diagnosen schon im Kindesalter ihren Ursprung finden. Somit kann keine eindeutige Aussage über einen Zusammenhang zwischen Misshandlungserfahrung im Kindesalter und dem psychiatrischen Störungsbild im selben Altersspektrum gegeben werden. Deshalb sind kaum Rückschlüsse darüber möglich, welche Misshandlungserfahrungen im Vergleich zu anderen stärker pathogen wirken. Li et al. (2016) konnte zeigen, dass emotionale Misshandlung zur Zunahme internalisierender Störung führt und körperliche Misshandlung eher externalisierte Symptome verursacht. Zusätzlich konnte dargestellt werden, dass besonders das Auftreten von verschiedenen Formen von Misshandlung und chronischer Misshandlung die Psychopathologie erhöht (Vachon et al. 2015; Fitzhenry et al. 2015; Scomparini et al. 2013). Als **internalisierende** Verhaltensstörungen werden Depressivität, Gehemmtheit, sozialer Rückzug, Minderwertigkeit wie Überängstlichkeit und psychosomatische Störungen definiert. **Externalisierende** Störungen sind u. a. Aufmerksamkeitsstörung, Hyperaktivität und Aggressionen.

Erste Ergebnisse einer Studie der Universität Leipzig an 805 Kindern der Städte Leipzig und München zeigen, dass besonders bei jüngeren Patienten im Alter von 4 bis 8 Jahren, bei männlichen Kindern mit chronischer und schwerer emotionaler Misshandlung, die Häufigkeit von externalisierenden Störungen bei hoher Überlappung von verschiedenen Misshandlungsformen mit zwei verschiedenen Misshandlungstypen im Durchschnitt (mean [SD], 1.7 [0.8]) zunimmt (Schlensog et al. in preparation). Die bisher in der Forschung praktizierte Differenzierung in die einzelnen Misshandlungstypen ist somit nicht möglich und wahrscheinlich nicht zielführend, weil einzelne, klar abgrenzbare Misshandlungen selten existieren.

Besonders Chronizität und Schweregrad der Misshandlung verursachen eine Zunahme der Psychopathologie, was auch analog unseren klinischen Beobachtungen entspricht. In der Arbeit von White et al. 2017 (White et al. 2017) zeigen sich bei Kindern mit Misshandlung veränderte Haarkortisolwerte im Vergleich zu Kindern ohne Misshandlung. Besonders ab einem Alter von 9 Jahren, wo biologisch ein Anstieg des Haarkortisol im Rahmen der Pubertätsentwicklung stattfinden müsste, findet dieser Anstieg nicht statt, sondern das Haarkortisol bleibt weiterhin auf dem gleichen Niveau. Gleichzeitig zeigen White et al. (2017), dass schwere und chronische Misshandlungen zu reduzierten Haarkortisolwerten (Blunting der HPA-Achse) und gleichzeitig zum Anstieg der externalisierenden Symptome führen. Zunehmende Chronizität der Misshandlung und das Vorhandensein verschiedener Misshandlungsformen verursachen einen Anstieg der externalisierenden Symptome. Die Dysregulation der Stressachse scheint uns eine Idee zu geben, wie sich neurobiologische Pfade durch adverse Kindheitserfahrungen verändern.

Die theoretischen Modelle zu den Zusammenhängen zwischen adversen Entwicklungserlebnissen und der Entwicklung von Psychopathologie bieten verschiedene Erklärungsansätze. Im kumulativen Modell wird über eine Addition von negativen Lebensumständen auch das Risiko einer psychiatrischen Erkrankung ansteigen. In der Arbeit von Schlensog et al. in preparation wird nicht deutlich, wie mit diesem kumulativen Modell besonders in der Gruppe der 4- bis 8-Jährigen eine Zunahme der Psychopathologie bei emotionaler Misshandlung zu erklären ist. Deshalb wurde das Modell von Sheridan und McLaughlin als Grundlage genommen, um einen Erklärungsansatz für diese Ergebnisse zu erhalten. In dem dimensionalen Modell werden nur die zwei Misshandlungskategorien „Bedrohung" und „Deprivation" definiert. Sheridan et al. 2014 (Sheridan und McLaughlin, 2014) beschreiben die Erfahrung von „Bedrohung": Sie bezeichnet als Kategorie die Anwesenheit von untypischen, unerwarteten Erfahrungen, wie z. B. Verletzung, sexuelle Gewalt, Beschädigung und Erfahrungen, die die körperliche Integrität verletzen. Diese Definition entspricht der Definition von traumatischen Ereignissen im Diagnostic statistical manual of mental disorder (DSM). Im Modell von Sheridan et al. (2014) formiert die Misshandlungserfahrung „Bedrohung" die Psychopathologie über Änderungen via Angstlern- und Emotionsregulationssystem. „Deprivation" als Erfahrung wird definiert durch die Abwesenheit von normalen, erwarteten Entwicklungsimpulsen besonders im kognitiven und im sozialen Bereich, was die alterstypischen Entwicklungen des Kindes betrifft. Eine durch kognitive Vernachlässigung verursachte Reduktion der verbalen Kompetenz führt dazu, dass die Möglichkeit fehlt, über innerpsychische Zustände zu kommunizieren, zu einer reduzierten Mentalisierungsfähigkeit und zur Reduktion der Fähigkeit, sich mit der Umwelt auszutauschen. In ihrem Modell zeigen die Autoren, dass ein höheres Risiko für externalisierende Störungen besonders im Alter von 14 Jahren bei reduzierten verbalen Fähigkeiten besteht. Damit kompensiert die körperliche Handlung das sprachliche Defizit. Die Misshandlungskategorie „Bedrohung" verursacht sowohl externalisierende wie internalisierende Störungen, ohne einen Zusammenhang mit den verbalen Fähigkeiten des Kindes zu finden.

Dieser sehr interessante Ansatz konnte aufzeigen, dass es spezielle Entwicklungsmechanismen gibt, die zu unterschiedlichen Formen von Psychopathologie im Kindesalter führen. Besonders die emotionale Misshandlung zeigt sich in der oben ausgeführten Arbeit, wie auch in der Arbeit der Arbeitsgruppe der Universität Leipzig, als schwierig einzusortierender Misshandlungstyp, da er einerseits der Kategorie der Bedrohung zuzuordnen ist, aber andererseits auch zur Kategorie der Vernachlässigung gehört.

In der klinischen Arbeit mit Kindern mit verschiedenen Formen von Misshandlungserfahrungen kann man eine frühe Bildung von fragmentierten und unintegrierten Ich-Zuständen (Täterintrojekten) wahrnehmen. Paul William (Williams, 2005) beschreibt den sehr invasiven Charakter solcher Introjekte, die im Kind als unkontrollierbarer Fremdkörper wahrgenommen werden. Nach Blizzard (Blizard, 2006, 2001) zeigt sich, dass besonders bei traumatisierenden narzisstischen Betreuungspersonen, von denen die Kinder abhängig sind, eine Doppelbindungssituation entsteht. Dem Opfer ist es nicht möglich, der Bindung zu entfliehen, sondern es muss die Bindung zu dem Täter aufrechterhalten. Damit werden die Handlungsfähigkeit und die Entwicklung des Selbst des Kindes massiv eingeschränkt. Das Kind entwickelt zwei verschiedene Ich-Selbst-Zustände, einen unterwürfigen idealisierenden Zustand, der dazu dient, die Bindung zu den Eltern aufrechtzuerhalten, und einen selbstschützenden Zustand, der sich mit den Aggressionen des Täters identifiziert und diese als Teil des Selbst betrachtet. Die Identifikations- und Introjektionsprozesse erscheinen als Lösung des Beziehungsdilemmas, indem eigene Bindungs- und Abhängigkeitsbedürfnisse abgespalten werden und gleichzeitig die Misshandlung abgespalten und geleugnet wird. Das Kind hat nur die Möglichkeit, die Bindung aufrechtzuerhalten bei vorhandenem Bindungsbedürfnis, indem es die Misshandlung nicht wahrnimmt oder leugnet. Gleichzeitig muss das Selbst vor der Misshandlung geschützt werden, im Zuge dessen aber jegliches Bindungsbedürfnis geleugnet wird, um die Beziehung zu dem Täter aufrechtzuerhalten. Im Rahmen dieses komplexen Dilemmas organisiert sich eine desorganisierte Bindung, die zu einer Entwicklung von nichtvereinbaren Arbeitsmodellen und verschiedenen Ich-Zuständen führt. Wir sehen klinisch häufig Kinder, die mit höchster Aufmerksamkeit jede Handlung, jeden Gedanken und jede Regung der Eltern oder ihrer Umwelt betrachten und kaum die Möglichkeit haben, in der Schule adäquat zu lernen. Zusätzlich gibt es Kinder, die einen Verlust des Selbst aufweisen und kaum Möglichkeiten haben, eigene Wünsche, Ansätze oder Ideen zu formulieren. „Die Identifikation mit invasiven Eigenschaften (des Täters) verhindert die für das sekundärprozesshafte Denken notwendige Integration von Erfahrung." (Williams, 2005). Diese invasiven Eigenschaften und wechselnden Ich-Zustände kontrollieren den innerpsychischen Raum und ermöglichen kaum die Entwicklung des Kindes.

Auch Ferenczi (Ferenczi, 1933) hat sich umfänglich mit der lebensnotwendigen Abhängigkeit des Kindes vom Objekt, im Falle der Misshandlung zum Täter, beschäftigt und dargestellt, dass keine emotionale Distanz zum Täter möglich ist. Diese fehlende Distanz führt dazu, dass es zur totalen Infragestellung der Existenzberechtigung des Kindes kommt mit der Anpassungsleistung, dass das Kind die Schuld übernimmt. Somit ist die Schuld des Täters im Täter abgespalten, das Kind übernimmt die Täterverantwortung und seine Schuld. Letztendlich führt dieser Prozess zur Identifikation mit dem Aggressor, sodass die aggressiven Impulse des Täters ein Teil des Selbst des Kindes werden. Um die Bindung zu den malignen Objekten aufrechtzuerhalten, kommt es zur sofortigen Umattributation der traumatischen Szene, um das Überleben zu ermöglichen. Somit ist auch im therapeutischen Prozess kaum eine Opferperspektive der Traumainteraktion möglich und es entwickeln sich nicht logisch steuerbare Interaktionen, da der objektive Kontext fehlt. Auf Grund der reduzierten Empathie der primären Objekte können die Kinder kaum gemeinsame Aufmerksamkeit erleben und erfahren und fallen besonders in sozialen Gruppen durch autistoides, bizarres, eigenweltlerisches und kaum moralisch bewertbares Verhalten auf. Kindergärtner schildern häufig, dass das Kind plötzlich ein anderes Kind schlägt und diese Situation nicht nachbesprechbar ist. Somit bleiben die Kinder in der Abhängigkeit der Täter und Erwachsenen, die eine Deutungshoheit haben und die Kinder übernehmen die Bewertungskriterien der Kindeseltern (Dornes, 2000b).

Besonders die gewalttätigen Täterintrojekte, welche Lehrer oder Mitschüler angreifen, bespucken oder attackieren, kaum Reue oder Gewissensbisse zeigen oder im klinischen Alltag häufig sagen, „da war ich nicht da, da hatte ich Blackout, da war ich wie abgeschaltet", prägen die kinderpsychiatrische Arbeit. Ein zweiter Teil der Kinder zeigt ausgeprägtes sexualisierendes Verhalten und verführt andere Kinder zu Sexualspielen, die über das normale kindliche Interesse hinausgehen. Somit kommt es besonders in stationären Maßnahmen der Jugendhilfe zur Gefährdung von anderen Mitpatienten durch sexuelle Handlungen. In diesem Kontext muss immer erfasst werden, ob und inwiefern die Kinder altersinadäquaten Zugang zu sexuellen Bildern und Situationen (Videos, PC oder Sexualhandlungen der Eltern) haben. Ein dritter, sehr schwierig zu behandelnder Ich-Anteil ist der kontrollierende Täter, welcher das gesamte Helfersystem beherrscht, u. a. Schule, WGs oder Familie, was auf Grund der komplexen Verweigerungshaltung eine Sabotage des Therapiesystems darstellt. Besonders dieses Täterintrojekt führt zu häufigen Spaltungen des Helfersystems, die nur über eine intensive wohlwollende Vernetzung von allen Helferstrukturen zu überwinden ist.

Im therapeutischen Prozess nach Vogt (Vogt, 2012) gibt es vier Grundinformationen, die wichtig sind, um suffizient therapeutisch mit den oben geschilderten Selbstfragmenten zu arbeiten. Die erste ist: Das Trauma ist vorbei. Diese Grundinformation liegt bei Kindern mit chronischen Erkrankungen, syndromalen Erkrankungen oder Verbleib in Täterstrukturen häufig nicht vor. Zweitens: Es gibt keine weitere Abhängigkeit vom Traumaverursacher.

Auch dieser Kasus ist in der Kindertherapie schwierig, da Adoleszente im Studium oder über ALG II (Hartz IV) weiterhin von den Traumaverursachern abhängig sind. Drittens: Die Täter haben keine Macht. Dies ist ebenfalls sehr häufig nicht gegeben. Es existieren in Deutschland Strukturen, die dazu führen, dass bis zu einem hohen Alter Adoleszente wirtschaftlich von den Eltern abhängig sind, besonders wenn sie studieren, kein BAföG erhalten und die Eltern die Finanzierung des Studiums übernehmen müssen. Zusätzlich sind besonders privatversicherte Kinder weiterhin davon abhängig, dass die Eltern die Psychotherapie bezahlen. Die vierte Grundannahme bzw. Voraussetzung für erfolgreiches psychotherapeutisches Arbeiten ist, dass es keine ständige Suche nach retraumatisierenden Interaktionsbedingungen und Traumafortsetzungsmustern gibt. Besonders im klinischen Alltag sehen wir aber eine weitere Fortsetzung der Traumata mit Ausweitung auf das gesamte Helfersystem. In der ambulanten Psychotherapie steht das Helfersystem zwischen dem Dilemma, nämlich zwischen helfen wollen und nicht helfen können, da die Kindertherapeuten davon abhängig sind, dass die Kinder durch ihre Eltern zur Therapie gebracht werden. Misshandelnde Eltern werden kaum den Wunsch haben, dem Kind eine suffiziente Therapieform zu ermöglichen. Aus meiner Sicht ist es ab dem 12. Lebensjahr der Kinder möglich, allein zur Psychotherapie zu kommen, wenn die Kinder motiviert sind und sich von diesen Strukturen abgrenzen können.

Besonders im kinderpsychiatrischen Kontext befinden wir uns häufig im Eskalationsfeld der Helfersysteme, sodass eine stationäre Aufnahme zur schnellen Deeskalation führt, aber keine langfristige Lösung darstellt. Im ambulanten Kontext benötigt der psychotherapeutische Prozess Zeit, Ruhe und Geduld, bis eine Verbesserung der Symptome wahrzunehmen ist, was eine Frustrationsspirale im Helfersystem darstellen kann. Deshalb muss im Rahmen der langfristigen Behandlungsplanung genau abgewogen werden, welches Setting zum aktuellen Zeitpunkt hilfreich für die Kinder erscheint. Aus klinischer Sicht bedarf es dieser kritischen Prüfung, da im stationären Kontext die Traumafortsetzungsmuster, malignen Interaktionsmuster der Kinder und Inszenierungen auch zur Verschärfung der Symptomatik führen können. Zusätzlich erlernen die Patienten neue pathogene Strukturen von anderen Patienten, die nicht hilfreich für den weiteren Verlauf sind. Andererseits haben wir es in der ambulanten Psychotherapie mit eine Psychotherapie bei vorhandenem Täterkontakt zu tun, sodass die Elternarbeit einen Fokus auf eine Reduktion der Misshandlungserfahrung oder der Misshandlung der Kinder legen muss. Im klinischen Kontext sehen wir eine hohe Abwehr der

Kinder, aber auch der Eltern, und meist eine desolate Betreuungsfunktion, womit der Fokus der stationären Behandlung erst einmal in einer Stabilisierung des Umfeldes des Kindes liegt (Kindergarten, Schule, Wohnsituation), um einen sicheren Ort zu schaffen, der einen psychotherapeutischen Prozess aushalten kann. In diesem Dilemma bei nachlassenden Ressourcen der Jugendhilfe zeigt sich, dass es Kinder gibt, die besonders in der Stadt Leipzig zwischen den Helfersystemen hin und her transportiert (geschoben) werden und in allen Strukturen keine suffiziente Betreuung erfahren. Die Spaltungspotenziale im Helfersystem bewirken, dass jede Seite sich unverstanden fühlt, sich fühlt, als würde sie es besser machen oder umgekehrt die andere Seite nicht adäquat unterstützen.

Zur suffizienten Betreuung dieser Kinder muss es weitere Forschung dazu geben, inwiefern sich Misshandlung auf die Psychopathologie auswirkt, welche Risikogruppen wir genauer selektieren und frühzeitig einer Behandlung zuführen müssen und welche Behandlungsstrategien für diese Kinder wirksam sind. Im klinischen Alltag sieht man, dass psychotherapeutische und kinderpsychiatrische Settings individualisiert werden müssen. Dazu ist erforderlich:

1. eine konsequente therapeutischer Haltung bzgl. der Täter-Opferdialektik;
2. ein Umgang mit der anhaltenden Gefährdung und deren Limitation;
3. eine kritische Bewertung der pathogenen Elternstrukturen;
4. traumatherapeutische Elemente;
5. bindungstherapeutische Elemente;
6. Elemente der Körpertherapie;
7. ein psychodynamischer Fokus;
8. intensive gruppentherapeutische Arbeit;
9. Methoden anderer Therapieschulen.

Zusätzlich benötigen wir weitere Forschung auch in der medikamentösen Behandlung als Möglichkeit zur kurzfristigen Deeskalation, da bisherige Therapieleitlinien sich nicht als ausreichend suffizient erwiesen haben. Dieser ganzheitliche Zusammenschluss der verschiedenen Therapieelemente muss systematisch evaluiert werden, um die Behandlung dieser Kinder deutlich zu verbessern und ihnen Entwicklungschancen zu ermöglichen.

2.5 Schuld und Scham im Kontext von traumarelevanten Hochstresserfahrungen bei schwerem Stottern

Robert Richter

Vorbemerkung

Eigene Beobachtungen in der Stottertherapie zeigen, dass Patientinnen mit einer schweren Stottersymptomatik Hochstress-Symptome entwickeln können. Obwohl die Entstehung des Stotterns momentan kaum als Folge einer Traumatisierung angesehen wird, ist durchaus zu beobachten, dass der schwerwiegende und wiederholt eintretende stotterbedingte Kontrollverlust zu einer kumulativen traumarelevanten Hochstresserfahrung führen kann. Die daraus folgende Entwicklung negativer Emotionen, wie Schuld und Scham, aber auch Sozialphobien, Vermeidungsverhalten und Depressionen schränken die Lebensqualität der Betroffenen zum Teil erheblich ein. Im Beitrag soll der aktuelle Stand zur Theorie des Stotterns mit Erkenntnissen aus der Psychotraumatologie verknüpft werden. Im Artikel sollen therapeutische Interventionen skizziert und dazu Bezüge zu Aspekten des SPIM 30-Behandlungsmodells hergestellt werden.

Einführung

Zwischen Stottern und den Kategorien Scham und Schuld besteht ein denkbar enger Zusammenhang. Gerade die Scham trägt als maßgebliche Triebkraft dazu bei, dass Stottern auch eine traumarelevante Dimension annehmen kann.

Scham dürfte zu unseren rigorosesten Gefühlen überhaupt zählen. Sie lenkt in einem Maß unser Verhalten und Denken, wie es uns im Alltag vielleicht nicht immer bewusst ist. Dass dies gerade bei Stotternden in besonderer Weise der Fall ist, hängt mit noch weit verbreiteten Vorurteilen dem Phänomen gegenüber zusammen. Diese Vorurteile bestehen nach meiner Erfahrung sowohl auf Seiten der Betroffenen selbst und deren Angehörigen, als auch in der allgemeinen öffentlichen Wahrnehmung. Diese Vorurteile führen immer wieder zu einer Vielzahl von Stigmatisierungen und Fehlinterpretationen sowohl auf Seiten der Zuhörer als auch auf Seiten der Stotternden selbst.

Stottern erscheint dem Laien möglicherweise als etwas undurchsichtig. Das hängt offenbar damit zusammen, dass die Symptomatik schwankend und flüchtig ist und oft nur situativ bedingt auftritt. Hinzu kommt, dass Stottern in der Vergangenheit gern auch zur negativen Ausschmückung von stereotypen Schauspielerrollen in Film oder Theater diente. Solche Bilder haben sich, so wie Bilder das eben tun, in den Köpfen der Allgemeinheit eingeprägt. Und so begegnet uns auch heute nach wie vor eine erhebliche Verunsicherung im Umgang mit einem stotternden Menschen.

Was ist Stottern?

Stottern zeigt sich als Störung in unserer unmittelbaren mündlichen Kommunikation. Wenn wir sprechen, übermitteln wir Informationen, aber viel mehr noch transportieren wir Emotionen. Sprechen ist somit in einem hohen Maß emotionaler Ausdruck. Dieser emotionale Ausdruck soll authentisch, also stimmig sein. Wird er gestört, zum Beispiel durch Stottern, reagieren wir darauf äußerst empfindlich.

Im sprachtherapeutischen Kontext wird Stottern den Redeflussstörungen zugeordnet. Beim Stottern kommt es zu einer Fehlsteuerung in der motorischen Ausführung des Sprechens. Laut- und Lautübergangsbewegungen gelingen sequenziell nicht in der erwarteten Art und Weise. Typische Grundformen des Kernstotterns sind dabei Lautdehnungen, Laut- oder Teilwortwiederholungen und Blockierungen.

Nach allem, was wir heute über Stottern wissen, wird es im Kern durch ein neurologisches Defizit bei der Verarbeitung von gesprochener Sprache bedingt. Welcher Art dieses Defizit ist, darüber gibt es in den entsprechenden Studien immer wieder unterschiedliche Befunde, die meist nicht für die gesamte Zahl der untersuchten ProbandInnen zutreffen.

Diese Befunde beziehen sich z. B. auf eine unvollständige Myelinisierung bestimmter Fasern im Gehirn, die für die Verarbeitung gesprochener Sprache zuständig sind. Sommer (2002) beschreibt eine veränderte Faserdichte im linken Rolandischen Operculum. Andere Ergebnisse zeigen eine Mehraktivität im rechten Rolandischen Operculum bei gleichzeitiger Minderaktivität im sprechmotorischen Kortex (Neumann, 2007).

Klar scheint zu sein, dass es sehr wahrscheinlich eine Reihe sehr diskreter neurologischer Faktoren gibt, die als Ursachen in Frage kommen.

Auch Packman und Attanasio (Sandrieser & Schneider, 2015) gehen in ihrem Modell für die Entstehung eines Stotterereignisses im Kern von diesem neurologischen Defizit aus. Zu dieser neurologischen Disposition müssen nach ihrer Theorie allerdings noch so genannte Trigger hinzukommen. Diese seien zum einen die Betonung und zum anderen die linguistische Komplexität des Gesprochenen.

Die dritte Ebene besteht aus sogenannten modulierenden Faktoren. Eine besondere Rolle spielt hier das Arousal – d. h. das Erregungsniveau. Ist dieses hoch, kommt es zu vermehrtem Stottern. Die Erregung kann dabei sowohl positiver als auch negativer Art sein. Wie hoch das Erregungsniveau beim Sprechen bzw. beim Auftreten eines Stottersymptoms ist, wird geprägt bzw. gelernt durch Erfahrungen in der Kommunikation ganz allgemein und beim oder mit dem Stottern selbst, wobei auch individuelle Faktoren wie Resilienz und emotionale Reaktivität bedeutsam sind.

Zusammenfassend kann man sagen, dass das Auftreten und die Ausprägung eines Stotterereignisses immer das Resultat eines Zusammenspiels zwischen den genannten Faktoren sind.

Die Inzidenzrate bei Kindern beträgt 5–8,5 %. Bei fast 60 % dieser Kinder beginnt Stottern in der Altersspanne zwischen dem 24. und dem 35. Lebensmonat; mit dem 48. Lebensmonat haben bereits 95 % aller Kinder, die stottern, damit begonnen (Yairi & Ambrose, 2013). Die Spontanremissionsrate ist mit ca. 80 % relativ hoch und mit einer Prävalenzrate bei Erwachsenen von 1 % tritt Stottern relativ selten auf, sodass ZuhörerInnen im Umgang mit der Redeflussstörung im Allgemeinen wenig geübt sind.

Da der Beginn des Stotterns in das frühe Kindesalter fällt, ist die Kommunikation der Bezugspersonen mit dem Kind besonders bedeutsam. Obwohl Eltern das Auftreten von Stottern nicht positiv oder negativ beeinflussen können, hat der Umgang mit dem Stottern doch entscheidenden Einfluss auf den Verlauf der Symptomentwicklung.

Kernstottern und Stotterreaktionen

Das, was zunächst als Stottern entsteht, nennen wir *Kernstottern*. Kernstottern bedeutet, dass nur kurze zeitliche Verzögerungen in den sprechmotorischen Abläufen auftreten. Diese sind diskret und oft nur durch den geübten Zuhörer identifizierbar. Wenn der Sprecher allerdings diese kleinen Fehlbewegungen wahrnimmt und beginnt darauf zu reagieren, entwickeln sich so genannte Stotterreaktionen.

Diese Stotterreaktionen entstehen beim Sprecher selbst, aber auch beim Zuhörer. Eine besondere Rolle für den Verlauf der Redeflussstörung spielt hier die Reaktion der Eltern auf die Unflüssigkeiten im Sprechen des Kindes. Eltern sind, sobald sie das Stottern ihres Kindes realisieren, meist stark verunsichert. Stottern mit seiner unreflektiert negativen Konnotation erzeugt bei ihnen Ängste (meist um die Zukunft des Kindes), Schamgefühle („Was sagen die Leute?"), Schuldgefühle („Was haben wir in der Familie oder Erziehung falsch gemacht?"). Im ungünstigsten Fall versuchen sie aus ihrer Not heraus, das Stottern mit Ermahnungen zum „richtigen Sprechen" des Kindes einzugrenzen, was die Symptomatik in aller Regel verstärkt.

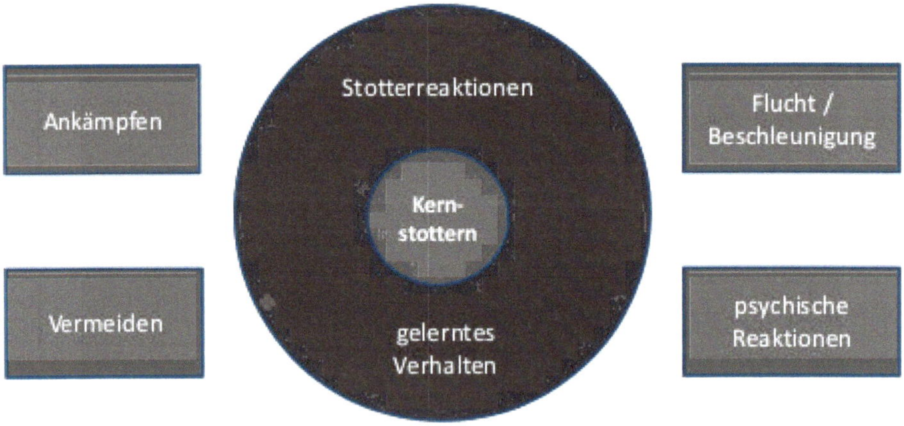

Abbildung 2.2: Kernstottern und Stotterreaktionen

Viele ZuhörerInnen sind sichtlich überrascht und verunsichert, wie sie reagieren sollten. Oder sie empfinden den Stress des stotternden Sprechers mit und zeigen dann eine affektive erleichternde Gegenreaktion – zum Beispiel Lächeln. Der Stotternde bemerkt und interpretiert die Überraschung oder die Zeichen der Verunsicherung auf Seiten des Zuhörenden, was wiederum häufig zu emotionalen Reaktionen und (weiterer) Verunsicherung seinerseits führt.

Die Stotterreaktionen beim Sprecher selbst können sehr vielfältig sein, lassen sich aber in vier Kategorien unterteilen (Abb. 2.2): Ankämpfen / Einfrieren – Flucht / Beschleunigung – Vermeidung – emotionale Reaktionen.

Kinder entwickeln zunächst Anstrengungsreaktionen oder motorische Beschleunigungen beim Sprechen. Später können noch Mitbewegungen im mimischen oder grobmotorischen Bereich hinzukommen. Schließlich entwickeln sich emotionale Reaktionen, wie u. a. Angst, Wut, Trauer und Scham, und darauf basierend Vermeidungsreaktionen. Je nach Maß der Blockierung des Sprechens, entwickelt sich der so genannte Kontrollverlust.

Kontrollverlust beim Stottern

Als stotterbedingten Kontrollverlust bezeichnet man das Nichtgelingen der normalen Sprechbewegung. Das bedeutet, dass bestimmte Lautübergangsbewegungen nicht zielgerichtet möglich sind, ggf. auch im Wiederholungsfall nicht.

Weil dieser motorische Kontrollverlust bereits bei jungen Kindern zu deutlichen Stressreaktionen führt, können sich Vermeidungsstrategien und emotionale Reaktionen ausbilden.

Die sich wiederholende Gleichzeitigkeit des Auftretens von Kernstottern und Stotterreaktionen konditioniert feste Verschaltungsmuster in den entsprechenden Nervenzellnetzwerken im Gehirn. Letztlich entsteht ein gelerntes Stotterverhalten, was bedeutet, dass das Kernstottern nicht mehr ohne die entsprechenden Begleitreaktionen auftritt, sondern diese gewissermaßen automatisch ausgelöst werden. Die emotionale Stressreaktion ist dabei ein wichtiger mitgelernter Aspekt. Starkweather & Givens (2003) ziehen in diesem Zusammenhang auch Parallelen zwischen den wiederholt auftretenden Hochstresserfahrungen des Stotterns und den Wirkmechanismen einer PTBS.

Auch bei Betrachtung der o. g. strukturellen Einteilung der Stotterreaktionen zeigen sich deutliche Parallelen zu Reaktionsmustern von Trauma- und Traumafolgeprozessen.

Kontrollverlust und Stressreaktion

In der Arbeit mit stotternden Erwachsenen begegnet man immer wieder Fällen, bei denen die Therapie nicht wie gewünscht funktioniert. Bei diesen PatientInnen treten deutliche Rückfälle auf und sie kommen nicht in ein langfristig gutes Selbstmanagement. Somit stellt sich die Frage, ob diese offensichtlich „schweren Fälle" u. U. eine Gemeinsamkeit haben.

Symptomatisch beobachtet man zum einen starke Vermeidungsreaktionen bezogen auf Sprechsituationen, die in der Therapie und im Alltag nur unzureichend aufgegeben werden können. Zum anderen gelingen die in der Therapie erlernten Modifikationstechniken, die dazu dienen sollen, dem motorischen Kontrollverlust im Stottermoment entgegenzuwirken, nur unter idealen Therapiebedingungen im geschützten Raum. Die oben genannten, im Alltag immer wieder auftretenden starken Rückfälle können von den PatientInnen nicht selbst reguliert werden.

Als zentrales Moment ist hier der Kontrollverlust zu sehen. Die so genannten „schwierigen Fälle" kennen alle die frühere Erfahrung des Kontrollverlustes oder erleben diesen permanent beim Sprechen. Wenn man sich also überlegt, was eigentlich das Problematische am Stottern ist, was zum Motor für die gesamte weitere Entwicklung einer individuellen Symptomatik wird, was letztlich die Konditionierungsschleifen antreibt, dann dürfte der stotterbedingte Kontrollverlust dafür eine entscheidende Rolle spielen.

Dieser stotterbedingte Kontrollverlust hat dabei offensichtlich unterschiedliche Qualitäten. Wie kommt es dazu, dass man beim Sprechen mit Stottern in einem ganz offensichtlich dysfunktionalen motorischen Muster festhängt und sich daraus zunächst beim besten Willen nicht selbst befreien kann? Als zentrale Komponente erscheint hier der Stress maßgeblich. Der konditionierte Stress wiederum liegt in der hohen Affinität des Stotterns mit der Emotion Scham begründet. Und wenn Scham eine Rolle spielt, kann dieser Stress durchaus erheblich sein.

Kontrollverlust und Dissoziation

In der Literatur gibt es bislang nur wenige Hinweise auf den Zusammenhang zwischen Stottern und Hochstress. Charles Van Riper, einer der Pioniere der modernen Modifikationstherapie, beschrieb dies in den 1980er Jahren als

„petit mort" („kleiner Tod"), was dem Begriff der Dissoziation gleichgesetzt werden kann (Van Riper, 1982). Louise Heite, die selbst stottert, hat sich 2001 in ihrer MA mit der Frage nach dissoziativen Phänomenen im Kontrollverlust beschäftigt (Heite, 2001). Zwei Drittel der 103 von ihr untersuchten stotternden ProbandInnen gaben an, dissoziative Episoden im Zusammenhang mit Stottern zu kennen. Bei einem Drittel der Gruppe trat Dissoziation bei nahezu allen starken Stottersymptomen auf.

Auch in meiner eigenen Arbeit befrage ich solche PatientInnen, bei denen ich dissoziative Zustände vermute, seit mehreren Jahren und möchte im Folgenden beispielhaft ein paar dieser subjektiven Beschreibungen des Erlebens im Kontrollverlust wiedergeben.

Beim schweren Stottern treten in der Regel 3 typische Formen der Dissoziation auf: Depersonalisation, Derealisation und Amnesie.

Dem Phänomen *Depersonalisation* lassen sich folgende Aussagen zuordnen: „Der Boden geht unter den Füssen weg"; „Ich habe das Gefühl, über dem Boden zu schweben…"; „Es erscheint mir, also ob ich als Person zusammenschrumpfe..." oder „Es ist ein Gefühl, wie zu einer Salzsäule zu erstarren".

Der Zustand der *Derealisation* bezieht sich auf die veränderte Wahrnehmung der Umwelt. Hier kann man diese Aussagen zuordnen: „Es ist ein Gefühl, wie durch einen Tunnel zu blicken…"; „Der Raum verengt sich, die Perspektiven verschieben sich"; „Plötzlich wird alles ganz hell…" oder „kein Zeitgefühl mehr zu haben…".

Beschreibungen der *Amnesie* bilden die dritte Form: „Als der Block zu Ende war, waren plötzlich alle Zuhörer verschwunden …" Typisch für amnestische Zustände ist auch das Nichtwahrnehmen eigener, mitunter sogar schwerer Stotterreaktionen.

Das Eintreten von Dissoziation ist nicht zwingend mit dem motorischen Kontrollverlust beim Stottern verbunden, was ein detaillierter Blick auf den zeitlichen Ablauf eines Stotterereignisses verdeutlichen soll.

Wir stellen uns vor, jemand möchte seinen Namen mit dem Anfangslaut /t/ in einer Vorstellungsrunde sagen. Aus der Erfahrung bisheriger solcher Situationen kommt es schon vor Sprechbeginn in der Antizipation des Stotterns zum Stressanstieg. Mit dem Beginn des Sprechversuches tritt dann wirklich eine Blockierung in der artikulatorischen /t/-Stellung ein. Möglicherweise wird ein Kiefertremor ausgelöst. Die damit eintretende sogenannte

Blockierung lässt sich nicht lösen. Es kommt zu einem weiteren Stressanstieg und vegetative Symptome zeigen sich. Nun gibt es zwei vorstellbare Szenarien. Variante 1: Es gelingt mit Anstrengung (Ankämpfen) oder Abbruch des Sprechversuches, die Situation zu beenden. Dann wiederholt sich die bereits tausendfach bekannte unangenehme Erfahrung des rein motorischen Kontrollverlustes. Oder Variante 2: Es gelingt nicht, den Sprechversuch zu vollenden, die Stressachse feuert weiter und es kommt zu einer Überschüttung mit Stresshormonen und zur Ausschüttung körpereigener Morphine, die wiederum Strukturen des Hippocampus und des Frontalhirns vorübergehend sedieren. Der dadurch entstehende Freeze-Zustand öffnet das Tor zum Eintreten von Dissoziation.

Das Eintreten von Dissoziation prägt nun zusätzlich die subjektive Bewertung des Stotter-Ereignisses und führt in kommenden Situationen zu einem deutlich erhöhten negativen Erwartungsdruck auch bereits vor dem motorischen Kontrollverlust. Die Potenzierung des negativen Erwartungsdruckes durch das (frühere) Erleben von Dissoziation stammt daher, dass Dissoziation ein ausgesprochen unangenehmer und verwirrender Zustand ist, der in sich selbst in erheblicher Weise Scham und Angst auslösen kann.

Wenn wir also schweres Stottern betrachten, sollten wir beim stotterbedingten Kontrollverlust zwei Formen unterscheiden: den motorischen Kontrollverlust und den Kontrollverlust mit Dissoziation. Und das hat dann letztlich auch Auswirkung auf die Vorgehensweise in der Therapie.

Den stotterbedingten Kontrollverlust mit all seinen Schweregraden beobachten wir sowohl in der Erwachsenentherapie als auch in Einzelfällen schon in der Therapie mit jungen Kindern.

Stottern, Schuld und Scham

Anhand des bisher Gesagten wird deutlich, dass zwischen Stottern und Schuld sowie Stottern und Scham eine eher irrationale Verbindung besteht.

In Bezugnahme auf Hirsch (2014) möchte ich aber auf ein trotzdem reales Phänomen hinweisen. Stotternde empfinden sehr oft Schuldgefühle aufgrund ihres eigenen Stotterns. „Ich hätte es ja besser machen können", „Ich hätte mich ja nur mehr anstrengen müssen", „Neulich hat es ja auch geklappt", sind typische Sätze in diesem Zusammenhang.

Wie kommt das? Zum einen beziehen sich Betroffene dabei auf das typische situative Schwanken des Stotterns: „Wenn es gestern so gut geklappt hat, muss es doch heute auch möglich sein." „Wenn es dann aber nicht klappt, muss es ja meine Schuld sein." Das Eingestehen der vermeintlich eigenen Schuld dient hier als reflexiver Versuch, eine subjektive Lösung für ein in seiner Kausalität nicht verstandenes Phänomen zu finden.

Zum anderen liegt die negative Bewertung des Stotterns oft auch in einer introjizierten Schuld begründet, meist derjenigen, die seitens der Eltern beim Versuch der eigenen Schamabwehr entstanden ist und mit der dem Kind unterschwellig signalisiert wurde: „Du bist nicht so, wie wir uns das vorgestellt haben. Wir hätten gern ein Kind, das ordentlich sprechen kann und aus dem mal was wird." Diese Form der Basisschuld ist meist sehr hartnäckig und gewissermaßen zur Lebenseinstellung oder genauer: zur inneren Haltung geworden.

In Abgrenzung dazu wäre noch die traumatische Schuld zu nennen. Damit ist die Selbst-Übernahme der Schuld durch das Opfer gemeint. Leider erleiden Stotternde immer noch jahrelange Mobbingsituation aufgrund des Stotterns. Dies findet man meist im Schulkontext vor, seltener im beruflichen Bereich. Aber auch Eltern-Kind-Beziehungen, in denen das Stottern des Kindes durch die Eltern vehement abgelehnt oder sogar bestraft wird, sind hier zu nennen.

Das unterlegene Opfer hat unter solchen Bedingungen oft nur eine Wahl zur Lösung des unlösbaren Konfliktes, nämlich die Überzeugung anzunehmen: „Ich bin doch selbst schuld. Würde ich nicht stottern, wäre alles nicht so schlimm."

Auch bei der Scham oder dem Schamgefühl erscheint es hilfreich, verschiedene Aspekte zu differenzieren. Der Begriff der Scham muss zunächst kulturabhängig eingeordnet werden. Jede Kultur prägt ihre Regeln und Normen im Umgang miteinander. Wird ein von diesen Regeln abweichendes Verhalten gezeigt, kann dies zu Empfindungen von Peinlichkeit, Angst, sich zu blamieren oder sich lächerlich zu machen, und somit zu Schamgefühlen führen (Marks, 2007). Marks schlägt verschiedene Perspektiven auf den Schambegriff vor, die für das Phänomen Stottern folgendermaßen übersetzt werden können:

Anpassungsscham bezieht sich auf die Überzeugung, nicht der Norm der Gesellschaft zu genügen. In einer Gesellschaft, in der man mehrheitlich fließend spricht, wird das Erleben „Ich habe ja einen Sprachfehler" mitunter als eine eklatante Normverletzung empfunden und löst entsprechend Scham aus.

Fremdschämen tritt ein, wenn man Zeuge einer Beschämung wird. „Ich bin mit dem Stotternden befreundet, über den alle in der Gruppe lachen", könnte eine solche Situation sein.

Nahe damit verwandt ist die *mitfühlende Scham*: „Ich fühle deine Scham, wenn du stotterst, und du fühlst meine Scham."

Intimitätsscham kann ausgelöst werden, wenn man in bestimmten Kontexten sein Innerstes offenbart. Bezogen auf Stottern kann das bedeuten: „Ich möchte mein Stottern nicht zeigen, mich nicht entblößen, XY soll es nicht wissen." Oder: „Ich möchte nicht, dass mein Gesprächspartner aus meinem Stottern den Schluss zieht, dass ich nervös / ängstlich / aufgeregt bin und deswegen stottere."

Die *traumatische Scham* wiederum entspringt der eben schon erwähnten schweren Verletzung von Intimitätsgrenzen, wie zum Beispiel in wiederkehrenden Mobbingsituationen.

Therapie bei schwerem Stottern mit Dissoziationserfahrung

Die Häufigkeit und Schwere des momentanen Stotterns lässt sich generell durch eine Veränderung der Art und Weise des Sprechens in den meisten Fällen leicht beeinflussen. Die Wirkebene ist dabei eine Andersartigkeit des Sprechens im Vergleich zum automatischen, emotional authentischen Sprechen. Die dabei klassisch verwendeten Techniken sind bekannt, seit es Aufzeichnungen über Stottern gibt. Diese i.d.R. globalen sprechtechnischen Ansätze (Fluency Shaping-Konzepte) beruhen darauf, dass die entsprechende Technik mehr oder weniger dauerhaft eingesetzt wird. Der symptomverringernde Effekt tritt meist sehr schnell ein und kann zunächst zu einer deutlichen Erleichterung für die Betroffenen führen.

Allerdings geht eine dauerhafte Veränderung des Sprechens auch mit einem teilweise sehr deutlichen Entfremdungsgefühl einher, was die PatientInnen letztlich doch davon abhält, diese sogenannte Sprechtechnik anzuwenden (Starke, 1995). Zudem könnte man sich die Frage stellen, ob ein Ausbleiben nachhaltiger Therapieerfolge bei diesem und anderen Therapiekonzepten darin begründet sein könnte, dass nicht an der Reduzierung des Hochstresses im Moment des Kontrollverlustes gearbeitet wird.

Nach den vielen Jahren intensiver Beschäftigung mit Stottertherapie erscheint mir der sogenannte Modifikationsansatz als logisch und zielführend. Es handelt sich dabei um einen symptomorientierten, konfrontativen Ansatz, bei dem die Kausalitätskette zwischen Kernstottern, Stotterreaktionen und negativen Emotionen unterbrochen werden soll. Durch die Etablierung einer kompetenten Stotterreaktion auf das Kernstottern wird das momentane isolierte Stotterereignis motorisch gelöst. Die Dimensionen Scham, Schuld und Angst werden in der Therapie objektiviert und letztlich wird das in einigen Fällen bis zu Dissoziation führende Hochstresserleben systematisch abgebaut.

Am Anfang der Therapie steht die Phase der Stabilisierung. Hier werden individuelle Ressourcen für die Mitarbeit in der Therapie erarbeitet, Zielvorstellungen formuliert und es erfolgt eine ausführliche Psychoedukation bezogen auf die Stotterproblematik, welche die Erläuterung der individuellen Symptomatik und der anatomischen und stressphysiologischen Zusammenhänge einschließt.

Ist dies erreicht, wird in der so genannten Phase der Desensibilisierung konfrontativ gearbeitet. Die PatientInnen reflektieren vertieft über die emotionalen Aspekte des Stotterns und werden angeleitet, eigene konfrontative Übungen mit Stottern gegenüber vertrauten und fremden GesprächspartnerInnen zu entwickeln. Diese Übungen müssen in jedem einzelnen Fall gut vorbereitet werden und einer systematischen Stresshierarchie folgen. Das Prinzip des flooding erscheint bei dieser PatientInnengruppe als kontraproduktiv, da bei übergroßen Stressreaktionen lediglich immer wieder erneut Dissoziation eintritt. Die bei diesen experimentellen Übungen im Therapiekontext und im Alltag gemachten Erfahrungen werden reflektiert und neu eingeordnet. Ziel ist eine Haltungsänderung, weg von Schuld und Scham hin zu einem sachlichen und kompetenten Umgang mit dem Stottern.

Der Zyklus aus *Stabilisierung / Identifikation*, *Konfrontation* und *Integration / Neubewertung* wiederholt sich dann in allen Stufen der Therapie.

In der Phase der Modifikation wird, basierend auf einem bereits deutlich verringerten subjektiven Stresserleben, eine optimale Reaktion auf das einzelne Stotterereignis trainiert. Optimal bedeutet hierbei, dass sowohl die zeitliche Verzögerung als auch die akustische Veränderung beim Sprechen möglichst gering sind und dass die motorische Bewegung dem normalen Sprechen möglichst hochgradig entspricht.

Da die Automatisierung des neuen Reaktionsmusters in spontanen alltäglichen Sprechsituationen kontinuierlich trainiert werden muss, schließt die Therapie mit einer längeren Stabilisierungsphase ab.

Gerade bei der hier besprochenen PatientInnengruppe erscheint mir solch eine systematische Vorgehensweise wichtig.

Parallelisierung im Kontrollverlust

Beim Stottern haben wir es mit einem Geschehen zu tun, das in der Therapie rein narrativ erarbeitet werden könnte, aber auch immer aktuell auslösbar ist und somit zusätzlich einen direkten therapeutischen Zugang ermöglicht.

Ein wichtiger Aspekt in der Bearbeitung des stressgetriebenen Kontrollverlustes ist die Parallelisierung der Wahrnehmung im stotterbedingten Kontrollverlust. Die PatientInnen werden dabei angeleitet, sich graduell in den Kontrollverlust zu begeben und lernen, diesen bewusst mehr und mehr zu beeinflussen, d. h. in eine sprechmotorische Lösung zu überführen. Gelingt dies, tritt eine bedeutsame Entlastung ein. Wenn man so will, wird der hochstressbedingte Zustand der „Ohnmacht" gegen die Erfahrung der Kontrolle eingetauscht. Da der Prozess der Parallelisierung wahrnehmungs- und kognitionsgeleitet ist, kommt hier das Prinzip der kognitiven Gegensteuerung zu Anwendung.

Gelingt die Beeinflussung und Beendigung des Kontrollverlustes, wird das die künftige Haltung gegenüber dem Stottern auf neuronaler Ebene beeinflussen – was wiederum Grundlage einer langfristigen und nachhaltigen Verringerung des Stotterns insgesamt ist.

Aspekte des SPIM 30-Konzeptes für die Stottertherapie

Das SPIM 30-Konzept für die Behandlung komplextraumatisierter PatientInnen gibt einen Handlungsrahmen vor, der eine gute Orientierung für die Vorgehensweise in der Stottertherapie zur Behandlung von PatientInnen mit Hochstresserfahrung darstellt. Aus den einzelnen Punkten des Konzeptes gehen sehr viele wichtige Hinweise hervor, die für eine komplexe Stottertherapie grundlegend sein sollten. In Kurzform möchte ich abschließend einige dieser Aspekte hervorheben.

1. Die Anerkennung, dass es zwischen Körperfunktionen und psychischen Reaktionen eine Wechselwirkung gibt, ist für die theoriegeleitete Stottertherapie eine entscheidende Grundlage.
2. Eine Therapiebeziehung, die aus meiner Sicht besonderen Anforderungen an Stabilität und Einfühlungsvermögen sowie Echtheit genügen muss, spielt in der Stottertherapie eine entscheidende Rolle. Auch in einer Langzeittherapie sind TherapeutInnen nicht beliebig austauschbar.
3. Gerade zur Entlastung von Scham und Schuld ist eine sachliche Erläuterung der Theorie des Stotterns und der physiologischen Stressreaktionen im Sinne einer ausführlichen Stotter-Edukation unerlässlich.
4. Stottertherapie kann im Rahmen einer Gruppentherapie hochwirksam sein. Neue Kommunikationserfahrungen in der Gruppe, das Sharing von Erfahrungen mit dem Stottern im Alltag und das Einüben neuer sozialer Beziehungen sind wichtige Elemente, die in einer Gruppe weitaus besser zu organisieren sind (Axt, 2015).
5. Ein zentraler Baustein in der Stottertherapie sind intensive In-Vivo-Trainings in allen denkbaren Kontexten. Das erfolgt face to face, aber auch über moderne Kommunikationskanäle in den Alltagssituationen der PatientInnen.
6. Das Konzept der Anteilsarbeit ist bei einigen PatientInnen ein sehr hilfreiches Werkzeug, um eine kompetente Eigenregulation erwachsener fürsorglicher Anteile nachhaltig zu etablieren.

Fazit

Das Phänomen Stottern kann in einer bedeutsamen Anzahl von Fällen durch die kumulative Hochstresserfahrung eine chronische Traumatisierung in Gang setzen. Die entsprechende Stottertherapie muss diese Zusammenhänge erkennen, für die Betroffenen offenlegen und die spezielle Behandlung darauf ausrichten. Therapiekonzepte aus der Psychotraumatherapie, wie z. B. das SPIM 30-Konzept, sind dabei gut mit der Vorgehensweise in der Stottertherapie zu verknüpfen. Für ein nachhaltiges Therapieergebnis ist die Reduzierung von Hochstress im Kontrollverlust eine entscheidende Voraussetzung. Dem trägt grundsätzlich das Konzept der Nichtvermeidungs- bzw. Modifikationstherapie besser Rechnung als klassische Fluency Shaping-Therapien.

Kapitel 3

Forschung zu Scham und Schuld in der Traumapraxis

3.1 Pilotstudie zu Scham und Schuld in der ambulanten Psychotraumapraxis

Ralf Vogt

1. Das Forschungsanliegen mit dem Pilotfragebogen

Seit Gründung des Trauma-Instituts-Leipzig im Jahre 2002 wird kontinuierlich Forschung zum SPIM-Modell betrieben, was in den entsprechenden Veröffentlichungen von 2004 bis 2018 nachgelesen werden kann (vgl. Vogt 2004, 2007, 2010, 2014, 2016, 2018). Da wir im Institut einen zeitgemäßen multimodalen, subjekt-modifizierten einzel- und gruppenanalytischen Ansatz entworfen haben, konnte unser Modell bereits vielfach durch diese Forschung optimiert und weiterentwickelt werden, was sich bspw. in der neuesten Publikation zum heutigen SPIM 30-Modell (vgl. Vogt 2018) niederschlägt.

Als Praktiker sind meine Frau und ich dabei immer daran interessiert, unsere aktuellen Behandlungsfragen mit den laufenden Therapieproblematiken zu verknüpfen. Daraus sollen auch für unsere Fortbildungscurricula frische

Erkenntnisse des Verstehens und Durchdringens traumaanalytischer Knoten, ggf. auch Settingveränderungen mit neuen Indikationen abgeleitet werden.

Wie in Einleitung und Theorieteil bereits beschrieben, ist uns das Thema der traumaindizierten Scham und Schuld in den letzten Jahren mit zunehmender Intensität ins therapeutische Bewusstsein gerückt.

In der uns bekannten Literatur wurde zur speziellen Form von psychotraumatischen Scham- und Schuldzuständen nicht alles behandelt und beantwortet, was wir für unseren Praxisalltag suchten. Daher beschlossen wir auch hier eine Pilotforschung zu starten. Uns interessierten dabei erstens die subjektiven Definitionen von Scham und Schuld. Zweitens fragten wir nach den frühesten Kindheitserinnerungen diesbezüglich und im Vergleich dazu, welche hauptsächlichen Scham- und Schuldproblematiken aktuell wahrgenommen werden. Diese Erinnerungsfragen wurden zusätzlich mit einer 10-stufigen Schweregradskala des subjektiven Belastungserlebens versehen.

In einem dritten Fragebogenkomplex erkundigten wir uns nach besonders existenziellen oder lebensbedrohlichen Scham- und Schulderfahrungen. Ein vierter Fragebogenbereich widmete sich den subjektiven Schwierigkeiten, Scham und Schuld überhaupt therapieren zu können.

Frage fünf untersuchte intrapsychische irrationale, paradoxe Erlebensmuster von Scham und Schuld. Die sechste Forschungsfrage schließlich sollte mit Blick auf die persönlichen Erfahrungen ermitteln, ob Scham und Schuld jemanden eingeredet und/oder bspw. durch Gewalt ins Gedächtnis eingebrannt werden könnten.

Alle Fragen wurden als offene Forschungsfragen gestellt und die diskrete Bearbeitung der Bögen durch Codierungsnummern wurde zugesichert.

2. Die Analyse der Untersuchungsstichprobenstruktur

Die Struktur der Untersuchungsstichprobe soll in den folgenden fünf Tabellen dargestellt werden. Tabelle 3.1 zeigt zunächst die Alters- und Geschlechterstruktur sowie die registrierte Therapiedauer dieser Klienten:

Tabelle 3.1: Grundstruktur der Untersuchungsstichprobe

Dimensionen		Gesamt N = 88 100 %	Frauen N = 56 63,6 %	Männer N = 32 36,4 %
Alter (Jahre)	Ø	41,6	42,2	40,1
	Varianz	18 – 77	20 – 77	18 – 61
Therapiedauer	Ø	2,2	2,1	2,2
(Jahre)	Varianz	0,25 – 5,25	0,25 – 5,25	0,25 – 5,0

Diese Übersicht dokumentiert, dass, wie bei vielen Psychotherapieforschungen, die Altersstruktur zwischen dem ca. 20. und 70. Lebensjahr breit variiert und im Mittel die Klienten ca. 40 Jahre alt sind. Auch die Geschlechterverteilung von fast 2/3 weiblichen versus 1/3 männlichen Patienten entspricht der Mehrzahl bisheriger Studien (Kriz 2000; Strauß 2002; u. a.). Die Therapiedauer ist allerdings bei unseren Psychotraumapatienten etwas höher anzusetzen als bei vielen anderen Studien. Eine Erklärung dafür dürfte sein, dass wir nicht einen Verhaltenstherapieansatz zur Anwendung bringen, wie es bei den vorliegenden Studien (vgl. Grawe 1998) überwiegend der Fall ist. Im Rahmen unseres SPIM 30-Ansatzes häufen sich gerade solche Psychotraumapatienten, die besonders unter von Menschen gemachter Gewalt leiden. Für diese Patienten benötigt man nach unserer fachlichen Auffassung und Erfahrung insbesondere tiefenpsychologisch-analytische Behandlungsansätze mit komplexer Settingvariabilität, denn einen sehr großen, ja oft entscheidenden Stellenwert haben hier die zu erarbeitende Einsichtsfähigkeit und die allmähliche Bewusstmachung dissoziativ abgespaltener Erlebensanteile. Somit sind nachhaltig wirksame Therapieveränderungen oft erst im Rahmen von zwei Behandlungsjahren zu erreichen. Sehr schwer geschädigte komplextraumatisierte Patienten benötigen für ihre sichtbaren Persönlichkeitsveränderungen zumeist 3, 4 oder 5 Jahre und das ist entsprechend bei der Aufgabe einer menschlichen Strukturveränderung eine effektive Quote.

Tabelle 3.2 zeigt die Therapiephasenstruktur der Stichprobe:

Tabelle 3.2: Differenzierung der Therapiephasenstruktur der Untersuchungsstichprobe

Therapiephase	**Gesamt N = 88**	**Prozent Alle**	**Frauen N = 56**	**Prozent bei Frauen**	**Männer N = 32**	**Prozent bei Männern**
Anfänger	23	26,1	15	26,8	8	25,0
mittlere Therapiephase	18	20,5	7	12,5	11	34,4
abschließende Therapiephase	13	14,8	11	19,6	2	6,2
Therapiewiederholer	34	38,6	23	41,1	11	34,4

Diese Auflistung offenbart, dass bezüglich der Gesamtstichprobe von N=88 relativ viele Therapiewiederholer (ca. 1/3 von N) und Therapiestarter (ca. 1/4 von N) an der Untersuchung teilnehmen. Der Prozentsatz der Therapiewiederholer ergibt sich aus der Tatsache, dass eine Reihe von Patienten vor der Traumapsychotherapie bei uns bereits eine reguläre Psychotherapie bei Kollegen besucht hatte (z. B. eine Kurzzeitpsychotherapie mit verhaltenstherapeutischer Behandlung). Es gab aber auch eine Vortherapiegruppe, die bei uns einen zweiten Anlauf brauchte, bevor sich die Klienten zu einer traumaorientierten Psychotherapie mit klarer Ursachenforschung und Wurzelbehandlungen durchringen konnten. Wir erleben ziemlich oft, dass sich aufgrund von traumaphobischen Abwehrvorgängen oder gesellschaftlich geprägten Widerständen die Bearbeitung der genauen Traumaerinnerungen aus Furcht vor Retraumatisierungen bzw. den bagatellisierenden Täterintrojekthaltungen hinauszögert. Insgesamt waren wir aber erfreut, dass aus jeder Therapiephase eine zweistellige Teilnehmeranzahl enthalten war. Die Tendenz, mehr therapieerfahrene Klienten in der Befragung studieren zu dürfen, begrüßten wir letztendlich gerade auch aufgrund der Schwere der zu erforschenden Begrifflichkeiten.

In der nachfolgenden Tabelle 3.3 ist durch die Behandler vor der Untersuchung codiert worden, welchem SPIM-Traumabindungstyp die 88 Klienten zuzuordnen waren (vgl. Vogt 2016, S. 51-65):

Tabelle 3.3: Durch die Behandler wahrgenommenes bevorzugtes Bindungsverhalten der Untersuchungsstichprobe

Täterbindungstyp	Gesamt N = 88	Prozent Alle	Frauen N = 56	Prozent bei Frauen	Männer N = 32	Prozent bei Männern
Opferbindung	49	55,7	32	57,1	17	53,1
Täterbindung	20	22,7	8	14,3	12	37,5
Oszillierende Bindung	19	21,6	16	28,6	3	9,4

Die Tabellenziffern zeigen, dass ca. die Hälfte der untersuchten Patienten am deutlichsten ein Opferbindungsverhalten an den Tag legte. Das bestätigen auch Ergebnisse früherer Untersuchungen (vgl. Vogt 2016, S. 228-240) sowie unsere alltagsklinischen Erfahrungen. Die anderen Tendenzen, nämlich zu einer vordergründigen Täter- oder oszillierenden Bindung, sind in der Stichprobe gleich verteilt. Interessant ist geschlechtsbezogen der Sachverhalt, dass bei den Männern nach der Opferbindungsdominanz die Neigung zur Täterbindung sehr auffällig und bei den Frauen die Tendenz zur oszillierenden Bindung stärker ausgeprägt ist. Neben kulturellen Aspekten der Geschlechtserziehung in unserer Gesellschaft dürften gerade für die Spitze der oszillierenden Opfer-Täter-Bindungen bei den weiblichen Klientinnen die höheren Schädigungsgrade verantwortlich sein, da bei den Frauen eine größere Gruppe von DIS-Patientinnen enthalten ist (s. u.).

Tabelle 3.4 zeigt im Anschluss die durch die Behandler in den Anamnesen explorierten sowie in den Therapiestunden ergänzten jeweiligen Gewaltformen, die unsere Patienten erlitten haben bzw. die konkreten Gewaltformen, an die sich die Klienten zum Untersuchungszeitpunkt erinnern und welche sie beklagen konnten:

Tabelle 3.4: Hauptsächlich beklagte Gewaltform, die von Klienten in der Behandlung angegeben wurde

Traumagewalterfahrung	Gesamt N = 88	Prozent Alle	Frauen N = 56	Prozent bei Frauen	Männer N = 32	Prozent bei Männern
psychische Gewalt	14	15,9	10	17,9	4	12,5
moralisierende Gewalt	22	25,0	9	16,1	13	40,6
körperliche Gewalt	16	18,1	9	16,1	7	21,9
sexuelle Gewalt	8	9,1	6	10,7	2	6,2
multiple Gewaltformen	18	20,5	15	26,7	3	9,4
Folter	10	11,4	7	12,5	3	9,4

Diese Auflistung belegt für die Gesamtstichprobe, dass mögliche Formen von verbaler Gewalt bis hin zu lebensgefährlicher Folter bei unseren Klienten seelisch eingebrannt sind und je nach biografischen Zusammenhängen als dominante Schädigungsform bei den jeweiligen Patienten psychisch bzw. psychophysisch fixiert sind. Bei den weiblichen Patientinnen dominieren erneut die größeren Schweregrade – hier in Form multipler Gewalterfahrungen. Bei den männlichen Patienten stehen tendenziell-moralisierende psychische und körperliche Gewalterfahrungen den Angaben nach im Vordergrund.

Zentrale Bedeutung nimmt, wie sich weiter unten zeigen wird, die Strukturaufstellung der Tabelle 3.5 ein, da hier von den Behandlern die aktuellen Behandlungsdiagnosen klassifiziert sind:

Tabelle 3.5: Diagnosenstruktur der Untersuchungsstichprobe

Diagnosen	Gesamt N = 88	Prozent Alle	Frauen N = 56	Prozent bei Frauen	Männer N = 32	Prozent bei Männern
Neurose	15	17,1	10	17,9	4	12,5
Persönlichkeitsstörung	14	15,9	5	8,9	6	18,7
PTBS	13	14,8	9	16,1	4	12,5
DESNOS	22	25,0	18	32,1	8	25,0
DDNOS	15	17,0	8	14,3	7	21,9
DIS	9	10,2	6	10,7	3	9,4

Zunächst war für uns günstig, dass die diagnostische Verteilung der ambulanten Patientenpopulation relativ breit variiert und repräsentativ besetzt ist. Wenn man die 15 Neurose- und die 14 Persönlichkeitsstörungsklienten summiert, kann man hypothetisch davon ausgehen, dass bei 29 Patienten aktuell Traumatisierungen keine Rolle spielen. Bei Hinzunahme der umschriebenen Störungen von 13 PTBS-Patienten kann die Annahme gewagt werden, dass bei nahezu der Hälfte unserer Patientenpopulation (N=41 von 88) schwierige traumatische Erlebnisse von kumulativer zwischenmenschlicher Gewalt derzeit keine herausragende Rolle spielen dürften. Relationen dieser Art werden später noch relevant werden.

Die Diagnosegruppen sind bei Männern und Frauen relativ ähnlich verteilt. Lediglich bei den Persönlichkeitsstörungen gibt es einen 10 %-igen Überhang bei den Männern und bei den DESNOS-Patienten einen Überschuss von 7 % gegenüber dem Anteil an weiblichen Patientinnen. Alle anderen Differenzen sind geringer, was für die Breite unserer Pilotstudie günstig war.

3. Die allgemeinen Forschungshypothesen und die Schwierigkeiten der Operationalisierung

Wie oben bereits beschrieben, haben wir die Forschung zum Scham- und Schuldthema durchgeführt, weil wir im Behandlungsalltag zunehmend auf diese besondere Leidensproblematik unserer Klienten aufmerksam wurden. Wir wollten hierzu klarere Zusammenhänge herausarbeiten, die belegen, warum diese Problematik so zentral ist. Allgemein vermuteten wir, dass traumatisierte Menschen besonders unter diesen komplexen Gefühlen leiden, weil sie durch die Gewalt der Täter beschämt und beschuldigt wurden. Aber welche konkreten Zusammenhänge es hier geben könnte, war zunächst offen und daher empirisch zu erforschen. Da die Anhaltspunkte in der Traumafachliteratur für uns nur als Allgemeinpositionen verfügbar waren, wollten wir entsprechend unseres Schweregradmodells im SPIM 30-Konzept nach Differenzierungen suchen.

Gleichfalls von Interesse war, ob das Geschlecht, die Therapiephase oder Bindungsstile der Patienten gewisse Unterschiede in den Scham- und Schuldsymptomatiken begründen könnten u. ä. Die Operationalisierung dieser Hypothesen war sehr schwer. Es begann bereits damit, dass die Mehrzahl der Klienten lange Zeit am Fragebogen knabberte, weil ihnen die persönliche Introspektion dazu sehr schwer fiel. Das betraf alle Patienten gleichermaßen, ob Neustarter oder Therapieerfahrene. Das Antwortbild der abgegebenen Fragebögen stellte uns vor neue Schwierigkeiten, weil es so heterogen war. Daher konnten wir nicht summarische prozentuale Antwortgruppen herauskristallisieren, wie wir es im Traumagedächtnisfragebogen der vorherigen Forschungsstudie getan hatten (vgl. Vogt 2018, S. 159-178). Der einzig machbare Weg bestand darin, die in einem Bogen nicht beantworteten Fragen oder die formulierten Hilflosigkeitsaussagen wie „Das müsste ich erst mal genauer beobachten ... " zu übergehen und uns jeweils nur mit typischen Aussagen einer Untergruppe zu befassen. Auf wichtende Prozentaussagen war somit vollends zu verzichten. Das Geschlecht, die jeweiligen Bindungsstile und Therapiephasen erbrachten für sich allein genommen ein so unscharfes Bild, dass wir die je entsprechenden Spezialhypothesen als nicht operationalisierbar bzw. nicht verifizierbar nach Wochen fallen ließen. Letztlich erwies sich nur der Weg, über die Diagnosegruppen zu gehen: Diese Daten waren klinisch interpretierbar im Sinne der o. g. nicht qualifizierten Untergruppenanalyse. Über diese Diagnosegruppen werden allerdings die jeweiligen Therapiephasen und Bindungsstile sowie Geschlechtsspezifika indirekt wieder mit tangiert, da bspw. gemäß unserer empirischen Vorgehensweise in der Behandlung Therapieanfänger wegen der aktuellen (häufig geringen) Symptomkenntnisse fachlich gesehen folglich die leichteren Diagnoseketten erhalten, die widersprüchlichen Bindungsstile noch nicht so bekannt sind und Frauen tendenziell offener in die Psychotherapie einsteigen als Männer (vgl. oben).

Wie dem auch sei, mit der Operationalisierung, die typischen Antwortstile der zum Untersuchungszeitpunkt introspektionsfähigen Repräsentanten einer Diagnosegruppe qualitativ deren typischen Aussagen zuzuordnen, hatten wir einen praktikablen Kompromiss gefunden. Diese Ergebnisse sollen im nächsten Abschnitt dargelegt und im Rahmen unserer klinischen Erfahrung auf alle sechs Fragebereiche bezogen interpretiert werden.

4. Typische Antwortmuster in den schweregradorientierten Diagnosegruppen

Die nachfolgenden Darstellungen folgen der vorgegebenen Reihenfolge im Pilotfragebogen. Er soll zu Beginn am Beispiel der Neurosepatienten exemplarisch durchgegangen werden und mit den anderen Klientengruppen analog abgehandelt werden.

4.1 Aussagen der Neurosepatienten

In der ersten Fragebogenkonstellation wurden die Patienten aufgefordert, Scham und Schuld separat in Stichpunkten zu charakterisieren, wobei sie sowohl seelische als auch körperliche Aspekte ganzheitlich einbeziehen sollten. Die typische, sich wiederholende Antwortkonstellation der Neuropatienten sah bei der persönlichen Begriffsbestimmung von Scham und Schuld wie folgt aus:

Fragekomplex 1 – Definitionsaussagen

Scham: – Erwartungen gegenüber anderen nicht erfüllt zu haben
– ein peinliches Gefühl bei einem persönlichen Makel

Schuld: – bei anderen Menschen einen Kummer verursacht zu haben
– eigene Verantwortung für entstandene Fehler zu spüren

Beim Fragekomplex 2 wurden die Klienten ersucht, ihre persönlich schlimmsten Scham- und Schulderlebnisse aus der frühen Kindheit zu reflektieren und sie den schlimmsten Erlebnissen aus dem heutigen Alltag gegenüberzustellen. Beide Erinnerungsepisoden (Bereiche) sollten weiterhin abschließend mit einem Schweregradschlüssel von 0 bis -10 eingeschätzt werden, um die subjektive Schwere der Belastung von der heutigen Reflexion aus zu bestimmen. Die typischen, sich im Wesentlichen wiederholenden Antwortmuster sahen wie folgt aus:

Fragekomplex 2 – schlimmste Erlebnisse

a) Schlimmste Schamerlebnisse aus der frühen Kindheit:

   - sich schlechter Lebensverhältnisse der Familie bewusst zu werden
   - sich als Belastung für die Eltern zu erleben
   - erlebter Belastungsschweregrad: 8

b) Schlimmste Schamerlebnisse heute:

   - sich heute noch fremdschämen müssen für die eigenen Eltern
   - selbst bei einer ehrlichen Aussage noch große Schamgefühle zu bekommen
   - erlebter Belastungsschweregrad: 7

c) Schlimmste Schulderlebnisse aus der frühen Kindheit:

- die eigenen Unzulänglichkeiten bei sich als Kind im Vergleich mit anderen zu spüren
- mit dem eigenen kindlichen Trotz die Familie und Umwelt belastet zu haben
- erlebter Belastungsschweregrad: 8

d) Schlimmste Schulderlebnisse heute:

- zu spüren, dass man in der Erziehung der eigenen Kinder ähnliche Fehler wie die Eltern macht
- etwas zu naiv an die eigene Lebensplanung herangegangen zu sein
- erlebter Belastungsschweregrad: 6

Fazit: In den Punkten a) bis d) werden Aussagen verlautbar, wie sie in den Veröffentlichungen der verschiedenen Autoren des obigen Theoriekapitels zu finden sind (s. o.). Interessant ist vielleicht der Umstand, dass die Belastungsschweregrade der Neurosepatienten für das heutige Erleben durchweg unter dem Schweregrad der früheren Erinnerungsepisoden liegen.

Im nächsten Fragekomplex 3 wurden die Klientengruppen dazu interviewt, inwieweit jeder Klient persönlich eine Scham- oder Schuldproblematik kennt, die als existenziell oder lebensbedrohlich erlebt wurde. Hier äußerten sich die Neurosepatienten sehr kurz und knapp wie folgt:

Fragekomplex 3 – existenzielle oder lebensbedrohliche Angstsituationen

- so peinlich betroffen zu sein, dass man vor den Augen aller sofort verschwinden wollte
- sich so extrem abgewertet zu fühlen, dass es kaum auszuhalten war

Der darauffolgende Fragekomplex 4 widmete sich der psychotherapeutischen Erfahrung der Klienten, indem gefragt wurde, worin die persönlich vermuteten Ursachen dafür lägen, dass Scham- und Schuldproblematiken so schwer abzubauen seien.

Fragekomplex 4 – vermutete Ursachen bzgl. der komplizierten Bearbeitung von Scham und Schuld

- Scham und Schuld seien so schwer bearbeitbar, weil die wichtigen Erlebnisse so lange zurücklägen
- beide Themen seien sehr unangenehm und würden daher so stark verdrängt werden

Im 5. Fragebogenkomplex interessierten wir uns für bewusst reflektierte, psychodynamische, paradoxe Widersprüche im Scham- und Schulderleben und -verhalten.

Fragekomplex 5 – paradoxe Scham und Schuld

- es sei doch paradox, dass Erwachsene die normale Unbeholfenheit eines Kindes belächeln und bestrafen
- es sei ebenso eigenartig, dass man sich als Kind selbst bei ungerechten Strafen der Erwachsenen beschämt und schuldig gefühlt hätte

Der letzte Fragekomplex 6 untersuchte die wahrnehmbaren Fragemechanismen von Scham und Schuld bei den Neurosepatienten. Es wurde also gefragt, ob es Erfahrungen derart gäbe, dass diese komplexen Gefühle einem seelisch eingeredet oder durch Gewalt jeder Art konditioniert werden könnten.

Fragebogenkomplex 6 – Einprägungserfahrungen von Scham und Schuld

- wichtige Bezugspersonen wie Eltern könnten durch stetiges Nörgeln dazu beitragen, dass sich Scham und Schuld festsetzen
- auch das ständige Wiederholen von Bewertungssätzen trage maßgeblich zur Fixierung von Scham und Schuld bei

Vorläufiges Kurzfazit aus den Fragekomplexen 1 bis 6 bei den Neurosepatienten

Die o.g. Aussagen der Neurosepatienten stimmen grundsätzlich mit den Beschreibungen verschiedener Psychotherapeutenautoren des obigen Theoriekapitels überein. Interessant ist wiederum der Umstand, dass die Belastungsschweregrade der Klienten hinsichtlich des heutigen Erlebens beim Fragekomplex 2 durchweg unter dem Schweregrad der früheren Erinnerungsepisoden liegen. Es zeigt sich auch in anderen Beantwortungsstrukturen, dass gerade die früheren und dauerhaften Einflussnahmen von Erziehungsträgern Scham und Schuld fixieren dürften.

4.2 Aussagen der Patienten mit Persönlichkeitsstörungen

Die Auflistung orientiert sich analog an den Strukturfragen von Abschnitt 4.1. (vgl. oben). Die Muster sehen hier wie folgt aus:

Fragekomplex 1 – Definitionsaussagen

Die repräsentativen Antworten der Klienten mit Persönlichkeitsstörungen waren hier:

Scham:
- sich durch wichtige Personen peinlich herabgesetzt fühlen
- sich klein, dumm und minderwertig zu fühlen in diversen Situationen

Schuld:
- anderen Menschen geschadet zu haben, weil man Fehler gemacht hat
- speziellen Schaden verursacht zu haben, der nicht mehr zu beheben war

Fragekomplex 2 – schlimmste Erlebnisse

Die repräsentativen Rückkopplungen der Klienten mit Persönlichkeitsstörungen waren diesbezüglich:

a) schlimmste Schamerlebnisse aus der frühen Kindheit:

- Erlebnisse durch Mobbing in der Schulzeit
- vor anderen eingepullert zu haben
- Geschwister heimlich gequält, drangsaliert zu haben
- erlebter Belastungsschweregrad: 8

b) schlimmste Schamerlebnisse heute:

- sich öffentlich durch wichtige Menschen wegen der Psychotherapie abgewertet zu fühlen
- in wichtigen Angelegenheiten etwas verrissen, verbockt zu haben
- erlebter Belastungsschweregrad: 5

c) schlimmste Schulderlebnisse aus der frühen Kindheit:

- Vater und Mutter bewusst geärgert zu haben
- teure Sachen in der Familie kaputtgemacht zu haben
- erlebter Belastungsschweregrad: 6

d) schlimmste Schulderlebnisse heute:

   - wichtige Erwartungen in der heutigen Familie nicht erfüllt bzw. durchkreuzt zu haben
   - die LebenspartnerIn absichtlich eifersüchtig gemacht zu haben oder zu machen
   - erlebter Belastungsschweregrad: 5

Fragekomplex 3 – existenzielle oder lebensbedrohliche Angstsituationen

Die repräsentativen Antworten der Klienten mit Persönlichkeitsstörungen lauteten:

- Suizidversuche oder Suizide von nahen Angehörigen lösten große Krisen aus
- eine Beschämung oder Beschuldigung war extrem belastend, weil die Umstände nicht fair diskutiert wurden

Fragekomplex 4 – vermutete Ursachen bzgl. der komplizierten Bearbeitung von Scham und Schuld

Die Rückmeldungen lauteten hier:

- weil durch die Psychotherapie Selbstwertkrisen ausgelöst werden könnten, die labilisieren und kaum heilen würden
- plötzliche Traumaerinnerungen würden wieder Schmerzen hervorrufen, welche dann andere Menschen bei Sichtbarwerden kränkend missbrauchen könnten

Fragekomplex 5 – paradoxe Scham und Schuld

Die Klienten äußerten hier Folgendes:

- dass bei einfachem Fehlverhalten eines Kindes riesige, mutwillige Absichten seitens der Erwachsenen unterstellt worden seien
- dass man Kindern Schuld oder Scham für missliche Lebensumstände der Eltern oder gar für Schwangerschaftsqualen der Mutter gegeben hätte

Fragebogenkomplex 6 – Einprägungserfahrungen von Scham und Schuld

Rückmeldungen der Patienten mit Persönlichkeitsstörungen waren:

- besonders autoritäre Eltern hätten die Macht, einem Kind alles einzureden
- auch Großeltern würden Kindern mit einer großen Moral- oder Religionskeule so manches prägend überhelfen

Kurzfazit für die Patienten mit Persönlichkeitsstörungen

Die Tendenz der Neurosepatienten setzt sich auch bei den Klienten mit Persönlichkeitsstörungen fort. Bei den Fragekomplexen 4 bis 6 kann man jedoch etwas mehr die Auswirkungen von zwischenmenschlicher Beziehungsfrustration und Gewalt in der Familie spüren.

4.3. Aussagen der Patienten mit PTBS-Diagnosen

Auch hier wurden alle 6 Fragekomplexe analog zu den o.g. Neurosepatienten zur Anwendung gebracht (vgl. oben).

Fragekomplex 1 – Definitionsaussagen

Die repräsentativen PTBS-Patienten definierten Scham und Schuld wie folgt:

Scham:
- entsteht, wenn man peinliche schlimme Gefühle nicht verbergen könne
- ist sehr unangenehm, wenn für andere sichtbar Gesichtsröte und Körperhitze entstehen

Schuld:
- wird besonders stark erlebt, wenn es negative Auswirkungen für alle anderen (wichtigen) Menschen hat
- andere Menschen seelisch wegen eines Fehlers von mir leiden müssen

Fragekomplex 2 – schlimmste Erlebnisse

Die zeitlich differenzierten Antworten der PTBS-Patienten lauteten hier:

a) schlimmste Schamerlebnisse aus der frühen Kindheit:
   - unerträglich beschämend war das Einpullern in Anwesenheit anderer Kinder
   - durch andere Kinder wegen diverser Probleme gehänselt zu werden

  - Belastungsschweregrad: 9

b) schlimmste Schamerlebnisse heute:

  - schmerzlich bemerken zu müssen, dass man auch die eigenen Kinder falsch behandeln würde
  - zu bemerken, dass man eigene, nicht abstellbare körperliche Makel hätte
  - Belastungsschweregrad: 7

c) schlimmste Schulderlebnisse aus der frühen Kindheit:

  - erkennen zu müssen, dass man die eigenen Geschwister gemein gequält hätte
  - zugeben zu müssen, dass man auch gestohlen und andere unrechte Dinge getan hätte
  - Belastungsschweregrad: 9

d) schlimmste Schulderlebnisse heute:

  - wegen Überforderungsgefühlen andere Menschen schlecht zu behandeln
  - betriebliche Kollegen mit dem eigenen Problem spürbar zu belasten
  - Belastungsschweregrad: 6

Fragekomplex 3 – existenzielle oder lebensbedrohliche Angstsituationen

Die repräsentativen PTBS-Patienten antworteten hier:

- solche bedrohliche Gefühle seien spürbar gewesen, wenn die Eltern mit großen Affekten ausgerastet seien und man keine Grenze mehr gespürt hätte
- so bedrohlich sei es gewesen, wenn man nicht mehr gewusst hätte, ob die Eltern nach einem Vorfall jemals wieder gut zu einem sein würden

Fragekomplex 4 – vermutete Ursachen bzgl. der komplizierten Bearbeitung von Scham und Schuld

Die o. g. Klienten antworteten hier:

- Psychotherapie ist deshalb so schwierig, weil negative Gedanken und peinliche Gefühle so lange anhalten würden

- weil durch Therapiearbeit der Selbstwert angekratzt werde, was man aber nicht wahrhaben wolle

Fragekomplex 5 – paradoxe Scham und Schuld

Die PTBS-Patienten antworteten:

- therapeutisch entstehe eine große Verwirrung darüber, was eigentlich wahr sei und was man selbst glauben könne
- dass man sich selbst heute noch für die Eltern fremdschämen würde, die selbstverantwortlich Schlechtes getan hätten

Fragebogenkomplex 6 – Einprägungserfahrungen von Scham und Schuld

Antworten der PTBS-Patienten waren hier:

- Dauerschleifen von Vorwürfen brennen sich bei jeden irgendwann ein
- es ist schlimm, dass Erwachsene Einsichten von Kindern erpressen könnten, selbst wenn diese sachlich gar nicht zutreffen würden

Kurzfazit für die Patienten mit PTBS-Störungen

Erstens bleibt die Tendenz der grundsätzlichen Bekanntheit der einzelnen Argumente aus den bisherigen klinischen Beobachtungen erhalten. Dennoch ist auch hier wiederum ein gradueller Unterschied zu verzeichnen: Es gibt eine erneute Zunahme bspw. in Richtung der Angst der Kinder vor den Affekten der Eltern und deren großer Einflussmacht, welche tendenziell stärker als bei beiden obigen Gruppen auftritt.

Zusammenfassende Hypothesen zu den Diagnosegruppen der Neurose-, Persönlichkeitsstörungs- und PTBS-Diagnosen

Bei den drei o. g. Diagnosegruppen gab es im ersten Definitionsfragekomplex folgende Ähnlichkeiten:

Scham wurde so definiert, dass es um peinliche Interaktionssituationen ging, bei denen man sich von anderen – meist übergeordneten Personen wie den Eltern – bloßgestellt und öffentlich entwertet wurde, ohne sich ausreichend wehren zu können. Es handelt sich also um ein Ohnmachtsphänomen, dass sich Menschen in abhängigen Situationen hilflos gedemütigt fühlen.

Schuld wird im Kern dagegen eher so definiert, dass es sich um ein Belastungserleben des Gewissens handelt, anderen Menschen, ob nun überlegenen oder sozial unterlegenen, einen gewissen Schaden zugefügt zu haben. Hier weiß die Verursacherperson aber noch genau, was sie selbst erlebt und getan hat.

Bei den Formen des subjektiv schlimmsten Scham- und Schulderlebens der Klientengruppen standen hinsichtlich der Scham soziale Blamage- und Demütigungssituationen im Vordergrund, wie Einpullern vor anderen, als Gewaltopfer erlittenes Schulmobbing oder Fremdschämen für die Eltern. Bei der Schuld drehte sich das Erinnerungskarussell vielfach um fehlerhaftes Verhalten als Kind und als Erwachsener besonders nahestehenden Personen gegenüber. Die heutige Hauptschuld wird von den meisten Klienten der obigen Diagnosegruppen darin gesehen, bei den eigenen Kindern viele Fehlverhaltensweisen der eigenen Eltern auf tragische Weise zu wiederholen.

Als existenziell oder gar lebensbedrohlich werden Situationen herausgestellt, wo die Klienten starke Selbstwertkrisen im Zusammenhang mit Scham und Schuld erlitten haben. Weiterhin wurden in ähnlicher Weise solche Situationen als sozial bedrohliche beschrieben, in denen sich nahe Bezugspersonen in unklarer Weise zurückziehen oder durch autoaggressive bzw. depressive Krisen die Kinder in ein beziehungsgefährdendes Loch der Ausweglosigkeit mit hineinziehen.

Die Therapieschwierigkeiten erklären die drei o. g. Diagnosegruppen besonders durch eine Furcht vor labilisierenden und überflutenden Gefühlen bzw. die mangelnde Zuversicht, diese psychotherapeutisch überwinden zu können.

Als paradoxe Phänomene beim Scham- und Schulderleben werden von den ersten drei Diagnosegruppen relativ übereinstimmend das Fremdschämen für soziale Fehlverhaltensweisen der Eltern, aber auch das ungerechtfertigte Entwerten der Klienten in ihrer Kindheit durch eben diese Eltern bei altersgemäßen Unzulänglichkeiten der kindlichen Verhaltensqualitäten beschrieben. Demnach werden Kinder auch direkt für Dinge verhöhnt, die sie naturgemäß nicht leisten können. Das Kind reflektiert sogar die klare Ungerechtigkeit dieser Entwertung durch die Eltern und fühlt sich paradoxerweise in seiner beziehungsabhängigen Position trotzdem schuldig.

Die widersprüchlichen Phänomene setzen sich bei der Frage um den Machteinfluss negativer Suggestionen im Anschluss fort. Die Klienten können aus ihrer Kindheit noch relativ gut erinnern, dass ihre Eltern durch stetiges Nörgeln und moralisierendes Druckmachen einen ungerechtfertigten, aber dauerhaften Einfluss auf das psychische Entwicklungsniveau des Kindes ausüben. In der bindungsabhängigen Position werden diese Negativeinschätzungen trotz der logischen Widersprüche seelisch erlebens- und somit auch später verhaltenswirksam. Eine quasi gespaltene Übernahme von im Grunde abgelehnten Verhaltensweisen beginnt und setzt sich später fort.

4.4. Aussagen der Patienten mit DESNOS-Diagnosen

Die Fragestruktur bei den DESNOS-Patienten richtet sich im Prinzip wiederum nach der unter 4.1. beschriebenen Struktur (vgl. oben). In Bezug zu Scham und Schuld äußern repräsentative Klienten dieser Diagnosegruppe folgende Einschätzungen:

Fragekomplex 1 – Definitionsaussagen

Scham:
- es wirkt besonders beschämend, wenn man persönlich von wichtigen Personen gedemütigt wird
- bei großer Scham erlebt man einen autonomen Fluchtkomplex, weil die Peinlichkeit psychophysisch unerträglich ist

Schuld:
- ein persönliches soziales Versagen, durch das andere etwas erleiden, ist mit besonders schwerer Schuld behaftet
- das Erleben von unendlicher Last, etwas nicht korrigieren zu können, ist sehr stark durch Schuldgefühle gekennzeichnet

Fragekomplex 2 – schlimmste Erlebnisse

Hier äußerten repräsentative DESNOS-Patienten Folgendes:

a) schlimmste Schamerlebnisse aus der frühen Kindheit:

- wegen der Unsauberkeit oder sozialen Fehlverhaltens der Eltern (z. B. Alkoholismus) Fremdscham zu empfinden
- sich in schwerer Form gedemütigt zu fühlen, wenn man sich durch den Druck der Eltern für etwas – ohne wirkliche Eigenschuld – entschuldigen muss
- Belastungsschweregrad: 9

b) schlimmste Schamerlebnisse heute:

  - berufliche Fehler zum Nachteil vieler zu machen
  - die elterliche Unzulänglichkeit im Verhältnis zu eignen Kindern wieder zu erleben
  - Belastungsschweregrad: 8

c) schlimmste Schulderlebnisse aus der frühen Kindheit:

  - sich daran zu erinnern, dass man beschuldigt wurde, schwere Streits der Eltern anscheinend verursacht zu haben
  - nach Prügelstrafen oder Zurechtweisungen so weit und lange familiär (z. B. durch Schweigen) isoliert worden zu sein, habe größte Schuldgefühle hinterlassen
  - Belastungsschweregrad: 8

d) schlimmste Schulderlebnisse heute:

  - hin und wieder Unwahrheiten im Alltag zu sagen, um einfach Ruhe zu haben
  - berufliche Fehler trotz innerer Reflexion nicht zugeben zu können
  - Belastungsschweregrad: 6

Fragekomplex 3 – existenzielle oder lebensbedrohliche Angstsituationen

Die repräsentativen DESNOS-Patienten antworteten hier:

- von den Eltern beschuldigt werden, für deren Unglück oder Scheidung verantwortlich zu sein
- vorgeworfen zu bekommen, an den sexuellen Übergriffen Mitschuld zu tragen

Fragekomplex 4 – vermutete Ursachen bzgl. der komplizierten Bearbeitung von Scham und Schuld

Die o. g. Klienten antworteten hier:

- jegliches Erinnern wäre zu schmerzhaft, weil man sich auch so dumm und minderwertig fühle
- weil im Erinnerungsprozess eine große Verwirrung entstehe, wer eigentlich Opfer oder Täter sei

Fragekomplex 5 – paradoxe Scham und Schuld

Die DESNOS-Patienten antworteten:

- dass man sich intensiv schämt oder schuldig fühlt, obwohl man weiß, dass man eigentlich das Opfer sei
- weil gestörte Wertesysteme, die man sogar ablehne, innerpsychisch doch automatisch Beeinflussungsspuren hinterließen

Fragebogenkomplex 6 – Einprägungserfahrungen von Scham und Schuld

Antworten der DESNOS-Patienten waren hier:

- durch schwere Strafen kann man kranke Werte in der Psyche festklopfen
- trotz einer Manipulation / Verführung durch eine Bezugsperson oder relativ kleine Fehlhandlungen eines Kindes werden durch die Bestimmerperson riesige Schuldverdrehungen gestartet, wonach man sich ohnmächtig dem Schicksal füge

4.5. Aussagen der Patienten mit DDNOS-Diagnosen

Die Befragung der DDNOS-Patienten erfolgte analog der obigen Patienten unter 4.1. (vgl. oben).

Fragekomplex 1 – Definitionsaussagen

Repräsentative Aussagen der DDNOS-Patienten zur persönlichen Bestimmung von Scham und Schuld waren:

Scham:
- ein körperseelisches Gefühl, sich vor ängstlicher Peinlichkeit körperlich irgendwie aufzulösen
- ein schwarzes, dumpfes Loch aus Minderwertigkeit und Ohnmacht zu erleben

Schuld:
- Zwangsgedanken um eine Unlösbarkeit / Unüberwindbarkeit eines Problems zu empfinden, welche mit negativen Erwartungsfantasien im Kreis laufen
- riesige Gewissensbisse mit Körperpanik zu erleben

Fragekomplex 2 – schlimmste Erlebnisse

Die Antworten lauteten hier:

a) schlimmste Schamerlebnisse aus der frühen Kindheit:
   - sexuelle Übergriffe zu Hause schweigend ertragen müssen

- durch die sexuelle oder körperliche Erniedrigung eine beschämende Selbstverachtung gespürt zu haben
- Belastungsschweregrad: 10

b) schlimmste Schamerlebnisse heute:

- es sei beschämend, nicht so normal wie andere Menschen zu sein
- sich als unwiderruflich gescheitert anzusehen
- Belastungsschweregrad: 9

c) schlimmste Schulderlebnisse aus der frühen Kindheit:

- ein beschämendes Schulderleben, sich unfähig zu fühlen, sich von den schädigenden Personen nicht wegbewegen zu können
- nach der körperlichen / sexuellen Gewalt selbst geschwiegen zu haben
- Belastungsschweregrad: 9

d) schlimmste Schulderlebnisse heute:

- irrationale Schuldgefühle, weil man selbst bei kleinsten Schuldvergehen nicht mehr abschalten könne
- Schuldgefühle, die nach den Selbstbestrafungen / Selbstverletzungen (z. B. Ritzen) selbstverachtend aufsteigen
- Belastungsschweregrad: 9

Fragekomplex 3 – existenzielle oder lebensbedrohliche Angstsituationen

Die DDNOS-Klienten antworteten hier:

- dass es nach schwer erträglicher Gewalt oder/und schweren Schuldvorwürfen der Täter fast regelmäßig suizidale Gedanken gegeben habe
- eine (irrationale) Überlebensscham, wenn andere Menschen / Bekannte gestorben seien, die ein größeres Lebensrecht als man selbst gehabt hätten

Fragekomplex 4 – vermutete Ursachen bzgl. der komplizierten Bearbeitung von Scham und Schuld

Hier konnten repräsentative DDNOS-Patienten angeben:

- weil es eine riesige Angst vor starken Körperreaktionen (bis zum Kollaps) und depressiven Krisen ohne Umkehr gäbe, da innere Stimmen z. B. selbstschädigende Zwangsideen produzierten
- weil in der Gesellschaft auch die Opfer von sexueller / abnormer Gewalt gemieden und verdeckt verachtet werden würden

Fragekomplex 5 – paradoxe Scham und Schuld

DDNOS-Patienten erlebten:

- moralische Schuld gegenüber den Tätern bei deren Nichtbeachtung und Entwertung zu erleben, selbst, wenn diese für sich gesehen total unmoralisch und egozentrisch gewesen seien
- Mitverantwortung an selbst erlittener Gewalt zu spüren und bei heutigen kleinsten Problemen Katastrophenfantasien zu bekommen

Fragebogenkomplex 6 – Einprägungserfahrungen von Scham und Schuld

Die Patienten mit DDNOS-Diagnosen konnten uns hier rückmelden:

- da man selbst kein eigenes Recht mehr auf ein eigenes Leben und Würde gehabt hätte, glaubte man den Bestimmern alles
- Dauerschuldvorwürfe der Täter und deren Demütigungen erzeugen Unterwürfigkeit, Selbstverleugnung und abhängige Scham

4.6. Aussagen der Patienten mit DIS-Diagnosen

Die Struktur der Befragung der DIS-Patienten wurde analog der Klienten unter 4.1. (vgl. oben) vorgenommen.

Fragekomplex 1 – Definitionsaussagen

Die repräsentative Gruppe der DIS-Patienten gab uns die folgenden Antworten:

Scham: – ist eine erniedrigende Bloßstellung, die unendliche Ohnmachtsgefühle bis hin zur Apathie erzeugen könne
– könne zum körperlichen Kollaps führen in Kombination mit Bedrohungsangst

Schuld:
- Kreisgedanken, in einer ausweglosen Falle zu stecken und ohnmächtig schwach zu sein
- verbunden mit körperlich-geistigem Nebel, absolut nichts mehr in den Griff zu bekommen und am Elend selbst schuld zu sein

Fragekomplex 2 – schlimmste Erlebnisse

Die Antworten lauteten hier:

a) schlimmste Schamerlebnisse aus der frühen Kindheit:

- wie eine Sexsklavin/Objekt/Tier anderen gedient zu haben
- körperliche Erniedrigungen wie Hunger- und Durstfolter im Machtbelieben der Täter ertragen zu müssen – bis zur erpressten Unterwerfung
- Belastungsschweregrad: 10

b) schlimmste Schamerlebnisse heute:

- nur etwas aufbauen zu wollen, was eigene Täterintrojektkräfte kaputt machen
- mich konditioniert / programmgeprägt zu fühlen und niemals mehr normal sein zu können
- Belastungsschweregrad: 9

c) schlimmste Schulderlebnisse aus der frühen Kindheit:

- durch die TäterInnen prinzipiell Schuld für alles zu bekommen, weil absolut nichts richtig sein konnte / durfte
- wirklich so abhängig zu sein, so wie die TäterInnen es prophezeit hatten
- Belastungsschweregrad: 10

d) schlimmste Schulderlebnisse heute:

- sich immer als Last für alle erlebt zu haben und dabei Schuld zu erleben, dass man Therapeuten wie gute Leute mit herunterziehe
- selbst schuld daran zu sein, dass man weder einen normalen Beruf noch PartnerInnen und Familie mit Kindern haben werde
- Belastungsschweregrad: 9

Fragekomplex 3 – existenzielle oder lebensbedrohliche Angstsituationen

Die Patienten antworteten hier:

- im Grunde sei die gesamte (frühe) Entwicklung mit der Todesbedrohung verbunden gewesen, sodass man nie gewusst habe, ob es weitergeht
- man durfte auch eigentlich nicht stressfrei aussehen, weil das die TäterInnen gereizt hätte

Fragekomplex 4 – vermutete Ursachen bzgl. der komplizierten Bearbeitung von Scham und Schuld

Die DIS-Patienten beschrieben hier folgendes:

- Therapieprobleme entstehen grundsätzlich, weil man durch die schweren Traumaerfahrungen hochsensibel für gespürte Grenzverletzungen jeder Art sei und so positive von negativer Spannung nicht mehr unterscheiden könne
- letztlich durch das Gehirnwäscheprogramm der Täter ein Verbessern und Verändern immer verboten worden sei

Fragekomplex 5 – paradoxe Scham und Schuld

Die Klienten mit DIS Diagnosen äußerten hier:

- es sei doch paradox, sich wie ein kaputter Roboter zu fühlen, der sich mit den eignen destruktiven Innenkräften total zerlege
- paradox und gruselig sei, dass man nach einem dissoziativen Aussetzer sich ängstlich fragen müsse, was man wirklich gemacht habe

Fragebogenkomplex 6 – Einprägungserfahrungen von Scham und Schuld

Die repräsentativen DIS-Patienten reflektierten hier:

- Konditionieren / Programmieren sei doch keine Kunst, weil man nur primitive Gewalt ausüben, foltern, einsperren, erniedrigen, unterwerfen und Gehirnwäsche anwenden müsse und dann gehe alles seinen Gang
- ständiges Beschämen, Beschuldigen und Beleidigen zermürbe am Ende jeden – besonders, wenn man abhängig sei

Zusammenfassende Hypothesen zu den Diagnosegruppen der DESNOS-, DDNOS- und DIS-Diagnosen

Bei den drei o. g. Diagnosegruppen gab es im ersten Definitionsfragekomplex folgende Ähnlichkeiten:

Die Schamproblematik wurde allgemein so definiert, dass es sich um Erlebensphänomene mit schwerer Demütigung und ohnmächtiger Unterwerfung handelte. Es wurden dazu immer auch körperliche Stressreaktionen beschrieben, die mit einer tiefen Scham, bspw. Gesichtsschamröte, Körperzittern oder einem Körperschlaffheitsgefühl bis zur Totalaufgabe (Paralyse) einhergehen.

Im Definitionsspektrum der Schulddefinitionen standen bei den o. g. Diagnosegruppen Aussagen zu schuldbeladenen Kreisgedanken und andauernden Gewissensbissen bzgl. nicht wieder gutzumachender Fehler im Vordergrund. Relativ typisch war hier, dass die einmal losgetretenen Schuldgefühle im Gefühlsleben kaum noch zu stoppen waren.

Bei den Formen des schlimmsten Scham- und Schulderlebens fiel auf, dass frühe körperliche und sexuelle Gewaltübergriffe zu Hause riesige Scham- und Schuldgefühle auslösen konnten. Viele PatientInnen beschrieben auch als scham- und schuldbelastend, dass strenge Schweigegebote und gewaltsame Einschüchterungen große dissoziative Zerrissenheiten mit Scham- und Schuldgefühlen erzeugen konnten. Das bedeutet inhaltlich, dass es offensichtlich schwerst gestörte Beziehungs- und Bindungsverhältnisse gibt, die man mit normaler Logik nicht mehr verstehen kann. Körperlicherseits gibt es im Rahmen der mentalen Verzweiflung eine verrückt machende Angst, die letztlich nicht mehr richtig kontrollierbar ist. Bei den drei o. g. Diagnosegruppen sind tendenziell die Belastungsschweregrade des frühen Kindheitserlebens wiederum höher als die gespürten Schweregrade der negativen Erfahrungen der heutigen Zeit.

In Bezug auf existenziell und lebensbedrohlich empfundene Erlebnisse werden von den drei Diagnosegruppen relativ übereinstimmende Situationen herausgestellt, wo die Klienten Selbstvernichtungskrisen als Folge unverarbeiteter Gewalterfahrungen von nahen Bezugspersonen bei sich beobachtet hatten. Auch Überlebensscham oder pauschale Existenzschuld werden als relativ logisches Langzeitprodukt von jahrelangen Entwertungsprägungen klassifiziert. Das heißt in Form einer empirischen These, dass lebensbedrohliche Scham und Schuld fast gesetzmäßig zu einer Autodestruktivität des Gewaltopfers führen.

Folglich sehen die drei o. g. Diagnosegruppen die Hauptprobleme der therapeutischen Bewältigungsschwierigkeit von Scham und Schuld darin, dass durch die geförderten Erinnerungsprozesse große kognitive und seelische Krisen entstehen, die Körper und Geist stark labilisieren. Insofern haben diese Klienten auch große Furcht vor raptusartigen Fehlhandlungen, die durch ihre erworbenen Gewalttäteranteile aufbrechen. Das bedeutet, dass die Furcht vor autodestruktiven Impulshandlungen und introjektgesteuerte Zwangsgedanken die Psychotherapiemotivation der Klienten äußerst stark behindern.

Als paradoxes Phänomen charakterisieren die drei Diagnosegruppen annähernd gemeinsam, dass man immer eine paradoxe Mitverantwortung nach schweren Beschämungen und Beschuldigungen durch TäterInnen erlebt, obwohl es rational dafür nicht den geringsten objektiven Grund gibt. Außerdem stellen die Klienten heraus, dass man bei großer Gewalt nur eine gelähmte Zuschauerposition innehat und innerlich zum Mitschwingen gezwungen ist.

Die abschließenden Bemerkungen der repräsentativen Patienten mit den o. g. Diagnosen waren entsprechend der obigen Vorbemerkungen dann in ähnlicher Weise traurig und klar, was den Aspekt des Einredens von Scham und Schuld durch Täter angeht. Hier sagten die Klienten aus, dass die egozentrische Vehemenz der Tätertypen eine existenzielle Bedrohungsatmosphäre und pseudomoralische Drucksituation schaffe, wodurch Prägungen unabwendbar werden würden. Ebenso fatal ist die Beschreibung und traurige Gewissheit der Patienten, dass man, wenn man abhängig und ängstlich sei, wie das bei kleinen Kindern der Fall sei, mit Scham- und Schulddynamik immer bleibende Einflüsse hinterlassen könne.

Die Zusammenfassung der Antworten zu den dissoziativen Langzeittraumanachfolgestörungen zeigt, dass sich der Charakter der schwerwiegenden Reflexionen bzgl. der erlebten Gewalterfahrungen ändert. Die Aussagen werden hinsichtlich Schweregrad der pathologischen Deformierung durch die psychischen Gewaltabbilder umfassender und tiefer, was die Intensität der Prägung durch hilflos erduldete Gewalt seitens der Psychotraumaopfer unterstreicht. Die krankmachenden Langzeitauswirkungen der zwischenmenschlichen Gewalt werden paradoxerweise ziemlich gut beobachtet und ohne psychische Abwehrchance ins Seelische eingelassen. Es wird dabei auch beobachtet bzw. dissoziativ registriert, wie diese Gewaltprodukte durch spätere autodestruktive Impulse handlungswirksam werden.

4.7. Zusammenfassung der Forschungsergebnisse und Ausblick

Die Fragebogenerhebung zeigt mit vielfältigen und umfassenden Ergebnissen, dass die Themen Scham und Schuld in der Erfahrung unserer ambulanten Psychotraumapatienten eine überragende Rolle spielen. Daher kommt der Überwindung dieser komplexen Gefühlszustände eine große Bedeutung zu. Offenbar haben diese Thematiken auch einen zentralen Stellenwert bei der pathologischen Machtausübung der Tätersysteme, welche skrupellos beschämende und beschuldigende Demütigungen in ihre Unterwerfungsstrategie von schwächeren Individuen einplanen bzw. ganz bewusst zur Untermauerung von seelischen Abhängigkeitsverhältnissen einsetzen.

Das Phänomen der unbewussten Involviertheit von Opfern in Täterbindungssysteme sowie die Schwierigkeit, Scham und Schuld begrifflich zu fassen, wenn man bisher nicht in liebevollen Beziehungssystemen aufwachsen konnte, haben wir gleich zu Beginn unserer Studie bemerkt, weil Klienten aus allen Diagnosegruppen große Schwierigkeiten hatten, begriffliche Antworten auf unsere Pilotfragen zu finden. Daher konnten nach dem Befragen keine echten Häufigkeitsanalysen mathematisch erstellt werden, sondern nur aus der jeweiligen Gruppe der BeantworterInnen repräsentative AntwortgeberInnen der jeweiligen diagnostischen Bezugsgruppe ausgewählt werden.

Generell konnte durch die Diagnosegruppenanalyse der repräsentativen Antwortmuster belegt werden, dass die Definition und das Erleben von Scham und Schuld entsprechend der psychotherapeutischen Diagnosekategorien bzw. analog zu den psychotraumaorientierten Behandlungsschweregraden verschieden ist.

Je gravierender die negativen Beziehungserfahrungen von Therapieklienten sind, desto tiefer und umfassender sind deren Scham- und Schulderlebnisse. Diese Unterschiede schlagen sich in nahezu allen Fragekategorien nieder. Besonders groß ist der Unterschied von Scham- und Schulddefinitionen aller

Art, wenn man normalere Psychotherapiepatienten mit komplextraumatisierten, dissoziativen Patienten vergleicht. Das heißt, dass hier sowohl die schlimmsten frühkindlichen Erlebnisse als auch die aktuellen Scham- und Schuldkonstellationen auffallend unterschiedlich ausfallen. Gemeinsam ist meines Erachtens jedoch die Tendenz bei allen Klienten, dass die Bedeutung der negativen Erinnerung aus früheren Zeiten die schlimmen heutigen Repräsentanzen der negativen Erfahrung immer übertrifft. Das spricht wohl für die Nachhaltigkeit früher Erlebnisse – als auch für die Hypothese, dass man wohl vor dem Hintergrund nicht bewältigter negativer früher Erfahrungen demzufolge bei späteren Belastungen verstärkt leidet, weil man eine Wahrnehmungskerbe seiner Sensibilität nicht überwinden kann.

Ein weiteres Ergebnis der Piloterhebung aus der ambulanten Praxis ist, dass die körperlichen Symptome und somit die eigene Wahrnehmung und Beobachtung physiologischer Prozesse mit Zunahme der dissoziativen Traumaschweregrade stetig zunehmen. In psychodynamischer Hinsicht wird parallel erkennbar, dass die zwischenmenschliche Hilflosigkeit der Traumaopfer gegenüber den jeweiligen traumatisierenden Gewalttätern mit dem Schweregrad der seelischen Belastung ebenfalls größer wird. In der Hochstresssituation zwischenmenschlich erlebter Gewalt gelingt es den unterlegenen Individuen immer weniger, den interaktiven Überblick zu behalten, was, wo, wie geschehen ist. Die Grenzüberschreitungen der psychophysischen Gewaltwalze sind demzufolge später auch die tiefere Ursache für paradoxe Täterbindungsfixierungen, die besonders in der peritraumatischen Dissoziationsatmosphäre entstehen. Diese Prozesse gelten grundsätzlich auch für die vertiefende Chronifizierung von Täterintrojektionen und Täterübertragungen. All das wird in paradoxer Art und Weise von repräsentativen Psychotraumapatienten wahrgenommen und hilflos ertragen. Das offene Geheimnis der Gewalttäterprägung scheint zu sein, dass die TäterInnen durch das rigide, egozentrische, sadistische Festhalten an ihren akzentuierten Motiven zur Gewaltausübung ihre pathologische Sichtweise auch bei den Opfern mental-seelisch durchsetzen. Durch komplexe Maßnahmen wie Informationszurückhaltung über objektivere Handlungszusammenhänge oder Beziehungsperspektiven, wenn es beispielsweise um die Bindungsverlustängste von Kindern geht, gelingt es ihnen, sich viele pathologische Beziehungsvorteile und Macht zu sichern. In der Regel gelingt es bspw. familiären Gewaltopfern aufgrund der Beziehungsisolation des Tätersystems nicht, ablösende Entwicklungsschritte einzuleiten, weil sie andere Wahrnehmungsperspektiven gar nicht kennenlernen konnten. Signifikant ist demnach für die entwicklungsretardierten Gewaltopfer die erlebte Allmacht des Tätersystems, selbst wenn sie vor diesen existenzielle Ängste und Ekel empfinden.

Solange OpferklientInnen Macht und Bedeutung nach Kriterien der Tätersysteme definieren und vergleichen, werden sie auch in den psychotherapeutischen Beziehungen keine glaubhafte, attraktive Alternativkraft erkennen. Erst nach einem Infragestellen der alten Machtstrukturen und dem echten Austausch der Wertesysteme wird eine therapeutische Entwicklungsveränderung mühsam beginnen, da alte und frühe Wertehierarchien zähe und rigide Gummibänder sind, die beim schnellen Fortbewegen gewaltig zuschnippen können. Diese psychodynamischen Mechanismen sind in Form der Theorie der psychischen Regulationssysteme I bis VII im SPIM 30-Modell beschrieben worden (vgl. Vogt 2013, 2016, 2018). Alte Bezugssysteme der Täter stellen hiernach ein zentrales Reifungs- und Wachstumsverbot für die sich ablösen wollenden Individuen dar. Die therapeutisch aufgeklärten Klienten müssen daher die psychodynamisch paradoxen, unbewusst-ambivalenten und dissoziativen Wirkmechanismen von Täterübertragungen, Täterintrojekten und Täterbindungen kennen. Durch einzel- und gruppentherapeutische Maßnahmen können sie diesen psychophysischen inneren Schwankungen bzw. den psychosozial äußeren Vernichtungsdrohungen Paroli bieten. Das beinhaltet dann natürlich auch das psychoedukative Verstehen und emotionale Bewältigen von psychotraumatisch fixierter Scham und Schuld. Das alte, vormals erworbene Beeinflussersystem muss letztendlich als Ausblick auf die nächsten notwendigen und attraktiven Veränderungsschritte für die betroffenen Individuen überwunden werden.

Im SPIM 30-Therapieprogramm werden hierzu unterstützend bspw. Anklagestatement-Settings zur Überwindung der Opferohnmacht angeboten. Zur einsichtsfördernden Anwendung gelangen auch externalisierende Gestalt-Rollenschemata zur Verbegrifflichung von psychodynamischen Anteiledynamiken. Anteilesettings mit Ringdarstellungen helfen, Dynamiken auch in Wechselwirkung zur aktuellen Umwelt zu verstehen und zu verändern. Nachnährungssettings können helfen, körperliche Dauerspannungen zu reduzieren und frühkindliche Sehnsüchte von den Tätersystemen abzulösen. Soziale Rehabilitationssettings befördern schließlich auch eine abschließende Richtigstellung hinsichtlich des Wertesystems, also gesündere Wertesysteme in einer kleinen avantgardistischen Therapiegemeinschaft probehaft einzuführen. Durch dieses Anprangern der Schamlosigkeit der TäterInnen sowie das Beschuldigen der wirklichen direkten sowie der indirekten, täterloyalen

Schädigerfiguren entsteht langsam ein reiferer Begriff von objektiverer Scham und Schuld im Kontext einer niveauvolleren kleinen Gruppengesellschaft.

Kapitel 4

SPIM 30-Fallbeispiele zu Scham und Schuld

4.1 Therapiebericht über die Integration von Scham bei erlebter ritueller Gewalt

Irina Vogt

Der Patient, über dessen Therapieprozess ich berichte, leidet unter einer komplexen Posttraumatischen Belastungsstörung und einer DDNOS. Herr N. ist 47 Jahre alt und hat, bevor er zu mir in die Therapie kam, bereits eine analytische traumaorientierte Psychotherapie bei meinem Mann und eine zweijährige Gruppentherapie nach dem SPIM 30-Modell gemacht (vgl. Vogt, 2013). In diesen Therapien konnte er die schwere psychische, körperliche und sexuelle Gewalt, die er sowohl durch seine Mutter als auch durch die Schwester und insbesondere durch seine Großmutter erlebt hatte, bereits umfassend bearbeiten. Er beendete den Kontakt, zog weg und versuchte Beziehungen zu Frauen aufzubauen. Da er daran wiederholt scheiterte und entsprechend unter ödipaler Scham, Kompetenzscham und unter der Scham, dass seine Liebe unerwidert blieb, litt, suchte er die Therapie bei mir auf. Schmerzhaft, schambesetzt und verzweifelt sagte er in der Sprechstunde sofort: „Ich suche mir immer Frauen aus, die meiner Oma und Mutter ähneln. Irgendwie nehme ich die Warntöne nicht wahr."

Außerdem litt der Patient darunter, trotz verschiedener erlernter und gut abgeschlossener Berufsausbildungen und ständiger Bewerbungsgespräche keine Arbeit zu bekommen.

Der Leidensdruck bezüglich seines starken Übergewichts wurde zunächst von Herrn N. verbal nicht refelektiert. In meiner Gegenübertragung war er entsprechend sehr stark. Ich konnte das Thema zunächst nicht benennen, da ich befürchtete ihn damit zu demütigen und am existenziellen Schamkonflikt zu rühren. Ich schämte mich in mir, dass ich ärgerliche Gedanken hatte wie „Na, wie er aussieht, muss er sich nicht wundern, wenn er keine Arbeit und Frau bekommt". Erst später begriff ich, dass das Ausmaß meines Gefühls etwas mit dem extrem gehässigen Großmutterintrojekt von Herrn N. zu tun hatte. Ich spürte in den ersten Stunden der Akuttherapie großes Mitgefühl und Ärger darüber, wie Herr N. durch die Arbeitsamtsangestellte gedemütigt wurde. Er bewarb sich schriftlich und mündlich immer wieder und wurde abgelehnt. Er musste 10 Bewerbungen im Monat vorlegen. Ich teilte meine Gefühle mit und Herr N. bekam Zugang zu der abgewehrten Scham, die durch die ständige Demütigung entstanden war. Er reflektierte auch über die Abspaltung seiner Gefühle von Wut, Ärger und Trauer und sagte resigniert: „Ich funktioniere, wie schon immer."

Ich schrieb ihm etwas für das Arbeitsamt und bat aufgrund der ständig erlebten Demütigung und Misserfolge um das Aussetzen der Aufforderung zu ständigen Bewerbungsschreiben. Herr N. kam sehr entlastet vom nächsten Arbeitsamtstermin zurück. Die Frau habe gesagt, dass er ja wirklich sehr fleißig sei, sie ihm vertraue und zunächst keine Bewerbungsschreiben mehr sehen wolle. Nach einiger Zeit wurde Herrn N. eine relativ interessante Ein-Euro-Tätigkeit angeboten. Nach dieser Stunde sagte Herr N., gefragt nach seiner Deutung eines Traumes: „Ich öffne Dinge, die ich noch nie gesagt habe." Der Patient sprach dann von seinen Amnesien der ersten Lebensjahre und sagte, dass er denke, dass er seine Frauenprobleme werde lösen können. Er habe viele kleine innere Bildsequenzen, die er noch nicht zuordnen könne, die sich um Kinder, Jugendliche und Blut drehen. Diese Bilder habe er eigentlich schon immer. Aber er wisse nicht, woher diese Fantasien kämen. In der Therapie kamen wir zunächst zu Assoziationen betreffs der Abtreibungsversuche seiner Mutter, da diese das Kind von „diesem psychiatrischen Mann" nicht haben wolle. Die Großmutter habe der Mutter dabei geholfen. Ich spürte, wie ich diese Traumatisierungen mit dem Patienten genauer durcharbeiten wollte, er aber einen anderen Weg verfolgte.

Herr N. äußerte seine Ängste hinsichtlich der Traumaexpositionsarbeit, die sich um die Befürchtung, es vielleicht gar nicht wissen zu wollen, und die Angst zusammenzubrechen, drehten. Zu Beginn der nächsten Stunde reflektiert Herr N. über seine Ängste, die er dem verinnerlichten Mutterintrojekt zuschreibe. Seine Mutter sei eine sehr ängstliche Frau gewesen, die sich nicht gewehrt habe. Unter der Wohnung sei ein Schmuckgeschäft gewesen und es habe mehrmals Einbrüche gegeben. Sie habe nie die Polizei gerufen. Sie sei auch sehr bequem und dicker als er selbst gewesen und habe sich vor Behördengängen gedrückt. Da er das Thema des Dickseins anbrachte und vom Mutterintrojekt bzw. vom Implantat sprach, nahm ich sozusagen die Gelegenheit beim Schopfe und sagte, dass der Körper wohl nicht ihm gehöre. Herr N. weinte und sagte: „Das Leben gehört mir noch nicht."

Da wir die Traumaexpositionsarbeit vereinbart hatten, verschoben wir eine mögliche Anteilsarbeit, die drei Stunden später dann stattfand. Herr N. erinnerte, wie er mehrfach von der Mutter im nassen, muffigen Keller, der nach Kohlen und Kartoffeln roch und ihm wie eine Tropfsteinhöhle vorgekommen sei, eingesperrt wurde, wenn diese oben Männer empfing. Spinnen und Käfer seien über den Körper gekrochen und die Mutter habe ihn dann übellaunig mit einem Abwaschlappen abgewischt. Er habe aus einem Gespräch zwischen Großmutter und Mutter herausgehört, dass sie ihn an den Mann verkaufen wollten. Der Mann wohne auf einem Bauernhof. Herr N. erzählte von einem wiederkehrenden Albtraum, den er schon seit vielen Jahren habe. Da sei ein heruntergekommener Bauernhof mit viel Wald. Im Hof werden Menschen geschlachtet und Menschenteile liegen herum.

Herr N. berichtet daraufhin von starken Gegenstimmen, die von „Das stimmt nicht, halt den Mund, du bildest es dir ein" bis zu „Bring dich um" oder „Du gehörst, wie dein Vater, in die Psychiatrie" reichen. Wir beschließen eine Anteilsarbeit mit Ringen durchzuführen. Herr N. sagte noch, dass er das Gefühl von Implantaten habe, und meinte damit das Ausmaß und die Schwierigkeit, die Kontrolle darüber zu halten. Er legte jeweils einen Ring für die innere Anteilsstruktur von Großmutter, Mutter und Schwester. Im Ring der Großmutterstruktur beschreibt er das Körpergefühl als klein und sehr dick und sagt, dass es wichtig sei, Arbeitslager und Konzentrationslager einzuführen, dass ein deutscher Mann eine deutsche Frau brauche und das bezüglich des Essens alles Quatsch sei, was Ärzte sagen. Sie esse gern und viel Fleisch.

Die verinnerlichte Schwesterstruktur machte sich lustig über Herrn N.: „Dieser Schwächling, diese Witzfigur, der macht Therapie und liebt Ausländer, der bräuchte mal ne Tracht Prügel, diese Missgeburt. Mein Mann hat Freunde in der rechten Szene und es hat überhaupt keine Gaskammern gegeben. Der hat ja keinen Nationalstolz." Herr N. gab an, er spüre körperlich die Brüste.

Im Reifen der Mutterintrojektstruktur äußerte er: „Was soll das hier. Ich warte nur noch auf den Tod. Dieses beschissene Leben." Herr N. verließ fluchtartig den Reifen und sagte: „Diese Depression ist für mich die Hölle." Er hatte das Körpererleben einer sehr festen dicken Bauchfalte. Als er wieder auf seinem Stuhl saß, bemerkte er, dass er sich selbst ganz anders fühle.

In der nächsten Therapiestunde berichtete Herr N. davon, wie er sich im Schaufenster sah und dachte, nein, das bin ich nicht. Er fühlte sich im Inneren ruhiger und gelassener und hatte nicht mehr so stark mit der Regulation der inneren Stimmen zu tun. Insbesondere das rassistische, faschistoide Großmutterimplantat habe ihn bei Straßenbahnfahrten, wenn Ausländer mitfuhren, sehr zu schaffen gemacht. Er hatte immer Angst, plötzlich solche aggressiven Sätze zu äußern.

Wir beschäftigten uns mit der Lebensgeschichte der Großmutter, um diese Fixierung an das Implantat weiter zu lösen. Da erinnerte sich Herr N. mit viel Scham, dass er noch im Alter von 14 Jahren seine Großmutter überall massiert habe. Ich spürte in der Gegenübertragung Ekel und sexuelle Erregung. Er äußert ein Nebelgefühl und Bilder von fremden Frauen.

Die nächste Stunde beginnt Herr N. mit dem Satz, „dass es schon so lange im Kopf herumgeistere", und setzt damit zielführend seinen Therapieprozess fort. Er berichtet von Bildern, akustischen und olfaktorischen Intrusionen, und wir gehen in die Traumaexposition über. Ich möchte hier die Erinnerungen von Herrn N., deren Durcharbeitung viele Stunden Traumaintegrationsarbeit gebraucht hat, zusammenfassen. Herr N. ist mit anderen Kindern von einer perversen Tätergruppe, vorrangig Frauen, in Käfige mit Stroh gesteckt worden. Das Spielzeug der Kinder waren Knochen. Die Kinder mussten einerseits zuschauen, wie jugendliche Mädchen sexuell geschändet wurden, und wurden selbst auf das Barbarischste sexuell, körperlich und psychisch zugerichtet. Er erhielt Spritzen und wurde durch einen Mann im Arztkittel unter Hypnose gesetzt und konditioniert. Lange quälten ihn schon akustische Intrusionen von Klopfzeichen, die sich durch die Integration auflösten. Herr N. erzählte auch, dass der Zahnarzt später zu ihm gesagt habe, dass man bei ihm ja alles ohne Betäubung machen könne, sogar eine Wurzelbehandlung.

Im Kontext der brutalen Folter konnte er jetzt verstehen, dass er Schmerzen völlig dissoziiert hatte. Herr N. hatte starke Intrusionen von Blut, Blutgeruch, einem toten Baby und sehr starken Schuldgefühlen. Er äußerte Scham, dass er diese Bilder habe und Scham, dass man ihm das ansehe. Langsam konnte er den Fakt annehmen, dass er gezwungen wurde, ein Baby zu töten und dabei gefilmt wurde. Dann ängstigte Herr N. sich und befürchtete, ob der Flut an Erinnerungsprozessen diese nicht mehr auszuhalten. Er schreie innerlich.

Ich forderte ihn auf und er nahm dankend die Einladung an, am Wutsack mit der Keule die Wut herauszuschreien. Er schrie: „Ihr seid keine Menschen. Ihr seid Mörder, Sadisten. Ich will meine Menschlichkeit bewahren." Danach spürte er starke Traurigkeit und Schmerz. Wieder auf seinem Stuhl sitzend, berichtete er davon, bei einem gewissen Aggressionslevel das Bild dieses Folterraums und des Blutes gesehen zu haben und dabei sehr auf seine Kontrolle geachtet zu haben. Das Großmutterintrojekt lachte ihn aus: „Haha, träum nur weiter."

In der nächsten Therapiesitzung kam Herr N. befreiter und meinte, er habe keine Albträume mehr und viel weniger Erinnerungsbilder.

Da er bereits seit Längerem geplant hatte, wieder einmal an einer Kurzzeitgruppe (KPM im SPIM 30-Programm – vgl. Vogt, 2016) teilzunehmen, besprachen wir das Setting einer Gerichtsverhandlung. Es gelang ihm dank seiner guten Vorbereitung, für die er sich Unterstützung in der Selbsthilfegruppe geholt hatte, und dank der reflektierten und empathischen Gruppenteilnehmer sehr gut, die Gerichtsverhandlung während der Gruppentherapie durchzuführen. Am Ende des Settings bekam er von allen Gruppenteilnehmern und den Therapeuten warme Umarmungen.

In den nächsten Einzeltherapiestunden erinnerte Herr N., wie er insbesondere von einer blonden Frau zu ihrem Liebling gemacht worden sei. Er realisierte mit AHA-Effekt, dass er solch ein Fantasieidealbild seiner Traumpartnerin habe. Diese Frau aus dem Kult sei einerseits sehr lieb zu ihm gewesen, andererseits sei während der sexuellen Folter das Gesicht zu einer teuflischen Fratze geworden. Voller Entsetzen meinte Herr W., dieses Mädchenbaby, das ich töten musste, war mein Kind. Das Kind sei zu einem Kultfest geopfert worden. Bilder von Kutten, Feuerschalen und Klänge mittelalterlicher Gesänge rundeten das Erinnerungserleben ab. Aus der Täterperspektive äußerte er: „Wir wollen Leichen. Wir nehmen die Energie des Babys auf. Das Fleisch muss roh gegessen werden. Diese Energie macht uns zu Göttern."

Während des gesamten Therapieprozesses wiederholen sich Sequenzen, in denen Herr N. über sein Erleben spricht, ob es nun Fantasie oder Erinnerung sei. Er spüre mehr innere Ruhe, wenn er es als seine Erinnerungen akzeptiere und merke, wie er an Selbstbewusstsein und Abgrenzungsstärke dazugewinne.

Der aktuelle Stand der Behandlungsarbeit ist, dass der Patient seit längerer Zeit einer interessanten Arbeit auf der Basis eines 1-Euro-Jobs nachgeht. Er berichtet manchmal schon mit Freude über seine Fähigkeit, Lösungen zu suchen und zu finden, die er seit seiner Kindheit her kenne. Wir kamen gemeinsam auf das Stichwort des Posttraumatischen Wachstums. Er könne sich auch wesentlich besser gegenüber rassistischen Äußerungen im Arbeitsteam abgrenzen. In letzter Zeit gerät Herr N. an für ihn bessere Ärzte, die ihn nicht gleich wegen seines Übergewichts wegschicken, sondern ernsthaft nach den Ursachen forschen. Das ist für mich als Therapeutin ein Ergebnis, welches ich in vielen Therapieverläufen von Patienten mit extremen Gewalterfahrungen erleben konnte. Nach einer langen Zeit von Traumaaufarbeitung und Integration führt der Weg auch zu kompetenten Ärzten, die die organischen Schäden ernsthaft diagnostizieren und therapieren.

Therapeutisches Fazit

Der Fallbericht des Herrn N. zur Aufarbeitung seiner sexuellen, rituellen Gewalterfahrung, in deren Folge eine schwere dissoziative, komplexe Traumanachfolgestörung entstanden ist, zeigt nach meiner jahrelangen Therapieerfahrung mit solchen Klienten typische deutliche Abwehrmuster. Da ist zunächst sehr viel Dissoziation, Regression, Identität mit dem Aggressor und Introjektfixierung. Durch die Therapie lockern und lösen sich die dissoziativen Barrieren, der Hypocampus wird durch die Verarbeitung größer, die Patienten entwickeln Selbstwert und erleben Selbstwirksamkeit. Die stärkere psychophysische Belastbarkeit ermöglicht ihnen nach Anerkennung ihres Opferdaseins endlich auch die Scham- und Schuldthematik aus dem Realisieren der Täterintrojekte zu bearbeiten.

Abschließend möchte ich noch hervorheben, dass es in diesem beschriebenen Fallbericht für mich persönlich das erste Mal so war, dass ein Patient so häufig davon sprach, schon seit seiner Kindheit unter solchen inneren Bildern gelitten zu haben. Er habe sie bloß nicht zuordnen können. Ich bin in der Bearbeitung daher relativ sicher von faktischem Wissen ausgegangen. Das ermöglichte dem Patienten auch immer mehr Vertrauen aufzubauen und extrem schamhaft besetzte Themen zu äußern.

4.2 Fallvignetten zur demütigenden Kraft des Beschämens und Beschuldigens und SPIM 30-Behandlungsimplikationen

Ralf Vogt

Im Laufe vieler Behandlerjahre sah und erlebte ich viele Traumaklienten daran verzweifeln, dass sie sich nicht den frühen seelischen und körperlichen Gewaltübergriffen stellen konnten, weil sie noch in der heutigen Therapiezeit an der Scham und Schuld über diese Vorkommnisse leiden. Ursachen dafür sind langfristig chronifizierte Täterintrojekte in Form der dissoziativ verinnerlichten gestörten Wertesysteme der TäterInnen als auch die zusätzlich empfundene Scham und Schuld des Selbst, diese Prozesse in der frühen Kindheit nicht richtig durchschaut und verhindert zu haben. Aus diesem Grund möchte ich drei Fallvignetten aus der SPIM 30-Behandlungserfahrung als Exempel anführen, bei denen nachträglich eine Reflexion von Scham- und Schuldgefühlen möglich wurde. Diese waren Ausdruck einer Mischung aus lange chronifizierten Täterwertesystemen und magischer Eigenverantwortung in Fortsetzung der opferzentrierten Beschämung und Beschuldigung und formten sich in einer dissoziativen Selbstentwertungsschablone aus. Erst durch die Aufdeckung der realen körperlichen wie seelischen Gewalt konnte eine Klärung dieser Zusammenhänge erfolgen.

Spiel und Bestechung – eine DESNOS-Fallvignette

Renata lernte ihren Stiefvater im 2./3. Lebensjahr kennen. Da die Mutter in ihrer Arbeitstätigkeit bestimmte Schichtdienste einhalten musste, war das Kind mit dem Stiefvater zu den verschiedensten Tageszeiten allein zu Hause. Ab dem 4./5. Lebensjahr begann dieser neue Familienvater, der sich bis dato relativ freundlich und wohlwollend mit dem Kind befasst hatte, eigentümliche Spiele in Abwesenheit der Mutter zu kreieren. Mit dem lustigen Vorwand, Blinde-Kuh spielen zu wollen, verband er dem Kind die Augen. Dann sollte Renata den Mund öffnen und raten, was ihr der Stiefvater in den Mund steckte. Das waren komische Gegenstände und auch sein Penis. Als das Spiel allmählich als „normaler Spaß" quasi vom Kind angenommen worden war, ließ der Stiefvatertäter den Umweg über die Augenbinde mit neuer Selbstverständlichkeit weg und führte den Penis gleich mit positiver

Stimmung in den Mund des Mädchens ein. Jetzt sollte sie raten, was da so für komische Sachen rauskommen, wenn man daran reibt usw.

Der freundliche Spaßton wurde, in routinierter Weise, über die nächsten 2–3 Jahre zunehmend nüchterner und das Kind hatte im Anschluss an die lustige Anlernphase die Anweisungen des Stiefvaters jetzt genauer zu befolgen. Dass der Mutter davon nichts zu erzählen sei, war einerseits als Ehrensache deklariert worden, es galt schließlich als gemeinsames Geheimnis. Das Schweigen des Kindes war aber auch durch Belohnungen wie Süßigkeiten und begrenzte Geldbeträge, die für ein Kind groß wirkten, erkauft. Außerdem befand sich das Mädchen schon im magischen Scham- und Schuldkonflikt, weil es sich selbst die Unrechtmäßigkeit des Vorgehens des Stiefvaters bis dato nicht bewusst gemacht, ein Schweigegelübte abgelegt und die Belohnungen für die geheimnisvollen Taten angenommen hatte. Dazu kam die verwirrende Erfahrung, dass die Spiele mit dem Stiefvater auch (scheinbar) Spaß gemacht hatten und sie in gewisser Weise ihre kindliche Zustimmung dazu gegeben hatte. Das Mädchen fand aus diesem Teufelskreis zwischen Beziehungssehnsucht nach einer positiven Bezugsperson auf der einen Seite und den eigenen o. g. Gewissensbissen auf der anderen Seite nicht mehr heraus. Dadurch konnte der Stiefvater die Aktionen allmählich steigern.

Das Kind musste später Gegenstände auch vaginal einführen, den Penis vaginal testen, dem Stiefvater beim Masturbieren nackt zuschauen, gemeinsam Pornofilme gucken, sich nackt auf den Schoß setzen u. v. a. m.

Die Mutter erfuhr davon nichts, wollte wohl auch darüber nichts Kritisches erfragen und war ohnehin emotional nicht so offen für das Kind wie der – nach außen hin – aufgeschlossene Stiefvater, der nur für Insider bedrohlich wirkte.

Erst als Renata in die Pubertät kam, unterband sie generell den vaginalen Verkehr. Das erreichte sie durch geeignete Ablenkungsmanöver, Fluchten zu Freundinnen an den Spät- und Nachtschichttagen der Mutter sowie durch vorgeschobene Krankheiten.

Dennoch dauerte es fast 20 Jahre, bis Renata sich entschloss, eine Traumatherapie zu beginnen. Die langen Anmeldezeiten zur Behandlung, die guten Alltagskompetenzen und Jobprobleme hier und da wurden als Verzögerungsalibi jahrelang vorgeschoben, womit eine Psychotherapie nicht angegangen wurde. Einen seelischen Spannungsausgleich hatte Renata durch Kiffen und eine regelmäßige Beziehung zu einer Krishna-Meditations-Gruppe für lange

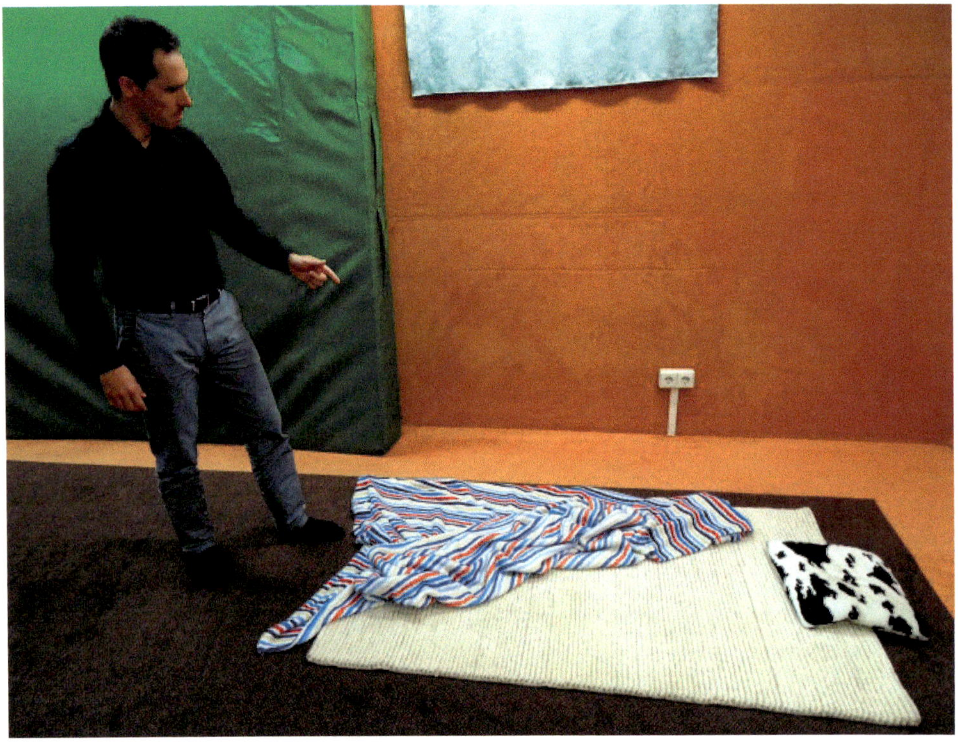

Abbildung 4.1: SPIM 30-Bildschirmtraumaarbeit mit Perspektivwechsel

Zeit gefunden. In der Psychotherapie spaltete sie monatelang die Übertragungen in Gut und Böse auf. Der Guru fungierte dabei quasi als der ersehnte positive Vaterersatz und ich musste als männlicher Psychotherapeut die negative Täterübertragung auffangen. Die unreflektierte Täterspaltung war schon allein dadurch fixiert, dass der Guru anscheinend nichts wollte, während ich durch unbequeme Befragungen etwas abforderte, was Renata atmosphärisch an die täuschende Nötigung aus frühester Zeit erinnerte. Renata konnte sich zunächst aufgrund ihrer heutigen Alltagsintelligenz in normalen Lebens- und Berufsfragen nicht vorstellen, was an so einer dissoziativen Täterübertragung eigentlich besonders sein sollte; intellektuell glaubte sie, alles erfasst zu haben. Das hatte sie als Kind damals auch geglaubt und so wurde ihr der beschämende Irrtum erst spät bewusster. Ebenso schwierig war es für sie, nach der verstrichenen, in ihren Augen vergeudeten Therapiezeit die Eigenregie der verdrehten Übertragungsinszenierung selbstverantwortlich zu ertragen. Dieses heutige Schuldeingeständnis war ebenso dissoziativ zu vermeiden, als ob es dadurch auch früher nicht geschehen sei. Lange überlegte sie, ob nicht die SPIM 30-Methodik der falsche Weg sei und die Settings nicht zu ihr passten. Traumaarbeit und Stiefvateranklagen traute sie sich auch nicht bzw. sie wartete auf eine gesunde Eingebung für die Settings als richtigen Start für die Initiative.

Erst mühsam konnte diese Klientin die Scham, den heutigen Irrtum nicht einzusehen und die heutige Mitschuld an der Interaktionsblockade in der Therapie nicht zulassen zu können, eingestehen. Erst als sie mit Sack und Keule den Verursacher-Stiefvater beschimpfen lernte und in der SPIM 30-Bildschirmtraumaarbeit mit Perspektivwechseln das hilflose Traumamädchen wiederfand, änderte sich die verdrehte Bremsung (vgl. Abb. 4.1).

Der dissoziative Täterschutz wurde trotz des formalen Hasses auf diesen Typen bewusst und die unerträgliche Minderwertigkeit des kindlichen Missbrauchserlebens kam in der realen Zuordnung wieder ans Licht. Dadurch entstand die erste echte positive Übertragung auf mich als Therapieersatzvater und der positive Behandlungsprozess konnte geradlinig beginnen.

Nötigung und Moralisieren – eine DDNOS-Fallvignette

Norbert war als Einzelkind im Haus einer wagenburgmäßig abgeschotteten Familie innerhalb einer kleinbürgerlichen Siedlung aufgewachsen. Die eigentliche Macht ging von der Mutter des Vaters aus, die für alle und von allen das Etikett der guten Oma trug. In einer Redewendung, die Norbert unbewusst treffend verwendete, bezeichnete er die Oma als „gnadenlos – gut"!

Zu Beginn der Psychotherapie fiel der alleinlebende Mann im mittleren Lebensalter durch sein kindliches Auftreten auf. Er weinte, als er vom unverarbeiteten Tod der Oma sprach, die niemand ersetzen könne und durch deren Abwesenheit er sich so von guten Herzen verlassen fühle. In der Überzeichnung wirkte er irgendwie auch komisch wie ein Schuljunge, dem der erste Goldhamster im Leben gestorben war, das er zuvor für unendlich gehalten hatte. Er lebte überaltert noch im Eigenheim der Eltern, wo er es so bequem hatte; so ließ er meine kritischen Anfragen zum Entwicklungsziel mit gutmütigen Seufzern immer wieder ins Leere laufen. Auch für das aggressive Ausbremsen meiner Beziehungsanfragen hatte Norbert natürlich keine Antenne. Dass Gefühle dissoziativ weggespalten sind, konnte er sich in seinem omahaften Selbstmitleid nicht vorstellen. Er nötigte mich mit seinen traurigen Hundeaugen öfter zu tröstenden Worten oder solidarischen Ärgerbekenntnissen, wenn

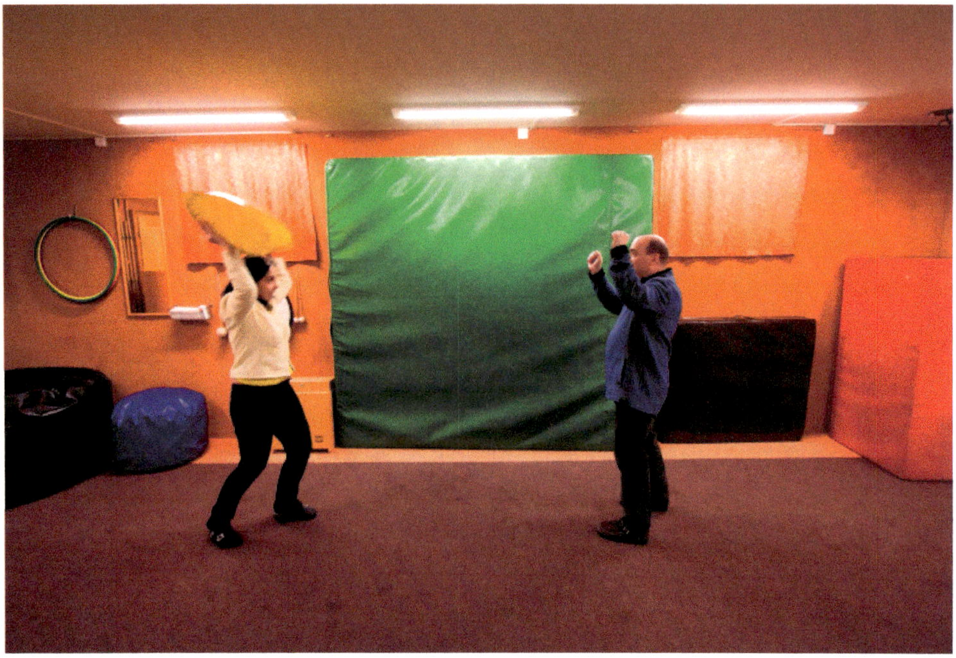

Abbildung 4.2: Sackwerfen als SPIM 30-Setting

ihm die Wirrungen des Lebens anscheinend wieder übel mitgespielt hatten. Deutungen zu dissoziativen Reinszenierungen lauschte er aufmerksam im Stile eines Osterhasen, der überrascht ist, dass man zu Weihnachten die Geschenke nicht verstecken soll. Das heißt, er erzeugte ohnmächtig machende Wiederholungsschleifen, die bei ungeübter Selbsterfahrung auch Psychotherapeuten autoaggressiv und selbstzweifelnd dumm machen, wenn man den radioaktiven Wind der Dissoziation nicht erspürt. Der Durchbruch kam in dieser Psychotherapie erst mit dem Experiment, von zuhause auszuziehen und eine schwesterlich-aggressive Beziehung zu einer Freundinfrau als Kuddelmuddel einmal auszusetzen. Dadurch konnte ich erstmalig richtig in die negative Elternübertragung rutschen und wirkte so offenbar wirklich böse, was mir der Klient mit einer gewaschenen depressiven Krise demonstrativ honorierte. Mithilfe des SPIM 30-Settings der Auseinandersetzung mit den Kontaktstäben und dem Kampfsack als interaktivem Wurfobjekt gelang es erstmals, eine negative Übertragung sichtbar zu machen. Der Klient wunderte sich bei den Stäben zunächst über seine Kampf-Druckimpulse, die er anfangs als Spaß an der Bewegung abtun wollte. Beim Sackwerfen steckte er zunächst Wurftreffer ein, weil er sich nicht verteidigen wollte, um mir so moralisch überlegen zu sein. Danach ärgerten ihn meinerseits (dosiert) ausagierte Wurftreffer jedoch so sehr, dass er nun gleichwertiger zu werfen begann (vgl. Abb. 4.2).

Sehr überrascht war Norbert nach dieser Stunde, als er erstmalig feststellte, dass alle depressiven Gefühle weg waren und er danach sogar Lust zu weiteren Abgrenzungen zum Elternhaus und der Halbfrau empfand. Erst danach konnten Traumaarbeiten mit Bildschirmtechnik oder LMDR usw. neue Erkenntnisse ans Licht bringen, die das bisherige biografische Bild von Norbert völlig auf den Kopf stellten.

Er konnte erst jetzt fühlen, dass seine sogenannte Liebe zur Oma zustandsbezogen weder damals noch heute die Ansicht des gesünderen Jungen war.

Norbert steckte voller Omaintrojektbewertungsschablonen, die das eigene Selbst schwer verformt hatten. Im Grunde war es dem Schuljungen schon immer zuwider gewesen, pünktlich-täglich-und-immer zum späten Mittagessen nach Hause zu kommen. Andere Kinder aßen gemeinsam in der Schulspeisung und hatten nachmittags spontan Dinge vor, die für Norbert alle ausfielen, weil die Oma extra wegen ihm und dem Elternpaar gekocht hatte. Das gute Essen war nötigende Pflicht, weil sonst die Oma ganz traurig wurde. Wenn etwas nicht mundete (oder es den Anschein machte, als ob es nicht vorzüglich schmeckte), erfolgte seitens der Oma eine gnadenlose Anpassung im Stil einer beziehungsterrorisierenden Barmherzigkeit, mit der nun eine neue, individuell angepasste Leibspeise zubereitet wurde. Auch ein mehrmaliges Aufwärmen von Essen bei zufälligem Späterkommen war der Oma nicht zu viel. Ihr gelang es durch moralisierende Gehirnwäsche, die Erwachsenen wie das Kind in die dissoziative Gefühlsspaltung zu schicken, wo man sich am Ende für eigene Gefühle selbst verachtet, weil sie nicht der suggerierten Moralnorm entsprechen. Die dissoziativen Verdrehungen finden ihren Höhepunkt, als die Oma nach einem erstmals abgelehnten Essen des kalendarisch erwachsenen Mannes mit einem Schwächeanfall stürzt und ins Krankenhaus muss. Als sie wiederkommt, möchte sie gleich wieder in die Küche, obwohl (gerade weil?) der Klient, der sie von der Klinik abholte, keinen Hunger hat. Als er sich zurückzieht, stürzt die Oma in der Küche abermals und zieht sich dabei einen Oberschenkelhalsbruch zu, dessen OP sie am nächsten Tag nicht überlebt. Im dissoziativen Moralgefühl ist das Kind sowohl am ersten wie am zweiten Unfall schuld, obwohl es offiziell niemand so ausspricht.

Die therapeutische Befreiung gelingt erst nach dem Wiedererleben der widerwärtigen Frustrationsohnmacht auf die Oma. Nachdem Norbert beseelte Anklagen mit Sack und Keule an die Oma bis hin zum ungezügelten Hass zeigen kann, bricht der dissoziative Damm. Vergleicht man dieses Ergebnis mit der Eingangssymptomatik, so kann man nur verblüfft sein darüber, wie das anfangs dargestellte Leid und die häufige dissoziative Gefühlsabwehr zur Auflösungsszene passen. Erst nach diesem Weg mit vielen psychagogischen Diskussionen zu paradoxen Täterintrojekten kann die reifende Gefühlsdifferenzierung nach Durcharbeiten der traumatischen Unterwerfung erfolgreich beginnen.

Chaos und Folter – eine DIS-Fallvignette

Im Gegensatz zu den obigen Fallvignetten hatte der Fall von Doreen eine ganz andere Scham- und Schuldstruktur. Hier gab sich niemand Mühe, etwas als Blinde-Kuh-Spiel zu verschleiern oder als gute Absicht mit reinem Herzen zu moralisieren. Hier war alles einfach direkt brutal und das sollte Doreen auch gleich spüren, fürchten und befolgen lernen. Das Kind wurde von Vater, Stiefvater, Stiefopa und anderen Männern sexuell vergewaltigt und für die sexuelle Ausbeutung rechtlos versklavt. Es sollte gar nicht auf die Idee kommen, eine eigene Meinung, Ansicht oder Wünsche zu haben. Es galt das Gebot zu gehorchen, vorausschauend zu Diensten zu sein und sich nicht zu beklagen. Das Beschämen und Beschuldigen war also nichts Besonderes, eher der Alltag der allgemeinen Beziehungshierarchie. Im übertragenen und fast auch im wörtlichen Sinne wurde dem Kind durch Folter das Rückgrat gebrochen, damit es nicht auf die Fantasie einer Flucht käme, in der Schule etwas verriete oder die faschistoide Struktur in der Kinderpornoringfamilie in irgendeiner Form in Frage stellte.

Aufgaben in der Familie waren für das Kind nicht berechenbar. Ob sie heute zur Schule gehen konnte, für Sex gebraucht wurde, eine bestimmte Arbeit erledigen sollte, war bis zum letzten Augenblick unklar. Es konnte den Bestimmern sozusagen von jetzt auf gleich etwas einfallen, was sofort ohne nähere Begründung umgesetzt werden musste – oder eben trotz Ankündigung plötzlich ausfiel. Das Chaos gehörte zum System der Willkür, dem sich das Kind unmittelbar zu beugen hatte. In der Schule gab das Mädchen als Grund ihres Fehlens zumeist migräneartige Kopfschmerzen und infektbedingte Körperschwäche an, die als Begründungen dienen konnten, nach Hause gehen zu müssen. Das stimmte im Grunde ja auch, aber niemand fragte nach den Hintergründen für diese Schwächezustände. Weshalb von Seiten der Schule nicht nachgeforscht wurde, wodurch die Ausfälle zustande kamen, ob vielleicht sogar mit Wissen der Schulleitung diese Fehltage gedeckt wurden, bleibt ein Rätsel. Bekannt war nur, dass die Eltern nicht kooperativ waren und Elterntermine beruflich bedingt nicht möglich waren; immerhin brachte das Kind irgendwie die Schulnoten zustande, die zum Versetzen in die nächste Klassenstufe erforderlich waren. Insofern hat die Überlebensstärke des sich äußerlich behauptenden Schulkindes, welches auch mit Fieber in die Schule kam, das Wegschauen der Umwelt noch befördert.

Natürlich war das Kind wegen der vielen Fehlzeiten in der Klasse nicht sonderlich beliebt und hatte wegen der fantasierten Ausnahmeregeln durch die Mitschüler, die sich ja diesen vermeintlichen Sonderstatus des Mädchens irgendwie erklären mussten, noch zusätzliches Mobbingverhalten zu ertragen. Ein intensiverer Kontaktaufbau und ein normales Einladen von Mitschülern ins Elternhaus war dem Kind wegen der zu wahrenden Geheimnisse ohnehin strikt untersagt worden. Eigenartigerweise – bzw. in störungsadäquater Logik – erklärten Mutter, Stiefvater und Stiefopa die Außenwelt zum bösen Terrain und die innere Täterburg zur Eliteinsel für Auserwählte! Es spottet jeder Beschreibung, dass die rituell-organisierte Kinderpornosekte sich selbst als überlegene Gruppierung ansah und selbst die von ihr verübten sexuellen Gewalttaten als eine Art göttliche Zuwendung und gemeinschaftliche Freiheit deklarierte, sodass man sich vor der Außenwelt schützen müsse, weil deren Neid diese familiäre Eintracht nur zerstören wolle. Diese geozentrische psychopathische Verdrehung von objektiven und subjektiven Zusammenhängen haben wir sehr oft bei gestörten Familiensystemen beobachtet (vgl. Vogt, 2014, Verleumdung und Verrat). Täter spalten, geben Kindesschutz vor und foltern grausam. Kinder zerreißen seelisch, weil sie in ihrer Bindungssehnsucht Worte und Taten in einem verstehbaren Sinn erfassen möchten.

Besondere Grausamkeiten konnten auch völlig ohne Begründung umgesetzt werden. So wurde das Kind bei Dunkelheit in einem stallähnlichen Verschlag kaum bekleidet eingesperrt und musste auf dem Boden schlafen, wo Mehlwürmer krabbelten. Diese Würmer krochen natürlich überall über die Haut und in Körperöffnungen hinein. Extremer Ekel, vernichtende Schamgefühle und riesige Todesangst überfielen das Mädchen. Wenn sie sich, wegen der Kälte, an die Wand anlehnen wollte, wurde ihre Haut von Glaswolle zerkratzt. Sie hatte das Gefühl, der letzte Abschaum der Menschheit zu sein. Die Informationszurückhaltung – Was geschieht hier? Wozu? Wie lange? – rief wie von selbst Schuldgefühle und Ursache-Wirkungs-Fantasien hervor: War dies die Strafe für ein Fehlverhalten in der vorigen Woche? Hatte das Mädchen ein Gebet, eine Instruktion, eine wichtige Bemerkung überhört?

War durch die Schule etwas herausgekommen? Und so weiter und so fort. Eigenschuldzyklen dieser Art entstehen fast immer in einer emotional hoch erregten ängstlichen Innenwelt. Sie führen zumeist zu Selbstzweifeln, ambivalenten Fantasien und depressivem Zwangsdenken. Der Mensch kann nicht mehr abschalten, weil die ohnmächtige Angst unerträglich ist (oder erscheint).

Die Patientin konnte in der Psychotherapie in meinem Beisein erstmals unter beruhigteren, abständigeren und erwachseneren Bedingungen nüchtern schlussfolgern, dass bspw. das Kind in diesem Tätersystem in eine „dreckige Elendsschlampe mit Grufftioutfit“ verwandelt werden sollte, weil manche perversen Sexkunden im Kinderpornografiering in ihrer kranken Geilheit eine „unschuldige Sexprinzessin aus der Gosse ficken wollten“. Es machte also einen bestimmten psychopathisch-kriminellen Sinn, diese Prozedur im Ekelsetting durchzuziehen. Die totale Unkenntnis des traumatisierten Kindes wirkte luststeigernd für die Täter im Verkauf und Gebrauch des Objektes.

Die Psychotraumatherapie war für Doreen ein hartes Stück Arbeit. Sie überschwemmte mich förmlich mit schweren Täterübertragungen, obwohl ich ja – quasi von ihr bezahlt – in ihrem Auftrag arbeitete. Ihre dissoziativen Täterintrojekte setzten mir mit Aggressionen, Überheblichkeiten und Abwertungen jeder Art zu. Offiziell wusste sie durchaus, was Dissoziation ist, praktisch nutzte dieses Wissen fast gar nichts, weil die Alltagsmanagerstruktur anfangs viel zu schwach ausgeprägt war. Den am meisten kooperativen Täter(introjekt-)strukturen musste ich zunächst schrittweise überhaupt erst klar machen, dass man mir nicht jeden Hassimpuls, jede Verachtungsfantasie oder auch jedes dumme Verhalten der Umwelt mitteilen müsse, weil das schlicht und einfach die wertvolle Therapiezeit zunichtemachte. In der oszillierenden Opfer-Täter-Bindung reagierten Anteile von Doreen auf Kritik sofort wie ein gekränktes Kind, der man mitten ins Herz gestochen hätte. Schwenkte ich therapeutisch auf Mitgefühl und Verständnis um, so konterte sie mit paranoiden Gegenfragen zu meiner Befindlichkeit, examinierenden Rückmeldungen zu Ton und Kontext meiner Beiträge oder auch mit einfachen Abwertungen, dass ich ja wohl nicht viel aushalten würde. Diese Anteile beschämten und beschuldigten jetzt also im Täterbindungsstil mich, um immer wieder die therapeutische Hauptarbeit zu boykottieren. Genaue Erinnerungen an schwer traumatisierende Vorfälle gab es zu Beginn der Therapie nicht. Typisch waren zunächst dissoziativer Nebel und körperliche Schmerzen aller Art.

Einen Fortschritt brachte z. B. eine Form der FSA-Anteilearbeit (vgl. Abb. 4.3).

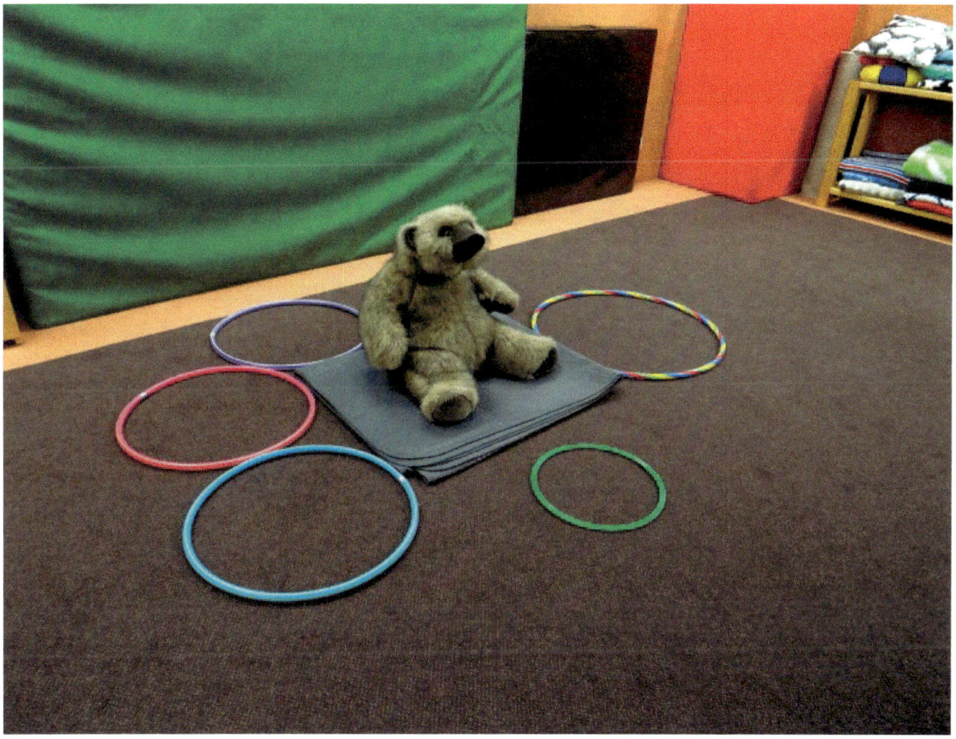

Abbildung 4.3: FSA-Anteilearbeit im SPIM 30-Setting

Hier ist die Position von Doreen durch den Grizzlybären dargestellt. Auf ihrer linken Seite sind die vielen Traumakindanteile durch den bunten Reifen symbolisiert. Auf der gegenüberliegenden rechten und rückwärtigen Seite liegen die Täterimplantats- und Täterprogrammanteile (vgl. Vogt, 2013, S. 133-189). Mithilfe dieser Fokussierten Szenenarbeit konnten sowohl diagnostische Darstellungen zu Problemkonstellationen im wahrgenommenen inneren Anteilemachtkampf von Doreen als auch explorative Anteiledialoge zur Psychotraumaexposition in Doreen sowie lösungsorientierte Statediskussionen mit Doreen und mir als Außenbefrager durchgeführt werden. Die FSA-Technik ging also auf die Zersplitterung der DIS-Patientin besser ein, als mir dies sonst durch flexible Dialogführung allein möglich gewesen wäre. Ich durfte also ab einer gewissen Beziehungsvertraulichkeit zu Doreen aktiver die Innenregie von Doreen mit erfassen und in bestimmten Abschnitten selektiv befragen, wodurch unsere zum Teil unfruchtbaren Ping-Pong-Dialoge verringert werden konnten, ich wesentlich mehr Traumainformationen erhielt und Doreen die konkrete Erfahrung eigener Alltagsmanagerkonferenzen machte, was auch als ein Training für zuhause dienen konnte.

Fazit der DESNOS-, DDNOS- und DIS-Fallvignetten

Beschämen und Beschuldigen sind zentrale psychodynamische Prägungsformen von Tätern gegenüber ihren Opfern im psychotraumatischen Interaktionsprozess. Wenn bspw. Kinder sehr früh kontinuierlich beschämt und beschuldigt werden, erzeugt das sehr nachhaltig schwere seelische Abhängigkeitsmuster, die sich zunehmend auf alle Lebensbereiche auswirken und sich alterierend in diesen Lebensstrukturen ausweiten. Jugendliche oder erwachsene Traumaopfer können aber ebenso durch langandauernde und schwere zwischenmenschliche Gewalt beeinträchtigt und dauerhaft geschädigt werden. Entscheidend dafür ist das meist durchweg geschlossenes System von Beziehungs- und Wertestrukturen, denen das Individuum nicht entweichen kann. Normen und Regeln der Täter sind hier Dogmen mit tabuisierten Alleinstellungsmerkmalen. Die Variation der Einflussnahmen reichen dabei von freundlich-nötigend bis bösartig-menschenverachtend. Das Opfer ist in der Regel objektiv auf die Bindung und Beziehung angewiesen. Die seelische Unterwerfung ist dabei offenbar der einzige Weg, die unerträglichen Qualen des Beschämt- und Beschuldigtwerdens in gewisser Weise zu reduzieren, den geistigen Zerfall zu lindern und die körperlichen Strafen zu reduzieren. TäterInnen erleben durch Unterwerfungen einen beruhigenden Machtzuwachs, der gleichzeitig ihr eigenes Vorgehen in ihrem egozentrischen Selbstverständnis rechtfertigt. Die paradoxe Übernahme von Aspekten der Täterscham und Täterschuld durch das Traumaopfer führe ich anhand unserer Fallbeispiele auf bekannte negative psychodynamische Attribuierungsprozesse der Opfer zurück, weil sie als Opferesel quasi immer die Päckchen der anderen tragen. TäterInnen suggerieren ja auch häufig, dass das harte Verhalten von ihnen als Peiniger nur notwendig sei, weil das störrische Individuum doch sonst nicht folgsam wäre. Andererseits wirken sich hier auch peritraumatische und interaktive seelisch-mentale Täterintrojektionsprozesse als pathologisches Abbild aus (vgl. Artikel zur SPIM 30-Täterintrojekttheorie in diesem Buch). Das heißt, durch den Zerfall der ICH-Grenzen beim Opfer übernimmt es multiperspektivisch Täterpositionen in dissoziativen Momenten. In diesen Momenten ist dem Traumagewaltopfer nicht bewusst, dass eine fremdartige Perspektive das eigene Seelenfeld bedruckt hat und somit eine psychomentale

Fehlleistung im Gerüst des ICH entstanden ist. Das Opfer als Eigentümer des Seelenapparates glaubt vielmehr, dass diese fremde Perspektive ICH-synton zu ihm gehört, obwohl es sich eigenartig (wie fremd) anfühlt. Die in traumatischer Furcht gefundenen Selbsterklärungen, mit denen innere Widersprüche erklärt oder gelöst werden sollen, werden mit Zunahme des Störungsgrades immer magischer (vgl. Vogt, 2013, S. 71-75).

Solchen peritraumatischen Seelenstress kann man täterseitig auch durch ein System der Informationszurückhaltung befördern, weil diese die ängstlich-labilisierende Erlebensform des unterlegenen Opferindividuums prägungssensitiv im Sinne der TäterInnen ausweitet. Dadurch, das Opfer in Unwissenheit und nebliger Angst schmoren zu lassen, werden Selbstbeschämungs- und Selbstbeschuldigungsprozesse im seelischen Apparat des abhängigen Menschen wie von selbst in Gang gesetzt. Im Wesentlichen kann man die Opferscham und Opferschuld im Kontext der bindungs- und beziehungsmächtigen Täterfiguren in einer Stufentabelle zusammenfassen (s. Tabelle 4.4 auf Seite 138).

Diese Tabelle zeigt, dass das Scham- und Schulderleben des Opfers einen immer komplexer werdenden Chronifizierungs- und Teufelskreis darstellt, welcher nur durch eine ebenso komplexe psychagogische Bearbeitung sowie komplexe Settinggestaltungen behandelt werden kann. Das gehen wir im SPIM 30-Programm mit empirisch-analytischer Psychagogik und Methodik (s. o.) an. Als magisch-dissoziativ betrachten wir Denk- und Verhaltensweisen, welche durch traumatische Prägungen entstanden sind. Sie zeigen eine sehr symptomfixierte, infantil-hartnäckige und paradox-logische Struktur, die dem Traumaopfer seinerzeit das Überleben erleichtern konnte, aber in der heutigen Zeit die Therapie schwer ausbremsen kann.

Traumatisierungs- und Behandlungsstufen von Scham und Schuld in SPIM 30
1. *Traumatisierungsstufe* ↓ Äußere TäterInnen Beschämen und Beschuldigen mit konkreten Machtinteressen ↑ Opfer reagieren mit Anpassung, Unterwerfung und Kapitulation
! Zeit und Umfang der negativen Einflussnahmen führen zur Chronifizierung
2. *Traumatisierungsstufe* ↓ Durch den nachhaltigen Beschämungs- und Beschuldigungsmodus entstehen Täterintrojekte verschiedener Schweregrade und setzen psychodynamische Vorgänge im Inneren der Opfer alterierend fort ↑ Opfer reagieren mit hilfloser Verwirrung, schleichender Selbstentfremdung und paradoxer Selbstbezichtigung
! Isolationsgrad und Massivität der Täterintrojekte führen zu weiteren Chronifizierungen und Alterierungen
3. *Traumatisierungsstufe* ↓ Durch komplexe Vernetzungen von Täterintrojekten entstehen Formen des magisch-dissoziativen Anteilekarussells von Täter- und Opferanteilen ↑ Opfer reagieren mit dissoziativen Spaltungen, täterorientierten Persönlichkeitswandel und nachträglicher Identifikation mit den Aggressoren
! Schwere der dissoziativen Zersplitterungen und der Traumaanteilezirkel entsprechen dem Zerstörungsgrad der Psyche
Die therapeutischen Antworten im SPIM 30-Konzept
Therapieantwort auf Stufe 1 • therapeutische Briefe • Probedialoge im Rollensetting • Statements mit Sack und Keule • Aufstellung mit Beseelbaren Therapieobjekten • Veränderung von Außenkontakten durch Coaching • FSA zur äußeren Familie und wenn möglich Außendialoge mit den Verursachern
Therapieantwort auf Stufe 2 • Übertragungs-Introjekt-Rollenschema • Introjekt-Generationsschema • Anteilearbeit mit Ringen • Anklagen mit Sack und Keule im Echomodus • FSA zur inneren Psychotraumaexposition
Therapieantwort auf Stufe 3 • Psychagogik zu Überlebensschuld, Schicksalswut, Eigenvorwürfen der Verursachung, Fremdhoffnung auf Erlösung • Gruppendiskussionen zu Schicksalsvergleichen, Täterstrategien und Opferverhaltensweisen • Anteiledialoge im Ringesetting zu magischer Entfremdung des SELBST • intensivere Psychotraumaarbeit zur Störungs- und Chronifizierungsgenese mittels Screen-, LMDR-, FBM- und FSA-Settings • moralisch-therapeutische Gerichtsverhandlung im Einzel- und Gruppensetting

Abbildung 4.4: Empirische Beschreibung der SPIM 30 Traumatisierungs- und Behandlungsstufen zu Scham und Schuld

4.3 SPIM 30-Settingfallbeispiele zur Bewältigung von Scham und Schuld

Ralf Vogt

Die Auswahl der nachfolgenden Settingstrukturen ist eine spontane Zusammenstellung und nicht als hierarchische Rangfolge zu sehen. Was kann man bspw. anbieten, wenn Klienten sich beschämt fühlen, als Erwachsene über beschämende Gefühle aus der Kindheit zu sprechen?

In diesem genannten Fall können Stofftierdialoge eine wichtige Öffnungshilfe sein (vgl. Fotos 4.5a und b).

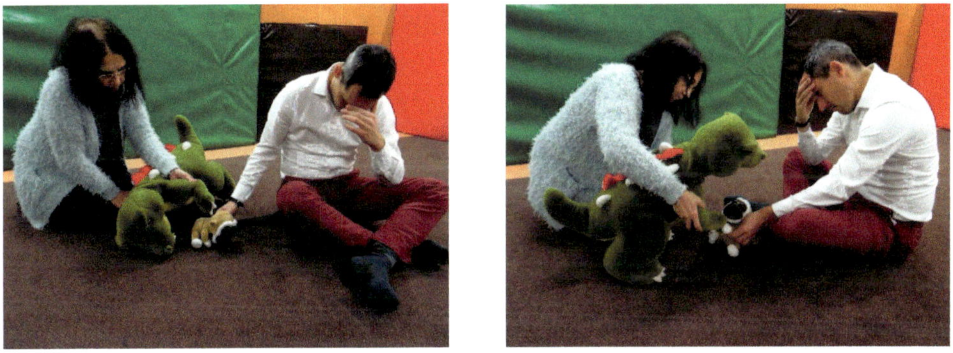

(a) (b)

Abbildung 4.5: Stofftiersetting bei Scham- und Schuldklienten

Zunächst werden die Klienten dazu angehalten, zwei Stofftiere nach spontanem Gefühl auszuwählen, eines für sich selbst und eines für den Therapeuten. Bereits diese Auswahl ist klinisch interessant, weil sie etwas über die symbolisierte Selbstwahrnehmung der Klienten aussagt und manchmal das Entwicklungsstadium zeigen kann, das bspw. durch eine traumatische Beschämung unterbrochen wurde. Andererseits kann das für den Therapeuten ausgewählte Stofftier Auskunft über die aktuelle Angst- oder Wunschübertragung geben. Eine Angstübertragung wäre zum Beispiel, wenn der Klient X ein aggressives Raubtier für den Therapeuten aus dem Tierpool auswählt. Manchmal ist ein Raubtier aber auch als Beschützerwunsch zu sehen. Große Kuschelobjekte wie Teddybären als ausgewähltes Gegenüber stehen wohl generell noch klarer für Geborgenheits- und Annahmewünsche usw. Fakt ist, dass schambesetzte Klienten, sofern sie sich bereits auf eine Spielebene einlassen können, im kindgemäßen Kontakt viel ungezwungener, direkter und zuwendungsfokussierter einen Dialog über beschämende Erlebnisse zulassen und spontan ausbauen können. Verblüffend ist für mich sehr oft, dass Klienten, die zuvor betont hatten, derzeit keinesfalls körperorientierte Interventionen gestalten zu wollen, in der symbolisierten Kontaktversion quasi sofort den objektübertragenen Körperkontakt per Stofftierpfote aufnehmen. Das kann so aussehen, dass sich zum Beispiel das kleine Klienten-Hundebaby schon nach der ersten Pfotenberührung in den Körper des Therapeuten-Teddybärens einkuschelt, ohne das als Widerspruch zur vorher erlebten beziehungsdiskreten Angst zu erleben.

Natürlich sind die Schamdialoge auf der Stofftierebene halb lustig kreiert und zugleich halb ernsthaft mit der frühen Lebenserfahrung der Klienten verbunden. Je länger das Kontaktspiel aber anhält, desto mehr kommen unweigerlich wesentliche beschämende Erlebnisse der Klienten von selbst ans Tageslicht. Ist das Eis der negativen Übertragung zum Therapeuten erst einmal gebrochen, kann auch im Nachgang zu einem Symboltierdialog – anhand der Andeutungen der Klientenstofftieraussagen – über die erwachsene Sicht auf die damaligen beschämenden Belastungen gesprochen werden.

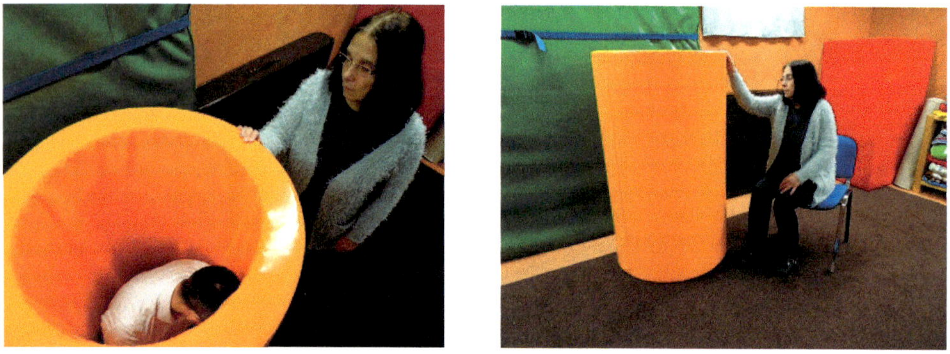

(a) (b)

Abbildung 4.6: Rückzugsversteck Tonne für Scham- und Schuldklienten

Was kann man aber anbieten, wenn Klienten wegen depressiv-suizidaler Gefühle des frühen Kindesalters große Scham erleben? In diesem Fall kann bspw. ein Platz in der aufrechtstehenden Riesentonne eine wichtige seelische

Öffnungshilfe sein (vgl. Fotos 4.6), weil die Rückzugsbedürfnisse respektiert sind, der Kontaktwunsch aber realisiert werden kann.

Hierdurch wird es den im SPIM 30 trainierten Traumaklienten ermöglicht, einen depressiven Trigger zu aktivieren, welcher bei einer normalen Therapiebefragung einfach nicht ins Gefühl kommt. In der Tonne entsteht also ein Co-bewusster Erinnerungsprozess als kombinierte aktive Emotion, als aktive körperliche, steuerbare Erregung mit kognitiv-mentaler Evidenz, sodass der Prozess in einen authentischen Fluss kommen kann. Hierdurch ist es bspw. möglich, über eine suizidale frühere Erfahrung mit moderater, aber echter Betroffenheit und mit Co-bewussten Reflexionen im zuordnenden Erinnerungsprozess zu sprechen, ohne dass eine persönliche Scham überhandnimmt. Außerdem entspricht das Tonnenloch quasi dem verbal häufig geäußerten Gefühl der Klienten, dass sie vor Scham oder Schuld in der Erde versinken wollten. Nur dass das hier nicht den unerreichbaren Rückzug bedeutet, sondern den Beginn der gefühlsechten Kommunikation.

Ähnliche Schutz- und Kontaktsettings für sehr schambesetzte Themen sind das Riesenei (vgl. Foto 4.7a oder die Sichtschutzwand (vgl. Foto 4.7b).

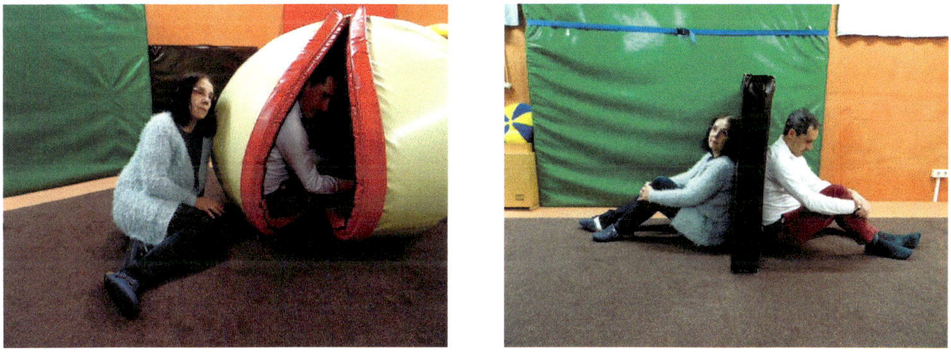

(a) Rückzugshöhle

(b) Rückzugswand

Abbildung 4.7: Rückzugsorte für Scham- und Schuldklienten

Das Höhlenei kann als Schutzraum so gestaltet werden, dass es entweder einen begrenzten Sichtkontakt zur Therapeutin gibt oder dass der Therapeut gemäß des scham- oder schulderlebenden Patientenwunsches an der Höhlenwand sitzt und nicht zu sehen ist (vgl. Foto 4.7a). Die Kommunikation wird dadurch für den schambetroffenen Klienten leichter und er/sie kann über die peinliche Lebenserfahrung freier sprechen. Natürlich muss zuvor zwischen Patienten und Therapeut über zu vermeidende Havariesituationen gesprochen werden, die etwa dann eintreten können, wenn bspw. der Patient plötzlich entgegen dem ausgehandelten Vorhaben nicht mehr sprechen kann usw. Hier hat sich oftmals bewährt, dass wir dem Klienten bei einem Riesenei-Setting immer ein Halteseil mitgeben, über das er Handkontakt mit dem Therapeuten halten kann. So können Klienten die Gewissheit haben, dass wir wirklich noch zu spüren sind; nicht sprachfähige, d. h. plötzlich gefühlsregredierte Klienten können so über dieses Alarmseil in der Hand – ebenso wie wir Therapeuten – eine Kontaktverschlechterung sofort spüren und sich durch Zugbewegungen mitteilen. Beispielsweise habe ich bei älteren Frauen über das Ei-Setting sehr günstig deren sexuelle Gewalterfahrungen – bspw. während des II. Weltkrieges – bearbeiten können, ein Thema, das diese Klientinnen mir, als damals jüngerem Psychotherapeuten, aufgrund ihrer peinlichen anerzogenen Scham- oder Schuldgefühle sonst kaum hätten mitteilen können.

Ein weiteres, häufig genutztes Scham- und Schuldsetting ist ein Generations-Rollenschema, welches bei Bedarf für Gefühle wie Fremdschämen von Klienten bzgl. ihrer unreifen Eltern oder zur Bearbeitung eines Sich-Schuldigfühlens für deren Beziehungsmisere eingesetzt werden kann (vgl. Fotos 4.8).

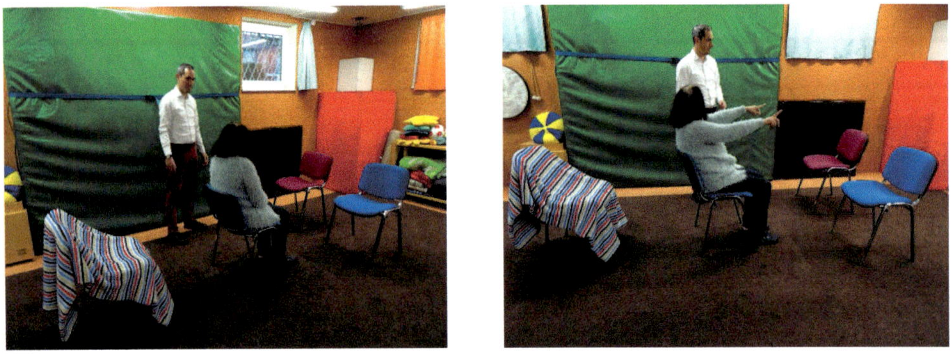

(a) (b)

Abbildung 4.8: Generationsrollenschema zur Bewältigung von Scham und Schuld

Bei dieser Problematik geht es darum, dass die erwachsenen Klientenkinder beschämt feststellen, dass sich ihre eigenen Eltern gegenüber ihren Eltern – also den Großeltern der Klienten – sehr infantil, abhängig und devot verhalten bzw. früher sehr lange verhalten haben. Das löst in der bindungsabhängigen Entwicklungsphase von entsprechend sensiblen Kindern lange Zeit Fremdscham oder Fremdschuld aus. Immer wieder fantasieren sie daher durch, wie sich die Eltern eigentlich erwachsener hätten behaupten und abgrenzen müssen. Da die realen Eltern – manchmal trotz realer Unterstützung ihrer Kinder – nichts erfolgreich zuwege bringen, bleiben die Kinder, d. h. die heutigen erwachsen gewordenen Klienten, auf ihren unerfüllten Konfliktlösungswünschen bzw. ihrer Fremdscham und Fremdschuld sitzen.

Im Setting der Abb. 4.8 liegt über dem heutigen Klientenstuhl eine übergeworfene Decke, als Kennzeichen für dessen andere Auffassungen. Im Stuhl davor hat der Klient dann die Möglichkeit, als quasi gesünderer Stellvertreter eines Elternteils den konkreten Großeltern die erwachsenere Meinung zu geigen. Das klingt zunächst einfach, ist es aber dann aufgrund des fixierten Rollenschemas oft doch nicht. Der Klient soll sich hier nicht an der beschämenden Versagensrealität des Elternteils orientieren, sondern Tacheles reden und den Großeltern in der Rolle des Elternteils A oder B als gesünderer Stellvertreter die ungeschminkte Wahrheit sagen. Das hat er/sie früher bisher nur in heimlichen Scham- oder Schuldmonologen getan. Wenn dies schließlich funktioniert, hat die heutige Klientenkinderseele eine erstaunliche Ruhe gefunden, obwohl dieses Sprechen ja nur im therapeutischen Proberaum stattgefunden hat. Ich war darüber einerseits erstaunt, konnte mir jedoch aufgrund der aufklärenden Nachgespräche bald ableiten, dass Fremdscham und Fremdschuld bei frühtraumatisierten Patienten nicht durch erwachsene Deutungen in der Jetztzeit verschwindet, sondern dass es eben diese konkrete analoge Gestalt braucht, die zu einer wirklich erlebten Beruhigung im ganzheitlichen Erleben führt. Die bindungsorientierte Kinderseele findet ohne diese Teillösung im Rahmen einer gefühlsechten symbolischen Realität keine ganzheitliche Ruhe.

Eine ähnlich seelisch-moralische Dimension hat das Gerichtssetting (vgl. Abb. 4.9).

Dieses Setting wird sehr oft von Klienten genutzt, die sich gegen schwere Bloßstellungen, entwürdigende Beschämungen, z. B. durch sexuelle Gewalt oder andere Formen stark willkürlicher Erniedrigungen, wie z. B. Essensentzug oder Durstfolter, nachträglich wehren müssen, nachdem sie zunächst die psychotraumatischen Szenen im Einzeltherapiesetting als Exposition mit den Methoden von SPIM 30 erfolgreich bearbeiten konnten. Das endgültige Überwinden dieser o. g. Vorfälle ist aber letztlich ohne einen Funken von Gerechtigkeitserleben nicht möglich.

Dass gerade Kinder einen ausgeprägten Gerechtigkeitssinn im Alter von 2 bis 6 Jahren haben, wissen wir eigentlich auch ohne psychotraumatologische

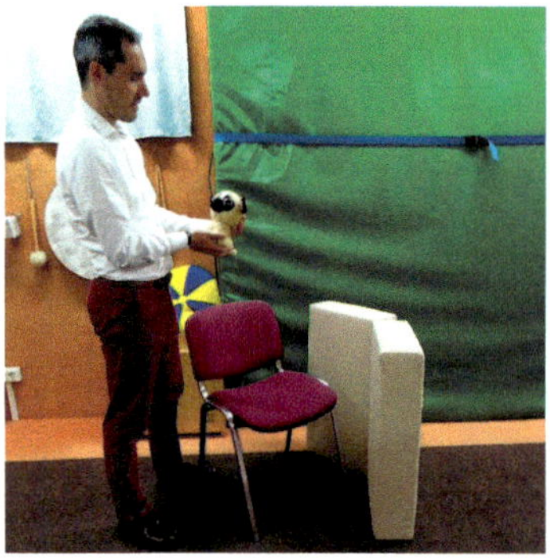

(a) Position: Beruhigung des Kindanteils

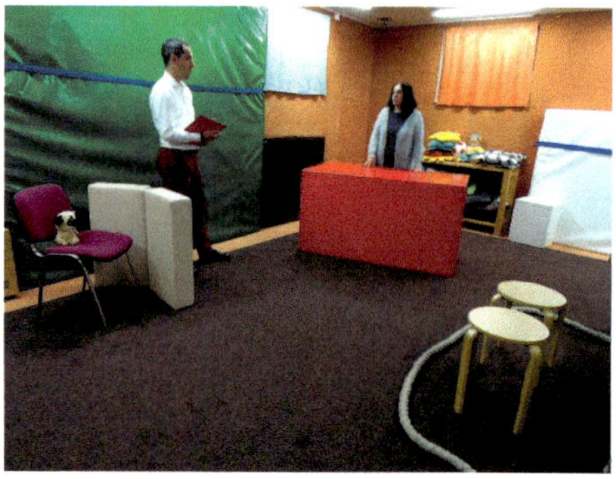

(b) Position: Verlesen der Anklageschrift

Abbildung 4.9: Gerichtssetting in der Einzeltherapie

Kenntnisse. Bei der frühkindlichen Beschämung oder Beschuldigung durch bestimmte, meist kumulative Traumaerfahrungen durch schutzbefohlene bindungsdominante Personen sind das Beschämungserleben und die falsche Beschuldigungserfahrung aber ungleich stärker. Die endgültige Enttraumatisierung stagniert und die notwendige soziale Rehabilitation bleibt auf der Strecke, wenn nicht auch auf dieser wichtigen sozialen Ebene zumindest im kleinen Gesellschaftskreis einer Klientengruppe Opferkindern Recht zugesprochen wird. Auf dem obigen Foto ist rechter Hand zu erkennen, dass drei Hocker als Tätersymbole in einem Seilkreis stehen und von einem Gerichtsdiener bewacht werden. Die Auswahl der verantwortlichen Täterfiguren und Teile des Anklagetextes werden im Vorfeld ausreichend psychotherapeutisch besprochen, sodass es im Prozessfall zu keinem gravierenden Einbruch dieses autonomie- und wachstumsförderlichen Höhepunkts kommt, da bspw. täterloyale Innenstimmen der dissoziativeren Traumaklienten alles auch zum Kippen bringen könnten. Begonnen wird dann in der Regel damit, dass (vgl. Foto 4.9a) die erwachsene Klientin von heute zunächst dem traumatisierten bzw. schwer beschämten oder falsch beschuldigten Kindanteil auf dem vorderen linken Stuhl mit Schutzwand in aller notwendigen Ruhe erklärt, dass heute der Gerichtsprozess die langersehnte Rechtsprechung erbringen soll, die Täterpersonen für die kriminellen, abscheulichen, bloßstellenden u. ä. Taten bestraft werden müssen und der Kindanteil selbst im Schutzareal in guter Sicherheit ist. Danach beginnen die Klienten mit dem Verlesen der eigens vorbereiteten Anklage, die relativ klar, eher sachorientiert und gerichtsähnlich als Staatsanwalt oder Rechtsanwalt in der Nebenklage vorgetragen wird (vgl. Foto 4.9b). Nach dem Verlesen des Textes zieht sich das Klienten-Laiengericht in Anlehnung an die öffentliche Prozedur zur Beratung zurück und verkündet danach das Urteil. Erfahrungsgemäß sind diese Urteile bzgl. der beschämenden, körperlichen-sexuellen und seelischen Gewalt sehr hoch. In der Regel besagt das Urteil, dass eine lebenslange Haftstrafe für den/die Täterperson/en notwendig sei, weil das dem moralischen Erleben der Laienrichter und dem Gerechtigkeitsgefühl des anklagenden Klienten (Kindes) entspricht. Richter, Schöffen und auch Klienten im therapeutischen Gerichtssaal sind meist sehr tief bewegt, was dem Heilungsprozess der kindlichen Entwürdigungsscham oder ungerechtfertigten Beziehungsschuld sehr gut tut.

Weitere Settings sind zur Bewältigung von Scham und Schuld jederzeit aus den spezifischen Konfliktkonstellationen ableitbar und umsetzbar. Diese Settings werden auf das Bedürfnis und die konkrete zu bewältigende Demütigung in der Patientengruppe zugeschnitten.

Die angefügten Therapiefotos zeigen abschließend, wie dies noch weiter ergänzt werden kann: Im SPIM 30-Modell rechnen wir auch alle stabilisierenden Trostsettings zu den Scham- und Schuldbewältigungssettings. Nach den o. g. Therapieinterventionen, Psychotrauma-Expositionsarbeiten oder dem, was es an spontan auftretenden Missgeschicken unserer (dissoziativen) Traumaklienten zu bearbeiten gibt, treten nämlich immer wieder regelhaft größere und kleinere Scham- und Schuldgefühle auf. So irrational dies auch erscheinen mag, so besteht doch bspw. häufig das erste Gefühl nach dem Bewusstwerden eines (bisher abgespaltenen) sexuellen Gewaltübergriffes durch eine körperlich überlegene Täterperson aus dem Gefühl schwerer Scham oder/und schwerer Mitschuld beim Opfer! Das ist mit Sicherheit dem bindungsorientierten und magischen Denken, aber auch dem knallhart verdrehten Bewertungssystem der Täterfiguren zuzuschreiben. Doch genügen rationale, verbale, dialogische Formen von Trost für die kindlich verletzten Gefühle der Klienten nicht. Echter Trost für das erlittene Leid, echte Zuwendung für den ganzen Menschen bei pulsierender Scham und gefühlter quälender Mitschuld sind äußerlich sichtbar und innerlich spürbar zur Geltung zu bringen. Diese schammindernden SPIM 30-Trostsettings sind hier abgebildet (vgl. Fotos 4.10).

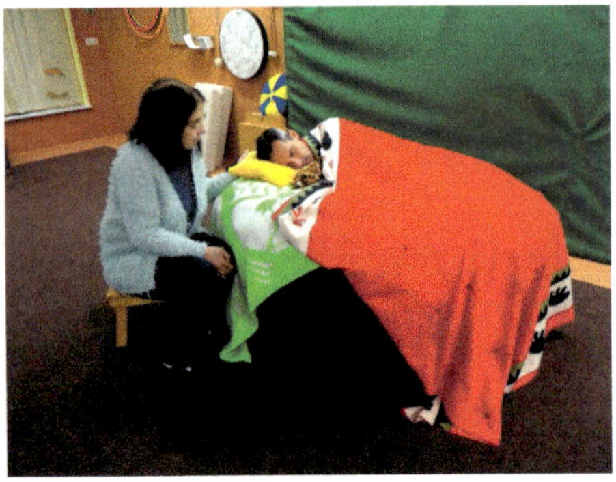

(a) Trostnest

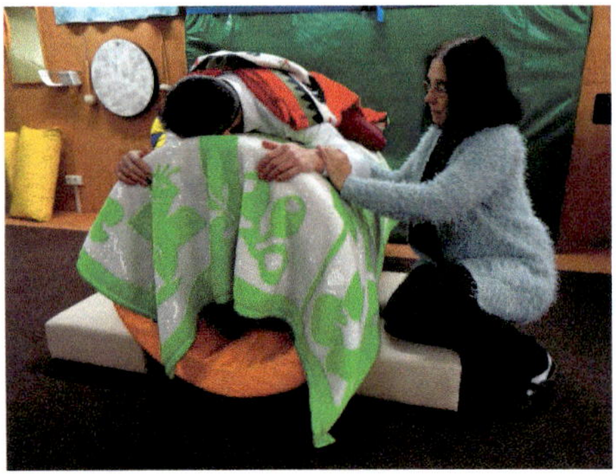

(b) Trostmutterbauchtonne

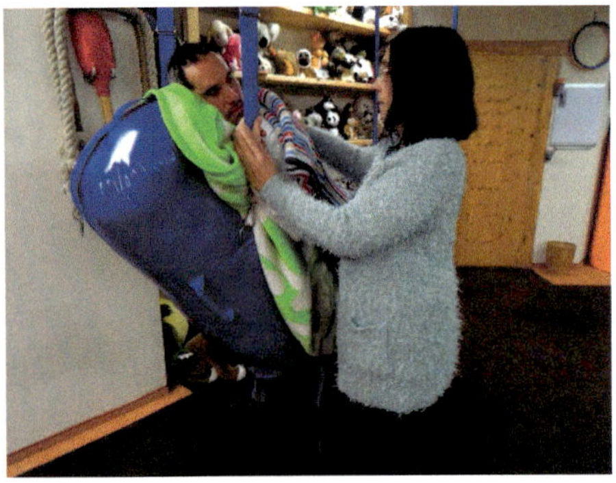

(c) Trostklammerpferd

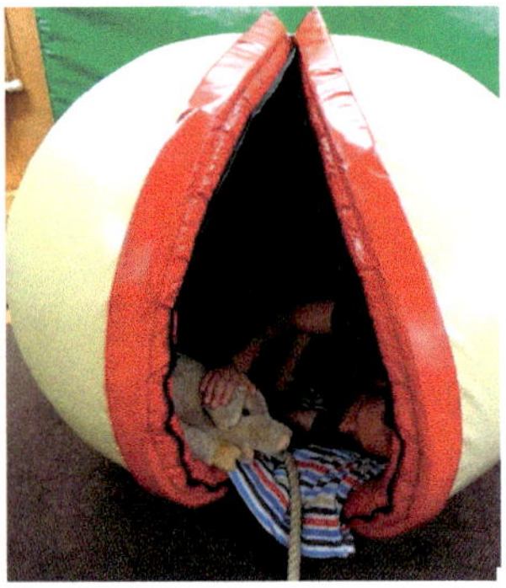

(d) Trosthöhle

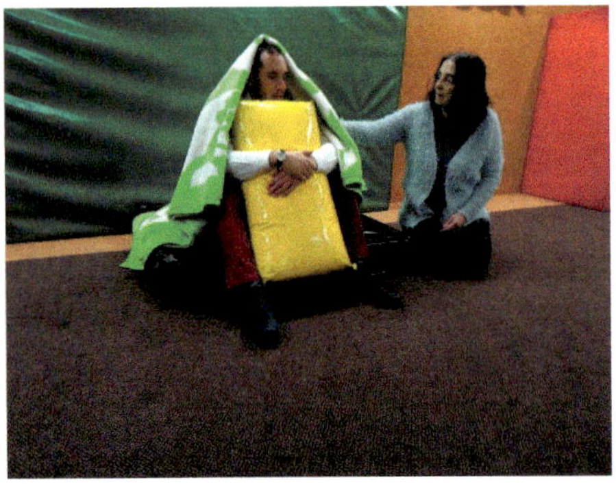

(e) Trostklammerecke

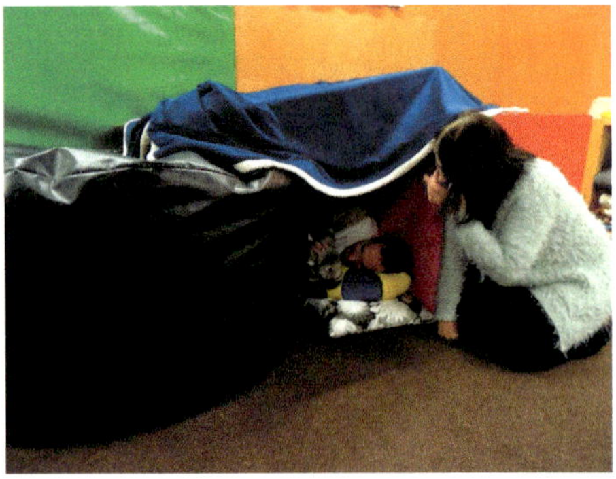

(f) Trostversteck

Abbildung 4.10: SPIM 30-Trostsettings

Im Nestsacksetting wirkt das Einkuscheln in das Kissen- und Deckennest wohltuend. Beim Mutterbauchsetting vermittelt das ganzkörperliche Aufliegen und leichte Schwingen von links nach rechts Sicherheit und Beruhigung. Beim Klammerpferdsetting hat das Klammern, Schwingen, bedeckt sein und häufig gewünschte Handauflegen heilsame Wirkung. Beim Kuschelhöhlensetting wiederum stellen die abgegrenzte Atmosphäre und die wärmende Höhle eine trostspendende Umgebung dar. Im Setting Trostklammerecke wirken der Sack in der Vorderfront als auch die Schutzdecke rückseitig scham- und schuldmindernd und haltgebend zugleich, was die Mitteilungsfähigkeit in diesem komplizierten Fall verbessern kann. Den ähnlichen Effekt besitzt das Trostversteck mit oder ohne Kuscheltier (vgl. Foto 4.10f). All diese Settings sind wohltuende Scham- und Schuldbewältigungssettings. Innerhalb von zwei bis acht Minuten tritt in der Regel eine gute Entlastung, Ruhe und positive Gefühlslage ein. Falls unabgesprochene spontane Traumaszenen aufsteigen, ist das vom Traumatherapeuten im SPIM 30-Trostsetting zu stoppen bzw. mit klarer Begründung wohlwollend zu verschieben, damit auch die Scham- und Schuldbewältigung zumindest in den geplanten Minuten vonstattengehen kann und nicht bspw. von impulsiven Täterintrojekten durchkreuzt wird. Störungen aus dem Innensystem sind nämlich besonders bei dissoziativen Patienten immer möglich. Das Trostsetting, das hinsichtlich möglicher Störungen durch die dissoziativen Täterintrojekte häufig am Schwierigsten ist, ist das SPIM 30-Selbsttröstungsansprachesetting mit dem Stofftier als Symbol für den inneren Trauma- bzw. Schamanteil (vgl. Fotos 4.11).

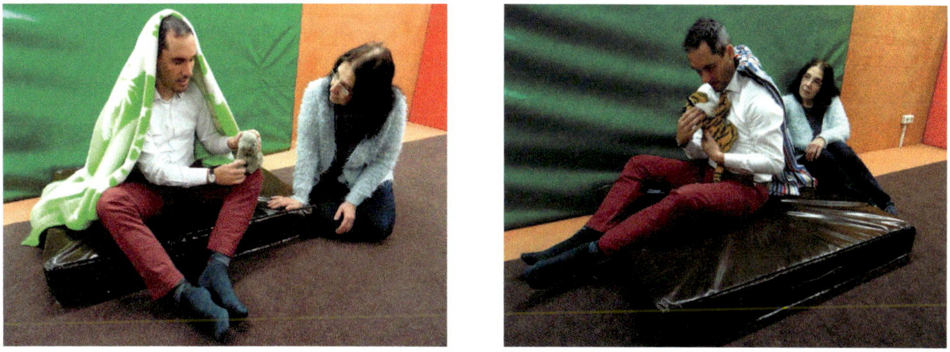

(a) mit Therapeutenkontakt

(b) mit Therapeutenteilnahme

Abbildung 4.11: Selbsttröstungsansprache

Diese Selbsttröstungen müssen in der Regel schriftlich vorbereitet oder durch die Psychotherapeuten passager demonstriert werden. Schwer frühtraumatisierte Menschen haben nämlich neben dem Umstand, dass es zu Gegenstimmen kommen kann, auch gar kein Modell dafür, wie bzw. wie lange man bspw. eine Trostansprache emotional einfühlsam formuliert und wie diese gehandhabt werden sollte. Gelingen solche Selbstansprachen schließlich, trägt das phänomenal zur reifenden Genesung der Klienten bei.

Kapitel 5

Neues aus der SPIM 30-Werkstatt

5.1 Das SPIM 30-Konzept der beseelbaren Symbolisierungsmedien als Lösungshilfe bei schweren Übertragungsproblemen bei dissoziativen Traumafolgestörungen

Ralf Vogt

Einleitung

In Vogt (2004, 2007, 2013) ist mehrfach beschrieben worden, dass wir bei der Bearbeitung dissoziativer Traumanachfolgestörungen besonders auf atmosphärische Übertragungsproblematiken achten. Da zwischenmenschlich verursachte Gewalttraumata immer allgemein als psychophysische Grenzüberschreitungen Spuren hinterlassen (vgl. Vogt, 2012), können sich später die Traumaopfer schlechter abgrenzen und von Reizen sowie Einflussnahmen vielfältiger Art weniger distanzieren als andere Menschen. Sie leiden somit unter einer größeren Zahl von beziehungs- und situationsseitigen atmosphärischen Eindrücken im Hier und Jetzt. Das bezieht sich auf atmosphärische Trigger, die oft in wichtigen Teilen dissoziierten traumatischen Vorerfahrungen entsprechen, welche sich im Alltag beispielsweise in Form von Albträumen oder durch eine Vielzahl von Angsttriggern zeigen. Das SPIM-Behandlungsprogramm mit dem zentralen Konzept der Beseelbaren Therapieobjekte versucht sich dieses sensible Störbarkeitserleben sowohl für diagnostische Zwecke als auch für therapeutische Interventionen nutzbar zu machen.

In den Fallbeispielen von SPIM 30 (Vogt, 2013, S. 165-189) haben wir zwischen faktischen, symbolischen und atmosphärischen Daten unserer Klienteninteraktion unterschieden. Typisch für dissoziative Traumapatienten sind gerade atmosphärische Wahrnehmungs- und Mitteilungsdaten – neben einer Reihe symbolischer und, im Allgemeinen zu Therapiebeginn, weniger faktischer Rapportdaten bzw. Interaktionssymptomatiken.

Beispiel: Ein dissoziativer Patient möchte kein Therapieangebot annehmen, weil er sich in den Vorgesprächen nicht wohlfühlen konnte, ohne dafür eine fruchtbare Hypothese generieren zu können, welchen inneren Zusammenhang es dafür gibt, dass er sich irgendwie unwohl in der Beziehung fühlt. Wie kann man hier in einen fruchtbareren Kontakt kommen, ohne dass sich der Patient überrollt fühlt? Hierfür sollen in transparenter Weise psychagogische gestaltorientierte Übertragungsräume geschaffen werden, um die psychotherapeutische Beziehung für dissoziative Traumaklienten zu entdynamisieren und stufenweise mentale Einsichten zu erringen.

Die Erforschung von Übertragungsmedien für die Traumabehandlung

Die Aufgabe bei der Entwicklung des SPIM-Behandlungsprogramms habe ich vor ca. 20 Jahren darin gesehen, Medien zur Erweiterung des psychodynamischen Übertragungsraumes herzustellen. Das mediale Objekt kann in der Psychotherapie dissoziativer Störungen aufgrund der geringen psychischen Abgrenzungsfähigkeit und der hohen Sensibilität für sensitive Bedeutungen jeder Art bei komplextraumatisierten, hoch dissoziativen Klienten die psychotherapeutische Übertragungsarbeit sehr wirksam erweitern. Weil die dissoziativen Patienten zum Teil mit magischer Kraft alles im Raum beseelen und auf sich beziehen, sah ich meine Aufgabe darin, diese Einflüsse systematischer einzuplanen, therapiedienlich zu machen und klinisch fundiert auszuwerten. Ich musste dabei klinisch-empirisch und mittels des Versuch-und-Irrtum-Prinzips das Feld strukturieren, da es bis dato keine Vorbilder für solch ein Vorgehen gab.

Als Erstes stellte ich fest, dass die dissoziativen Traumaklienten besonders stark auf Größenverhältnisse reagieren und schneller regredieren, wenn sie, zum Teil mit kindlichen Begriffen, große Räume, Gegenstände und übergroße Stofftiere erleben. Zumeist waren diese Objektwahrnehmungen angstbesetzt und irgendwie skurril. Bei der Exploration gut reflektierter, dissoziativer Traumapatienten stellte sich schnell heraus, dass die negativen Übertragungsgefühle mit intuitiven, komprimierten Tätererinnerungen zu tun hatten. Dabei wurde die Größe des Objektes mit der erlebten Allmacht der früheren Täterperson bzw. der unausweichlichen Ohnmacht der eigenen Opferposition in seelische Verbindung gebracht. Nach monatelangen Testvarianten kristallisierte sich schließlich heraus, dass ein überdimensionaler roter Riesenklotz mit hartem Schaumstoff bei den meisten dissoziativen Patienten regelmäßig ein leicht bis mäßig starkes Gefühl von Unwohlsein, unberechenbarem Ausgeliefertsein und Angst hervorrufen konnte (s. Abb. 5.1).

Entlastend für die therapeutische Beziehungsarbeit war, dass sich die Traumapatienten nun nicht mehr 100 %ig auf mich als negative menschliche Übertragungsfigur konzentrierten, sondern sich dem „bedrohlich wirkenden Anderen" zuwandten. Das gelang, ohne dabei vollends zu dekompensieren, da sie ja letztlich das Objekt auch als Schaumstoffquader erkennen konnten. Diese leichte Verfremdung der therapeutischen Beziehungssituation habe ich als Durchbruch in meiner Therapiearbeit erlebt. Ich war jetzt zu ca. 30 bis 40 % für die Patienten der problematische Interaktionspartner, während der Klotz, im Falle der beseelten Wahrnehmung, 60 bis 70 % der negativen atmosphärischen Übertragungsenergie auf sich zog! Somit konnte ich ab sofort mehr als therapeutischer Coach mit den Patienten gemeinsam an deren „eigenartigen Übertragungsgefühlen" arbeiten. Dadurch war das Agieren der Klienten effektiv eingedämmt und wir konnten uns mehr und mehr der eigentlichen Herkunft der übertragenen Erfahrungsängste aus der traumatischen Vergangenheit zuwenden. Neben der Eigenschaft, als antriggerndes Objekt zu dienen, d. h. zum Wesentlichen des Ursprungs eines intuitiven Erfahrungshintergrunds hinzuführen, hatten und haben die beseelbaren Übertragungsobjekte auch eine konkretisierende und assoziativ anregende Komponente, die die intuitive Szenenergänzung unterstützt. Da

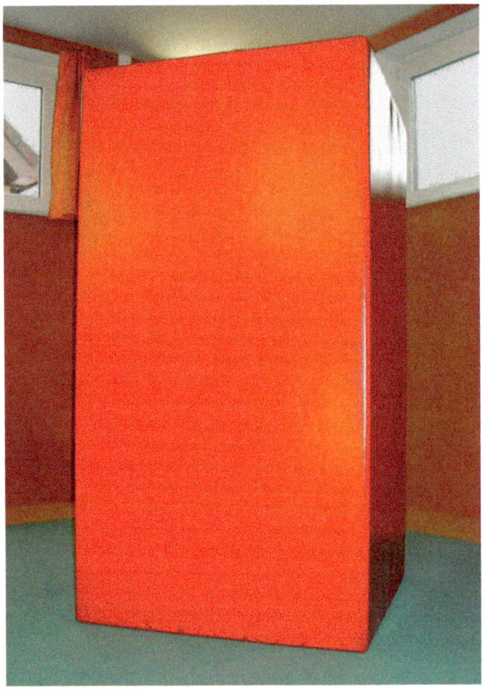

Abbildung 5.1: Großer Roter Riesenklotz (z. B. unerreichbare Übermacht, strenge Härte)

das dissoziative Traumagedächtnis leider lückenhaft und semantisch oft wenig zugänglich ist, müssen wir zusätzliche implizite Erinnerungseindrücke auffinden und übersetzen lernen. Die beseelbaren Therapiemedien sind hier auch eine assoziative Arbeitshilfe, weil sie intuitive Dialogpartner für einen Selbsterforschungsprozess der Klienten in der beseelten Interaktion mit dem Objekt sind und so zur Ursprungserfahrung mit der Person X zurückführen können. Quasi wie beim kindlichen intuitiven Spiel, geraten nahezu zufällig bedeutsame Traumaselbsterfahrungssplitter ans Licht, die implizit eben nur im konkreten handlungsorientierten Gestaltungsdialog der Klienten mit einem Objekt für diese selbst reflektierbar und für den therapeutischen Begleiter sichtbar werden. Klienten fallen allein durch die Gegenwart des Objektes mehr brisante Lebensgeschichten mit den problematischen Bezugspersonen der Vergangenheit ein als ohne diese Assoziationshilfe. In diesem doppelten Sinne habe ich weiter erforscht, welche Grundprobleme dissoziative Klienten meist in sich tragen, um dafür atmosphärische Objekte zu entwerfen, die für das allgemeine Problempotenzial der Traumapatienten ebenso förderlich sein könnten.

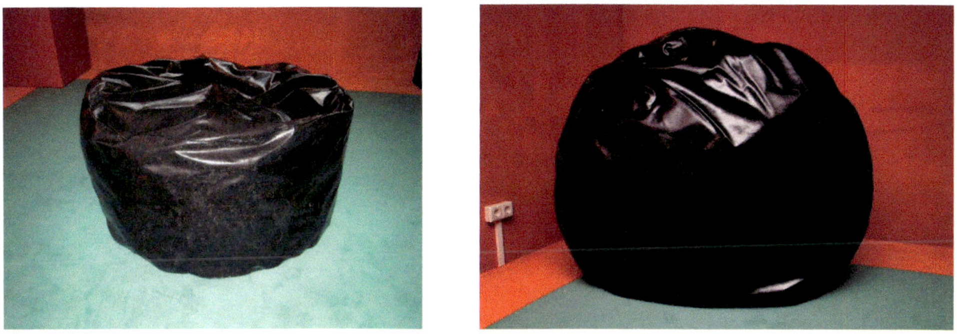

(a) (b)

Abbildung 5.2: Großer schwarzer Riesensack (z. B. unfassbare Ohnmacht, Trostlosigkeit, Ekel)

So sprachen weitere Patientenexplorationen für die Konstruktion eines neuen Ohnmacht erzeugenden Objektes, welches nachgiebig und unfassbar sein sollte. Aus dieser Forschungsthese entstand der schlaffe schwarze Riesensack, den nicht einmal meine körperlich stärksten Klienten mehr heben und tragen konnten (vgl. Abb. 5.2). Auch das ist eine traurige und Ohnmacht erzeugende interaktive Erfahrung unserer dissoziativen Patienten: Sie mussten sich bspw. um depressive und suizidale Eltern parentifizierend kümmern, Eltern, die sich ihrerseits nicht verantwortungsbewusst eine professionelle therapeutische Hilfe organisierten, sondern ihre bindungsabhängigen Kinder nötigend dauerüberforderten.

Während beim roten Riesenklotz der Schaumstoff starr und unnachgiebig sein musste, so wie die autoritären, unnahbaren oder gewalttätigen Grenzüberschreitungstäter, ist hier die Schaumstoff-Filz-Füllung genau umgekehrt beschaffen, aber ebenfalls schwer und für einzelne Menschen untragbar, weil das ebenfalls der beseelten Interaktionssituation der traumatischen Erlebenswelt des seelisch geschädigten Kindes entspricht. Dieses überdimensionale Übertragungsobjekt löst bei unseren Traumapatienten neben Ohnmachts- und Belastungsgefühlen wie bei schwierigen Eltern ebenso häufig Trauer- und Ekelgefühle aus, die ebenfalls für viele assoziative Selbsterforschungen dissoziativer Patienten von großer Bedeutung sind.

Andere beseelte Großobjekte für negative atmosphärische Übertragungen sind die große weiße Matte (s. Abb. 5.3a) für nebulöse Mächte verschiedenster Art und die noch größere grüne Riesenmatte (s. Abb. 5.3b) für die Verlorenheit von Babys und Kleinkindern z. B. im Kinderbett.

(a) Weiße Riesenmatte (z. B. nebulöse Übermacht)

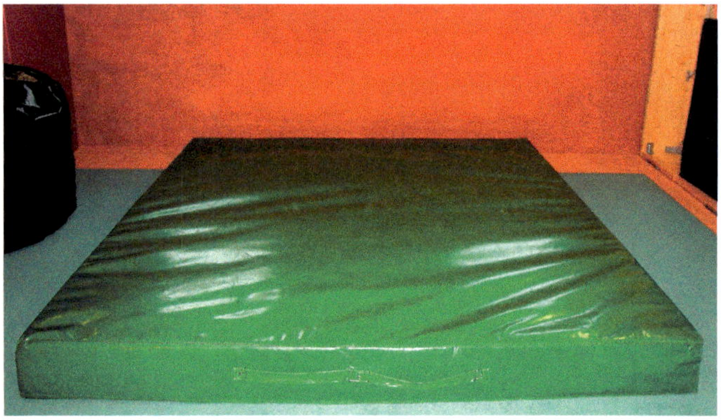

(b) Grüne Riesenmatte (z. B. Verlorensein im Kinderbett)

Abbildung 5.3: Riesenmatten

Ein nächstes wertvolles Objekt unserer 15-jährigen Gestaltungsexperimente mit Versuch und Irrtum war die Riesentonne. Die Riesentonne (Abb. 5.4a) in stehender Variante eignet sich bspw. als Triggerobjekt für unfassbare, entgleitende Mutterfrüherfahrungen unserer Traumapatienten. Die Riesentonne ist ebenso nützlich zur beseelten emotionalen Symbolisierung eines depressiven Loches, in welchem man zusammengerutscht sitzt (s. Abb. 5.4b) und wo man spontane depressive Gefühle erleben kann, die dann, im therapeutischen Dialog begleitet, sehr viel mehr echte Evidenz besitzen, weil ein intuitiver Erinnerungsprozess angetriggert bzw. emotional angeregt wurde. Dieser Arbeitsstil ist viel fruchtbarer, als wenn man Erinnerungen auf dem Weg der Reflexion abfragt. Der emotionale Triggerprozess ist für unsere dissoziativen Patienten evidenter als pure Berichtsreflexionen. Es werden zudem nur jene Erlebenseinfälle herausgefischt, die aktuell noch eine hohe emotionale Ladung besitzen. Somit kommt es hier zu einer effektiven Selektion. Für eine beseelte Täterübertragung ist die liegende Tonne bei unseren Patienten sehr oft das Machtsymbol der niederwalzenden Kraft der Täterpersonen, womit sich assoziativ auch sehr gut arbeiten lässt (s. Abb. 5.4c). Diese Riesentonne eignet sich weiterhin als beseelter Ort der therapeutischen Inszenierung eines als gefährlich erlebten Geburtskanals (s. Abb. 5.4d).

Mit diesem beseelten Kanalsymbol lassen sich komplizierte traumatische Geburtsvorgänge auf analoger Triggerbasis nachstellen, sodass verschüttete bzw. dissoziierte Existenzkämpfe, die bspw. mit anderen imaginativen Verfahren

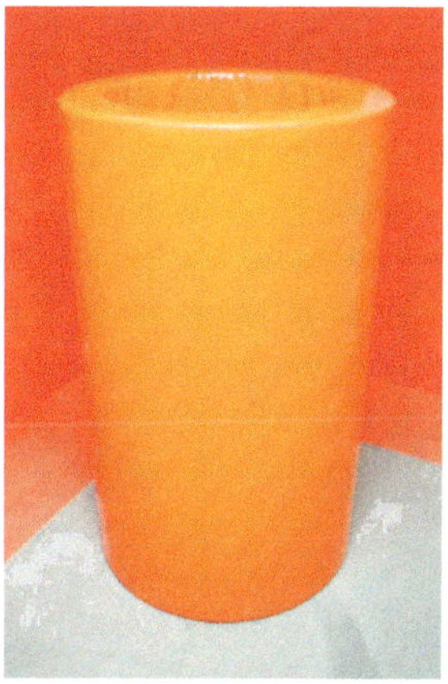

(a) Große Riesentonne

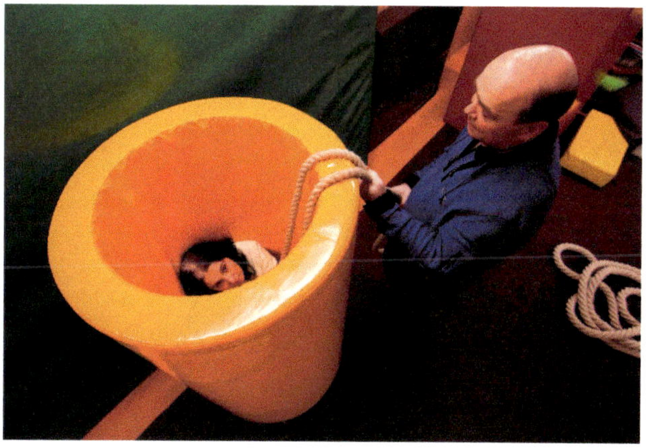

(b) Riesentonne in Szenenarbeit als depressives Loch (z. B. unerreichbare Mutter)

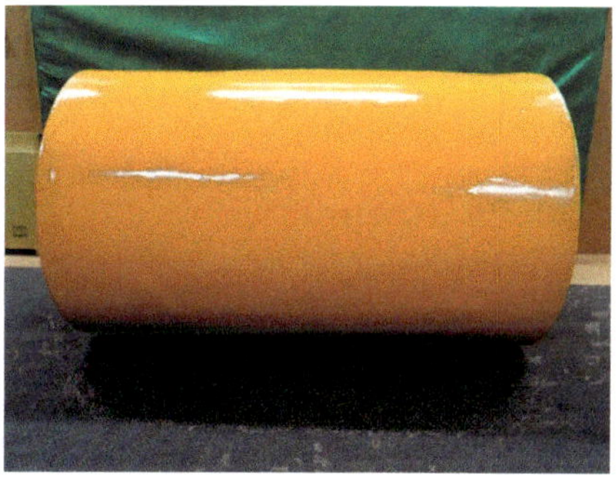

(c) Riesentonne als Walze (z. B. niederwalzende Machtperson)

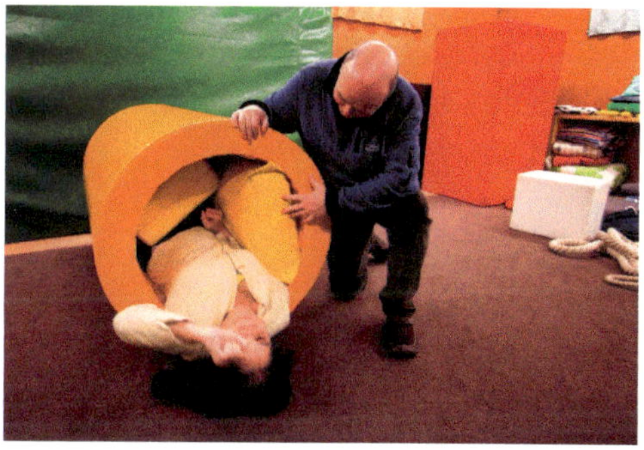

(d) Riesentonne in der Szenenarbeit als eingeengter Geburtskanal

Abbildung 5.4: Große Riesentonne

leider nicht bewusst geworden sind, über den echten Körpertriggerkontakt wieder bewusst werden. Das heißt, dass die beseelte Therapieerweiterung natürlich nur dann notwendig ist, wenn klassische Methoden bei dissoziativen Patienten nicht helfen. Natürlich werden alle Psychotraumainszenierungen nur bei Gewährleistung des psychophysischen Co-Bewusstseins durchgeführt, um die heilsame Entlastung von Körper und Seele zu erreichen.

Ebenso haben wir als neues beseeltes Therapiemedium in Ergänzung zu den bereits vorgestellten Materialien das Riesenei als Uterussymbol (s. Abb. 5.5) geschaffen. Es ist geeignet für die Arbeit mit traumatisierenden pränatalen Fötus- sowie natalen Geburts- oder postnatalen Säuglingserfahrungen,

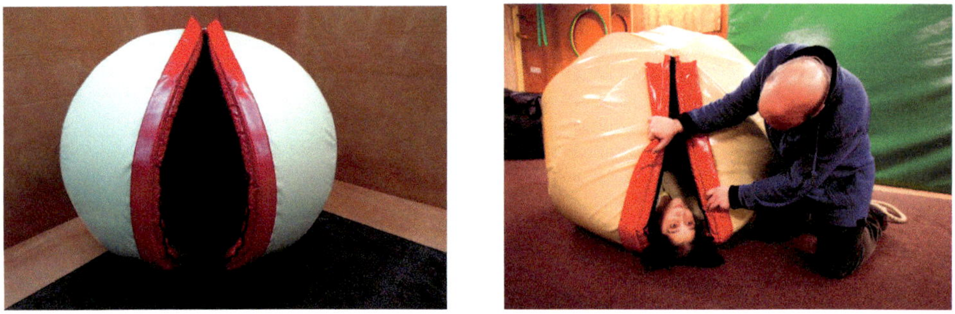

(a) Riesen-Ei (z. B. Geborgenheit spendende Höhle/guter Uterus)

(b) Riesen-Ei als Szenearbeit einer Geburtskomplikation

Abbildung 5.5: Riesen-Ei

was sich als überaus wertvoll und nützlich in unserer Arbeit mit frühesten todesnahen Erfahrungen, z. B. auch bei Brutkastenpatienten, erweist (vgl. Abb. 5.5b). Hier muss noch einmal klar gesagt werden, dass die beseelbaren Objekte nicht etwa „so früh wie möglich" oder quasi versuchsweise ohne klaren Rahmen einfach so eingesetzt werden – was eindeutig die Gefahr einer Retraumatisierung bergen würde. Vielmehr dienen sie ausdrücklich für indizierte Psychotraumabearbeitungen in einer tragfähigen, allgemein positiven Übertragungsbeziehung der betroffenen Klienten zu den Therapeuten, soweit das klinisch gesehen bei dissoziativen Patienten möglich ist. Wir arbeiten mit den Patienten gemeinsam an der Aktivierung der impliziten Erinnerungsstrukturen im Rahmen eines interaktiven Assoziationsprozesses. Durch das Einbeziehen der beseelbaren Therapiemedien seitens der im SPIM 30 trainierten TherapeutInnen wird für Klienten und Behandler der emotional evidente Erinnerungsprozess leichter steuerbar; die irritierenden Beziehungsübertragungsspannungen werden durch den „Dritten im Raum" (s. o.) besser handhabbar und die schwierige Erinnerungssuche wird mithilfe der analog-konkreten Therapiemedien erleichtert.

Weitere Anwendungsbereiche von beseelbaren Therapiemedien und Ausblick

Da die beseelte Wirkung von uns als Psychotherapeuten nicht festgelegt werden kann, sondern erst konkret durch das jeweilige Individuum selbst seelisch-subjektiv und individuell erschaffen wird, können alle im oberen

Abschnitt als allgemein „negativ" eingeschätzten Übertragungsobjekte (die bspw. für übermächtige Täterfiguren stehen) im individuellen Fall bei Klienten auch positive Übertragungen mit persönlichem Bezug hervorbringen. Das muss durch im SPIM 30 trainierte BehandlerInnen geprüft werden.

Gerade für die positiven Übertragungen benötigen wir als Psychotherapeuten von dissoziativen Traumapatienten vielfältige Zusatzangebote, weil das grundsätzliche Bindungs- und Beziehungsmisstrauen unserer Patienten sehr groß ist. Man darf nicht unterschätzen, dass die Mehrzahl der von Menschen gewaltsam in ihrer Persönlichkeitsentwicklung geschädigten Individuen gerade von nahen Bezugspersonen seelisch und körperlich misshandelt, verlassen oder auf andere spezifische Weise geschädigt wurde. Deshalb sind gerade dissoziative Traumapatienten quasi instinktiv für neue zwischenmenschliche

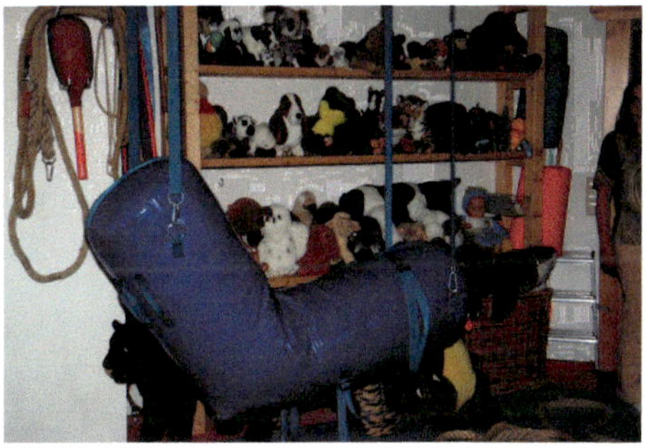

(a) Klammerpferd (z. B. schwingungsfähiges Klammerobjekt)

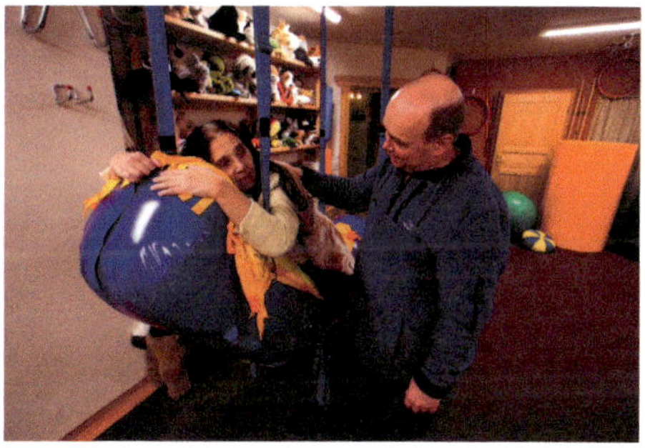

(b) Schwingendes Klammerpferd zur tiefenentspannten Nachnährung

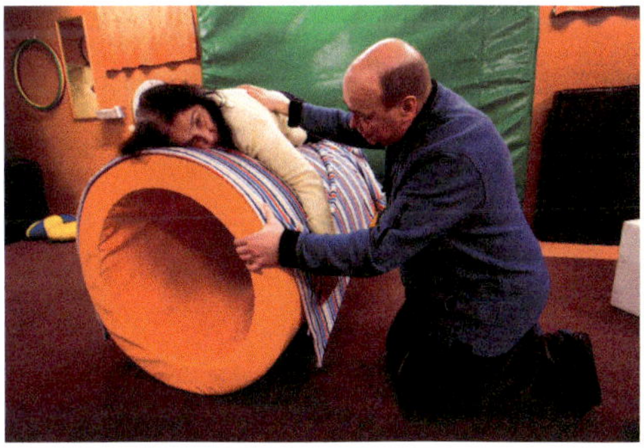

(c) Mutterbauchtonne zur Nachnährungsarbeit

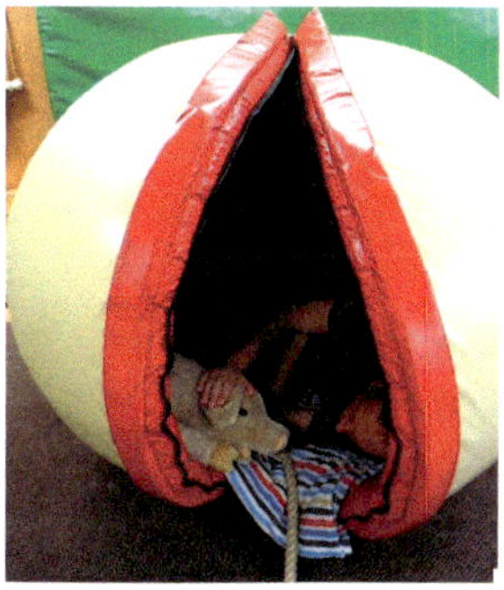

(d) Riesenei als paradiesische Uterushöhle oder geborgenes Nest zur nachnährenden Tiefenentspannung

Abbildung 5.6

Erfahrungen kaum bis gar nicht offen. Insofern ist das bisher unbesetzte, unbekannte Objekt auch eher eine „beseelbare Chance im Therapieraum" als ein echter (von Wiederholungsängsten projektiv beseelter) menschlicher Körper bzw. ein lebendiges Individuum.

Durch die am Kleinkind orientierten ganzheitlichen Beruhigungssettings, wie den o. g. Mutterbauch, das Klammerpferd (vgl. Abb. 5.6c, 5.6a und b) oder die paradiesische Riesenhöhle (vgl. Abb. 5.6d), erreichen wir teils spektakuläre prompte Selbstberuhigungs-Erfolge bei dissoziativen Patienten – ohne jegliche Medikation und oft innerhalb von ca. 10 Minuten. Auch wenn diese Effekte aufgrund der tiefen körperlichen Hyperarousal nur wenige Stunden anhalten, so zeigen sie den Traumapatienten häufig zu deren eigener Überraschung, dass auch ihr oft stressüberforderter Körper prinzipiell auf natürliche Weise beruhigt und autonom stabilisiert werden kann. Das hatte eine Reihe unserer durch kumulative Gewalt traumatisierten dissoziativen Patienten schon nicht mehr für möglich gehalten. Von daher dienen einige beseelte Therapieobjekte auch als Selbstregulationshilfen und erzeugen bei den Klienten ein wichtiges Selbstwirksamkeitserleben.

All diese positiven Effekte in der therapeutischen Arbeitsbeziehung, die zum Abbau von Täterübertragungen, Täterintrojekten und Täterbindungen bei Klienten mit dissoziativen Psychotrauma-Folgestörungen beitragen, konnten im Rahmen unserer permanenten Evaluationsforschung im Trauma-Institut-Leipzig seit 2002 durch uns und unsere SPIM 30 anwendenden Kollegen immer wieder bestätigt werden (vgl. Vogt ab 2004 dt. bis 2018 bzw. in die-

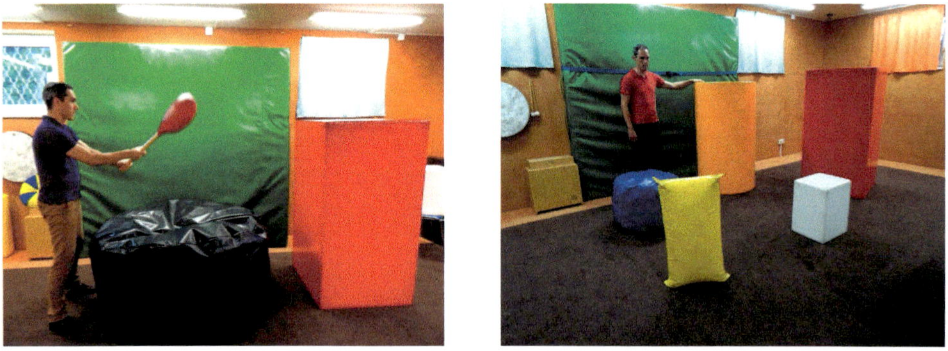

(a) ... als Täteranklagesetting

(b) ... als Familienaufstellung mit Spontanassoziationen

Abbildung 5.7: Beseelbare Szenenarbeit

sem Band). Besondere Bedeutung bei der Arbeit zu Täterintrojekten haben beispielsweise beseelbare Szenenarbeiten mit Täteranklagesettings (vgl. Abb. 5.7a) oder symbolisierte Familienaufstellungen mit Beseelbaren Therapieobjekten (vgl. Abb. 5.7b):

Gerade dissoziative Psychotraumapatienten leiden an riesigen Ohnmachtszuständen den früheren Aggressoren gegenüber – selbst, wenn diese bereits verstorben sein sollten. Daher sind die beseelten Konfrontationsübungen mit den emotional besetzten Tätersymbolen, die Arbeit mit deren intuitiven Echoantworten, die Analyse empirisch-intuitiver Familiendialoge oder auch exemplarische psychotherapeutische Gerichtsverhandlungen (vgl. Abb. 5.8) sowohl große psychodiagnostische Hilfen als auch eine psychodynamisch-interaktive und seelisch-heilsame, rehabilitative Bereicherung der Arbeit mit unseren atmosphärisch sonst schnell eingeschüchterten Traumapatienten.

Natürlich werden diese Chancen zur beseelten Szenenarbeit immer nur stufenweise – in Annäherung an individuelle psychomentale und psychosoziale Fortschritte und Bedürfnisse der Klienten, umsetzbar und von trainierten SPIM 30-Behandlern angeboten, sodass eine geprüfte Indikation vorliegt.

Insgesamt können wir durch die nunmehr 20-jährige Erfahrung in der Arbeit mit beseelbaren Therapieobjekten feststellen, dass die kreative Nutzung der

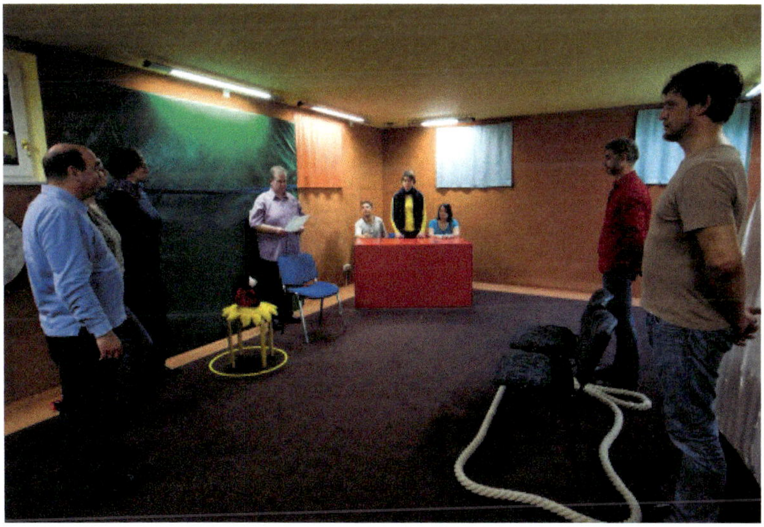

Abbildung 5.8: Psychotherapeutisch-rehabilitative Gerichtsverhandlung im Gruppensetting für ein Opfer zwischenmenschlicher Gewalt (Szenenbild: Ein Opfer sexueller Gewalt verliest die Anklageschrift)

atmosphärischen Übertragungsräume und die Gestaltung von selbstwirksamen Handlungsproberäumen eine sehr hilfreiche multimodale Erweiterung unserer analytischen psychotraumatologischen Behandlungskompetenz darstellt und besonders dissoziative Traumapatienten auf ihrem begrifflichen Störungsniveau schonend und einsichtsorientiert abholt.

Diese Untersuchungen sollen in den nächsten Jahren besonders als qualitative Einzelfallanalysen fortgesetzt werden, damit wir noch mehr über die psychodynamischen Inhalte der innerpsychischen Veränderungsprozesse unserer Patienten erfahren können. Bisherige Langzeittherapiebeschreibungen finden sich insbesondere in Vogt (2007 u. 2013).

5.2 Die SPIM 30-Theorie der Täterintrojekte

Ralf Vogt

Die durch zwischenmenschliche Gewalt induzierte psychotraumatische Abbildung von Täterstrukturen in Wahrnehmung, Denken, Fühlen und Verhalten von Traumaopfern ist schon seit ca. 15 Jahren ein heiß diskutiertes Fachthema (vgl. Vogt, 2012). Auch für unsere Traumapatienten ist das oft der dickste Brocken, wenn es um das dynamische Störungsverständnis von auto- und fremddestruktiven Energien geht. Täterübertragungen, Täterbindungen und so auch Täterintrojekte als psychodynamische Prägungen (vgl. Vogt, 2012, 2013, 2016, 2018) resultieren aus der interaktiv grenzüberschreitenden Gewalt und den psychosozialen Dauereinflüssen, denen ein beziehungs- und bindungsabhängiges Wesen – also vorrangig Menschen in kindlichem Entwicklungsstand – über lange Zeit ausgeliefert sind.

Ein wichtiger Teil der negativen Einflussnahme, die zur Ausbildung eines Täterintrojekts führt, ist zunächst in der Regel die akute Wucht von ohnmächtig erlittenen Traumavorfällen. Die peritraumatische Dissoziation bewirkt in diesem Falle, dass das psychisch überwältigte Traumaopfer in der hochgeladenen Angstsituation des Traumastresses seelisch regrediert stufenweise abschaltet, wodurch dessen ICH-Grenzen pathologisch durchlässig werden. Hierdurch werden im Seelischen – quasi ohne die sonst möglichen bewussten Einlasskriterien – die an sich ICH-fremden Gedanken, Emotionen, Tatenergien und Verhaltensstrukturen des Täters unbewusst aufgenommen, gespeichert und später aufgrund dieser Prägung unbewusst wiederholt.

Zur Auffrischung der SPIM 30-Edukation sei hier nochmals die Traumakurve des unterlegenen Opfers in der Traumaszene abgebildet (s. Abb. 5.9, vgl. Vogt, 2013, S. 61).

Wichtig an dieser Darstellung ist, dass jeder Mensch, ob klein oder groß, ab einem bestimmten Stresszustand dissoziative Umschaltmechanismen zeigt, wenn seine psychophysische Selbstregulation überfordert ist. Die Folge davon ist, dass das Opfer den gewaltausübenden Täter/die Täterin fokussiert und im ICH-gelähmten Zustand in die psychische Welt einfließen lassen muss. So kommt es, dass sich das Individuum mehr und mehr selbst entfremdet – quasi selbst vergisst. Ab einem bestimmten Punkt der grenzüberschreitenden Extrembelastung schaltet bei jedem Menschen die Psyche zum Schutz vor den quälenden Panikgefühlen oder in Vorbereitung des zu erwartenden Todes

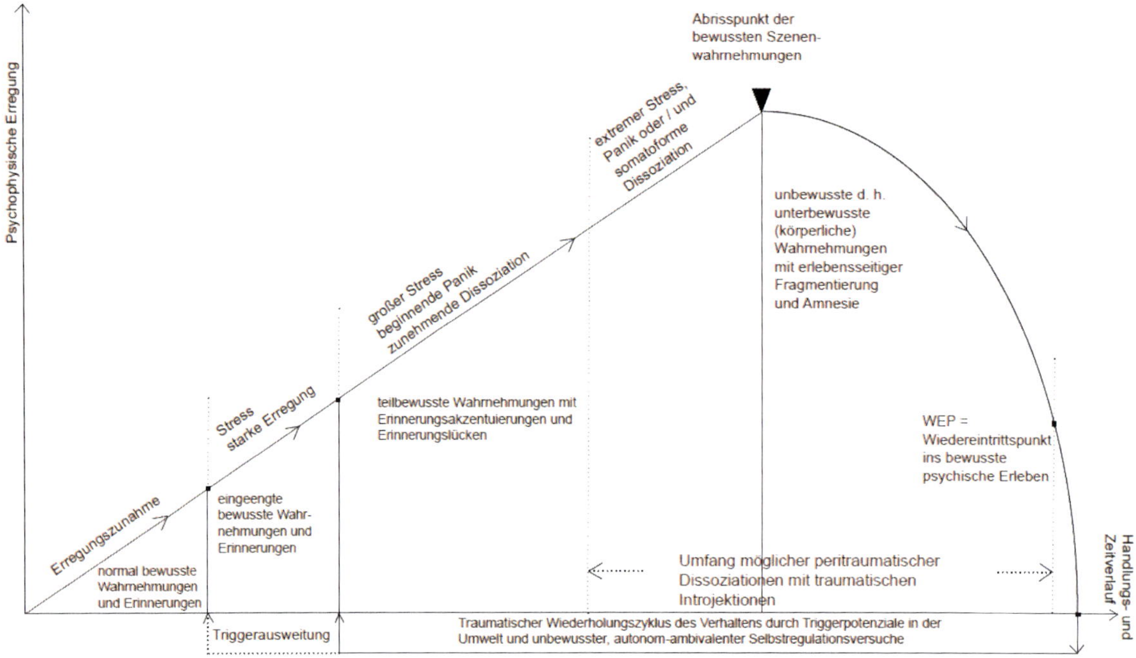

Abbildung 5.9: Psychophysischer Erlebenszyklus der Traumaszene (Modifikation nach Vogt im SPIM 30-Modell – in Anlehnung an Hochauf, 2007, S. 270

ganz ab. Aufgrund dieser Phänomene gibt es vor diesem Abschaltpunkt nur noch fragmentierte Gedächtnisinhalte und posttraumatische Bewusstseinslücken und nach dem völligen Zusammenbruch des Bewusstseins posttraumatische Amnesien. Wenn das traumatisch überrollte Individuum den Anschlag auf die seelische Existenz und das körperliche Sein überlebt, gibt es bei jedem Traumaopfer einen Wiedereintrittspunkt in die seelische Bewusstheit. Aufgrund der fragmentierten oder fehlenden Gedächtnisinhalte entsteht dann eine Art hirnphysiologischer-psychophysischer Stress, der höchstwahrscheinlich zum Teil für die vielen ambivalenten Wiederholungsschleifen von traumatisierten Menschen verantwortlich ist (vgl. Fischer, 2007; Hochauf, 2007 u. a.). Bereits Janet (1901) hat in seinen klinischen Studien beschrieben, dass traumatisiert-dissoziative Patienten im Sinne eines Vervollständigungszwanges einer nicht integrierten seelischen Struktur den Gestaltbogen zu ergänzen suchen, weil sonst nicht vollständig seelisch integrierte Traumaereignisse die Betroffenen nicht zur Ruhe kommen lassen.

In Anlehnung an Theorien der traumaanalytischen Reinszenierung (vgl. Ferenczi, 1932; Hirsch, 2004; Fischer, 2007 u. a.) habe ich im Rahmen der SPIM 30-Konzeption psychophysiologische Regulationsstates entworfen, welche erstmals 2007 (vgl. Vogt, 2007, S. 44-49) und seither immer ausführlicher differenziert und verfeinert wurden (vgl. Vogt, 2012, S. 31-49; 2013, S. 61-68, 2016, S. 146-152; 2018, S. 179-201). Auch hier soll eine Grafik aus (Vogt, 2018, S. 189) zur Auffrischung dienen.

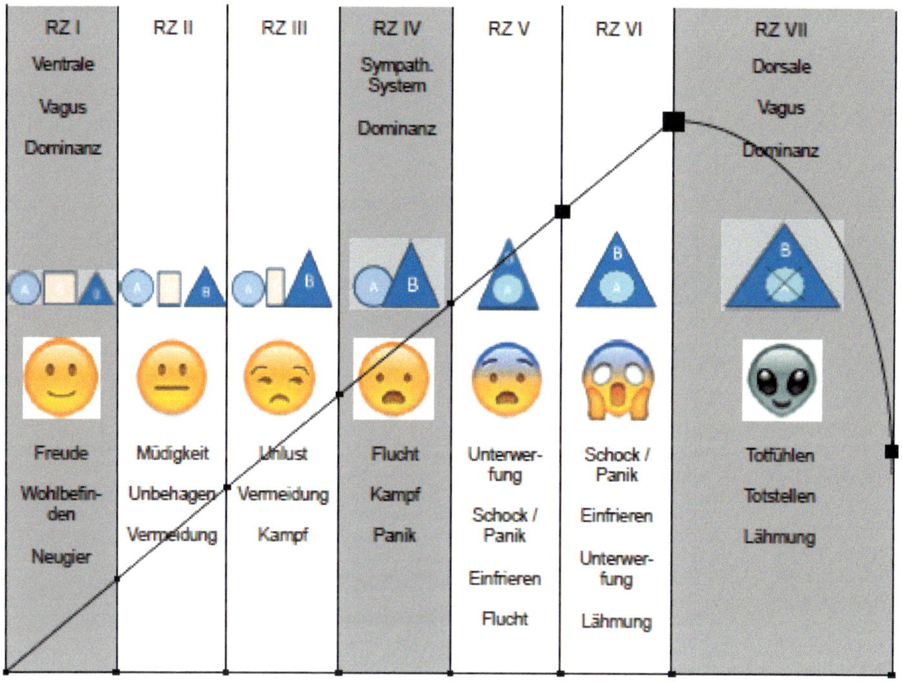

Abbildung 5.10: Schweregrade der psychophysischen Regulationsstates in Verbindung mit Kriterien der Dissoziation und Polyvagal-Theorie nach Porges

Diese Abbildung verdeutlicht also nicht nur den Fakt der Grenzüberschreitung des traumatisierenden Aggressors/der Aggressorin an sich, sondern das Schema zeigt das Spektrum der Interaktionsmöglichkeiten zwischen einem potenziell überlegenen Interaktionsgestalter und einem potenziell unterlegenen Interaktionserdulder. Dieses Modell zeigt ausgehend von interaktionsgesunden Beziehungs- und Bindungsverhältnissen eine Spannbreite bis hin zu hochpathologisch willentlichen, sadistischen Einflussnahmen auf das interaktionsunterlegene Individuum sowie anderweitig psychotische Zustände organischer Art usw. Für die komplextraumatisierten Diagnosekriterien der leicht bis schwer dissoziativen Psychotrauma-Folgestörungen sind besonders die Regulationsstates IV, V und VI interessant. Hier gelten die psychodynamischen Prägungsmechanismen von Introjektion, Implantation und Konditionierung/Programmierung, was drei unterscheidbare Qualitätsstufen traumatischer Dissoziation darstellt. Der Begriff Introjektion im einfachsten Sinne bedeutet in der SPIM 30-Konzeption, dass die seelischen ICH-Grenzen des interaktionsunterlegenen Individuums von der Täterfigur insoweit überschritten wurden, dass es für das unterlegene Individuum zu einer ersten Stufe der Verwischung der ICH-Grenzen kommt. Das Opfer der Beziehungs- oder Bindungsmacht kann bei dem seelischen Druck der Interaktion nicht mehr zuverlässig unterscheiden, was wer wann gesagt oder gemacht hat, weil dissoziative Konfusionen eintreten. Da der Täter/die Täterin keine oder keine genügende Rücksicht auf die Kapazität des Opfers nimmt, gibt es im Anschluss an gravierende und besonders kumulative Einflüsse dieser Art traumatisch induzierte Täterübertragungen, Täterbindungsstrukturen und eben Täterintrojekte als Formen des langlebigen Täterabbildes. Solche Täterintrojekte formen das seelische Wahrnehmen, Erleben, Verhalten des Opfers und bewirken das Assimilieren der vormals ICH-dystonen Traumainformationen. Täterintrojekte sind somit sich selbst reinszenierende Abbilder der gewaltsamen seelisch interaktiven Kraft einer äußeren Figur. Im erwachsenen ICH kann der Betroffene – unter der Voraussetzung seelisch-normaler Selbststeuerung – noch spüren, dass, bildlich gesprochen, zwei Seelen in seiner Brust existieren. Gut reflektierende Traumaklienten können interessanterweise beschreiben, dass sie irgendwie spüren, dass sie etwas denken, fühlen, tun oder anstreben, was nicht ICH-synton ihrem eigentlichen authentischen Wertesystem entspricht. Im Rahmen einer alltagsprovokanten Triggerspannung entsteht dann jedoch plötzlich eine Art impulsiver Zug oder eigentümlicher Druck, eine Situation eingeengt wahrzunehmen, emotional extrem zu pushen, sofort mit Nachdruck zu handeln und dabei auch ein eigentlich veraltetes Wertesystem der alten Störerbezugspersonen zu vertreten.

Der traumainduzierte Implantatstate Nr. V ist eine Stufe stärker in der Gestaltung und Auswirkung des traumatischen Abbildes als der der Stufe IV – aber schwächer als in der Stufe VI usw.

Ferenczi (1932) bezeichnete die Grenzöffnung der ICH-Struktur des Traumaopfers gegenüber der radikal-egozentrischen Grenzübertretung des Gewalttäters als Notidentifikation des unterlegenen, abhängigen Individuums. In der Regel hat der gewaltüberrollte Mensch für diesen sehr existenziell seelisch und körperlich bedrohlichen Zustand keine Reflexionskapazität bei einer täterimplantatgesteuerten Denk- und Verhaltensweise aufgrund dieses unverdauten Fremdkörpers in seiner unbewussten seelischen Fixierung. Gewöhnlich können die ICH-dystonen Rahmenbedingungen gegenüber dem ICH-gesunden/Ich-syntonen Denken und Verhalten erst nachträglich selbstkritisch reflektiert werden. Reifere Menschen nehmen sich auch im Voraus vor, dass sie gewissermaßen störungsbezogene Wahrnehmungen und oft affektbesetzte Verhaltensweisen nicht mehr impulsiv ausagieren wollen. Aber sobald eine große psychophysische Spannung entsteht, wie man sie bspw. im Fall eines traumaspezifischen Situationstriggers spürt, brechen die destruktive paranoide Wahrnehmung und das zerstörerische Angriffsverhalten impulsiv wieder auf. Die Interpretationen für dieserart Fehlverhalten differieren von „bedauerlich-versehentlich" bis zu „egozentrisch-selbstgerecht". So gewaltsam wie die psychotraumatische Prägung entstanden ist, wird die Destruktivität ausagiert. Die eigene Verhaltensattribution des ausagierten Täterimplantats ist dabei proportional zur selbst erlebten frühkindlichen Gewalterfahrung mit der gewalttätigen Bezugsperson.

Der SPIM 30-Regulationszustand des Schweregrads VI kennzeichnet die gravierendste interaktive Grenzüberschreitungsstörung. Täter und Täterinnen – das sind in der ambulanten Praxis zu immerhin ca. 50 % die leiblichen oder familiären Eltern einschließlich der Stief- oder Adoptiveltern – organisieren über Strafen martialischer Art psychologische Konditionierungsbedingungen, wie sie zum Teil selbst bei Haustieren anzeigepflichtig wären. Nahrungsmittelentzug, brutale Schläge selbst bei kleinsten Verfehlungen oder sexuelle Vergewaltigungen aus Besitzrecht oder triebhafter Willkür konditionieren die menschliche Seele so nachhaltig destruktiv, dass diese Patienten sehr viele dissoziative Spaltungen, bis hin zur Dissoziativen Identitätsstörung, aufweisen. In eben diesen schwersten dissoziativen Formen von Täterintrojektionen brechen sich dissoziative Aggressionsprägungen eine auto- oder fremdaggressive Verhaltensbahn und tyrannisieren, schikanieren oder schlagen folterkonditionierte Individuen im Programmstate Nr. VI in späteren eigenen Familien andere Opferindividuuen im Sinne einer Opfer-Täterkette. In der Spaltung ihrer täterbezogenen Selbstgerechtigkeit gibt es kein empathisches Mitfühlen mit dem Unterlegenen oder ein komplexes paralleles Reflektieren bzgl. der Gleichnisse und Ähnlichkeiten zum selbst erlebten frühen Elend. Eine Reihe von Patienten mit guten psychotherapeutischen Fortschritten kann zu einem späteren Zeitpunkt beschreiben, dass man sich in einem konditioniert-dissoziativen Tunnel befindet, sich dabei in etwa wie eine andere Person fühlt und so nach dieser ICH-fremden Verhaltensmaxime einfach das täterinduzierte Verhalten durchziehen kann. Andere Formen von seelischen Schädigungen durch gewaltsame Programmierungen entstehen bspw. im Bereich satanistischer und u. a. ritueller Kultsekten, die sexuelle Ausbeutung und Versklavung praktizieren. Aber auch im Bereich der kriminell-militärischen Geheimbünde bilden Folterprogrammierungen durch sexuelle Gewalt, Elektroschocks u. a. Schmerzqualen häufig den Kern der psychotraumatischen Prägungen. Klienten, die solche Torturen mühsam überlebt haben, leiden an programmierten Verhaltenszwängen, die sie im dissoziativen Zustand fern von ihrer Alltagspersönlichkeitsstruktur von schläfrig abwesend bis hin zu zombiehaft getrieben – entfernt von jeglichem Vorstellungsvermögen – umsetzen. Diese Zustände können je nach Programm einige Minuten wie auch Stunden oder Tage anhalten, bis der von Tätern festgelegte Auftrag erfüllt ist. Nach und nach sind auch diese schweren Formen von absichtlich hergestellten Täterintrojektionsprogrammen therapeutisch veränderbar. Dazu muss es gelingen, über Traumaszenenarbeit die Opferqualen der gefolterten Individuen bewusst zu machen und gleichfalls in diesen Traumaszenen Elemente der Fremdprogrammierungsprozedur der Täter ins schmerzliche Bewusstsein zu holen und aufzuweichen. Grundsätzlich müssen dazu auch die psychodynamischen Blockaden der dissoziativen Täterstates durch viel psychotherapeutische Anteilearbeit neutralisiert werden, weil diese dissoziativ im Persönlichkeitskern gespaltenen Traumapatienten nur einen sehr geringen realitätsbezogenen Alltagsmanageranteil besitzen.

Sowohl leichte als auch schwere Introjektionsprägungen zwischenmenschlicher Grenzüberschreitungen vollziehen sich im SPIM 30-Theoriemodell nach dem grundsätzlichen Prinzip der singulären, der kumulativen als auch der Dauerverfestigungen. Es ist nicht entscheidend, ob pro Gewaltakt in jedem Fall eine peritraumatische Dissoziation mit oder ohne Abrisspunkt der psychophysischen Bewusstheit vonstattenging. Die wichtigere Komponente der psychotraumatischen Introjektchronifizierung und somit der Ausbildung von regulären Mustern der Verhaltenssteuerung und Dauerorganisation sind die regelhaften, kumulativen Wiederholungen.

Für den erstgenannten Prozess der peritraumatischen Introjektion soll folgende Grafik anschauliche Erläuterungen geben. In dieser Abbildung werden die intrapsychischen dissoziativen Wechselwirkungsmechanismen der Introjektion so dargestellt, wie wir sie aus introspektiven Berichten fortgeschrittener Traumaklienten und auch eigenen Wahrnehmungssplittern rekonstruieren konnten. Das Co-Bewusstsein kann nämlich in der Regel nur selten so wach gehalten werden, dass die unten dargestellten automatischen Perspektivwechsel für das Gewaltopfer selbst erfassbar sind. Zu groß ist der Schmerz und die Vernichtungsfurcht. Seelisch springende Wahrnehmungswechsel hinterlassen da, sofern sie überhaupt erfasst werden können, oft das Gefühl von wahnsinnig und verrückt werden.

Hier sind die Formen der intrapsychischen Introjektion durch Auflösung von Grenzen und gewaltinduzierte Perspektivwechsel abgebildet.

Durch sehr fortgeschrittene Klienten ist es uns ab 2012 (vgl. Vogt, 2012, S. 23-49) zunehmend gelungen, die psychodynamischen Prozesse der innerseelischen Perspektivswitche im psychotraumatischen Interaktionsstress detailliert zu beschreiben und zur Veranschaulichung in eine Grafik zu übertragen. Die Abbildung 5.11 zeigt symbolisch das Kräfteverhältnis zwischen Täter – als introjektprägende Macht – und Opfer – als interaktionsunterlegenem Introjektionsobjekt. Die traumadissoziativen Perspektivwechsel des gewaltüberfluteten Opfers sind hier in drei Beispielen exemplarisch dargestellt: in Form der Introjektion durch böse Blicke der Täterperson, als verbale Beschimpfungen gegen das interaktionsabhängige Subjekt sowie in der Form körperlicher Gewalteinwirkung des Täters/der Täterin durch körperliche Züchtigungen mit der Faust. Das sind drei allgemeine Hauptformen von psychotraumatisch prägender Gewalt, bei denen das überrollte Opfer riesige Handlungsohnmacht und einen dissoziativen Zerfall der Wahrnehmung der eigenen seelischen Souveränität erlebt. Alle drei genannten Formen des Introjektionsvorgangs konnten in äußerst seltenen Fällen co-bewusster Wahrnehmung durch fortgeschrittene Klienten in unserer Therapiepraxis introspektiv genau so beschrieben werden. Demnach erzeugt der immense Druck der Täterfigur zunächst immer eine grenzöffnende Unterwerfung des interaktiv gelähmten Traumaopfers. Im Rahmen dieser quasi noch bewusstseinsfähigen Ohnmacht springt die Wahrnehmung von der Subjektperspektive in die gegenüberliegende Täterperspektive. Es wurde uns von den Patienten die ziemlich verrückt anmutende Wahrnehmung beschrieben, in welcher schließlich das Gewaltopfer aus der Täterperspektive sich selbst in seiner inneren Vorstellungskraft als Gegenüber wahrnehmen kann, jedoch die emotionale Position der Täterfigur als identisch und gerechtfertigt erspürt und in Sekundenschnelle auch wesensfremd-ICH-dyston vertritt. Es ist relativ grotesk, aber nachvollziehbar und durch viele Patientenberichte und unsere Eigenintrospektionen empirisch evident, dass Menschen unter sehr hohem seelischen Druck solche Prozesse durchlaufen. Die psychodynamische Introjektprägung ist somit ein psychophysiologischer autonomer Überlebensmodus eines seelisch gebrochenen Individuums, welche je nach Schweregrad immer im-

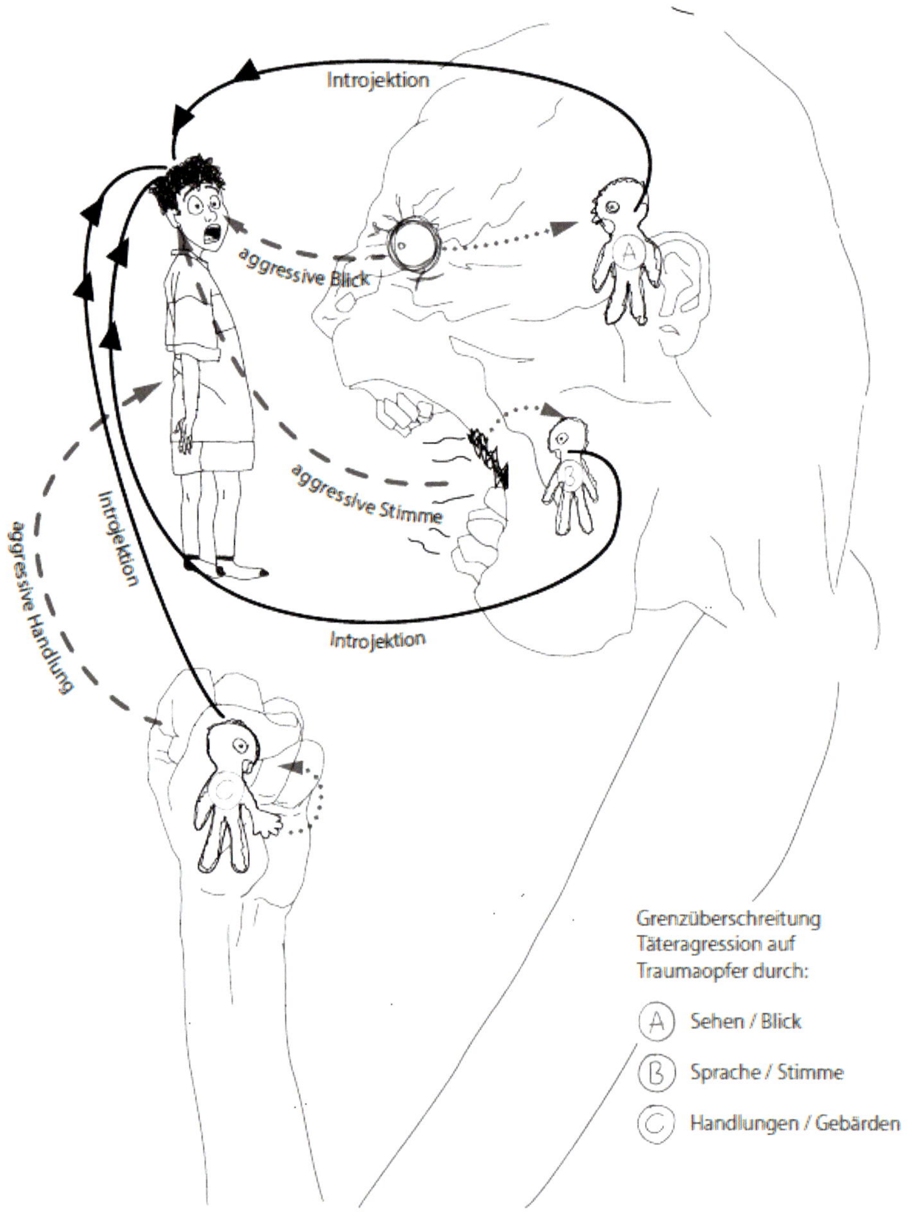

Abbildung 5.11: SPIM 30-Theorie der Täterintrojektentstehung im peritraumatischen Dissoziationsprozess

pulsiver und unreflektierbarer wird. Ohne psychotherapeutische Auflösung haben schwere Täterintrojekte eine alterierende Tendenz zur Ausweitung und Chronifizierung.

In der abschließenden Abbildung 5.12 ist schließlich die Komplexität der introjektprägenden Gesamtkräfte schematisch dargestellt, so wie sie neben den peritraumatischen Mechanismen auch durch alltägliche Prägung, Gewalt, Gehirnwäsche oder dauertraumatierende Umstände in Langzeitprozessen auf Menschen einwirken (vgl. Abb. 5.12).

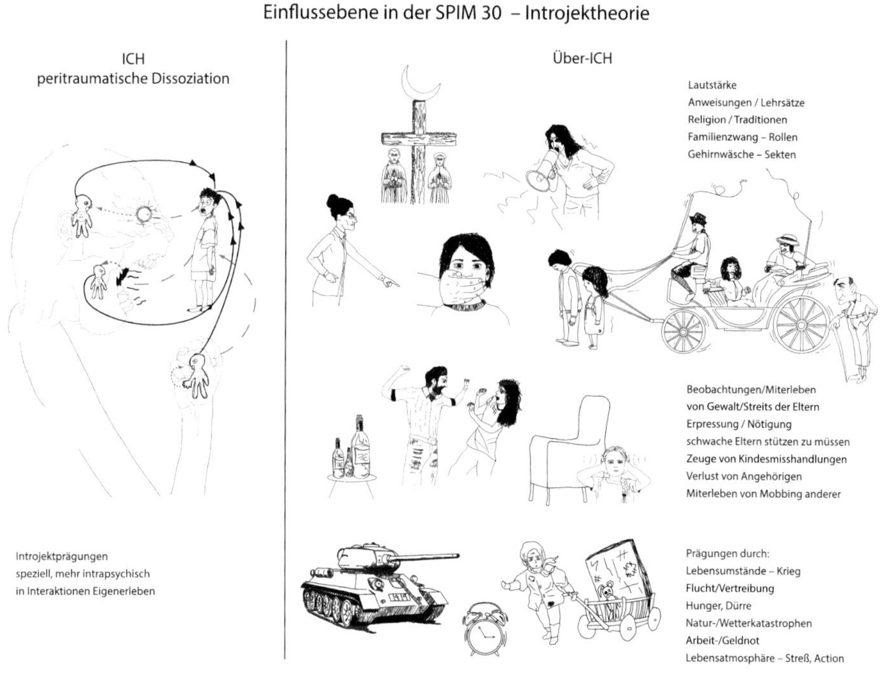

Abbildung 5.12: Einflussebenen der SPIM 30-Introjekttheorie

In dieser Gesamtgrafik ist zu erkennen, dass neben der peritraumatischen kumulativen Einflussebene, die in der obigen Abb. 5.11 schon genauer zu sehen war, auch eine Vielzahl von allgemeineren Einflussfaktoren Introjektprägungen hervorrufen können. Dass Krieg, Vertreibung, Hunger und Not in der Lebenserfahrung des Individuums Introjekte prägen, leuchtet relativ leicht jedem Menschen ein. Prinzipiell sind aber auch die negativen Dauereinflussnahmen besonders toxisch, welche als seelisch belastende Grenzverletzungen durch nahe Bindungs- oder wichtige Bezugspersonen entstehen können. Diese Störungen treten ab einem kumulativen Schweregrad ziemlich regelhaft auf. Dazu gehören beispielsweise Attacken von Eltern, schikanierende Belehrungen von Erziehern, religiöse Zwänge durch Angehörige, erpresserische Erwartungen und Verpflichtungen durch Großeltern, demagogische Einflussnahmen von Lehrern u. v. a.. Natürlich spielen die negativen Prägungen durch nahe Familienangehörige und deren belastendes Fehlverhalten eine herausragende Rolle, da es für Klienten in der Kindheit keine langen Ruhepausen bzgl. dieser sich durch Wiederholung einfressenden Belastungsprägungen gibt. Streitsüchtige Eltern, die obendrein Suchtmittel missbrauchen oder andere Delinquenzen aufweisen, introjizieren gestörte Einstellungsinhalte und Streitenergie auf die ICH-schwachen Familienmitglieder, wie es normalerweise Kinder im Alter von 0 bis 12 Jahren sind. Depressive oder suizidale Eltern nötigen die bindungsorientierten Kinder zur Teilhabe an ihren Problemen oder gar zur emotionalen Dauerstütze. Oft sind sich diese Eltern keiner Schuld bewusst, lehnen selbst Psychotherapie entschieden ab und meinen, eine positive Beziehung zum Kind zu unterhalten, weil sie ihre schädigende emotionale Nötigung nicht als Grenzverletzung dem Kind gegenüber erleben. Die Auswirkungen solcher Dauerüberforderungen sind jedoch mitunter verheerend; nicht selten werden diese sogenannten loyalen Herzenskinder im Erwachsenenalter selbst depressiv und suizidal und ahnen gar nicht, dass ihre Negativabwerterstimmen bzw. ihr destruktives Selbstkonzept ein posttraumatisches Elternintrojekt sein könnte. Die Dramaturgie der kindlichen Besorgtheit ist weit verdrängt oder gar wegdissoziiert, obwohl die Erwachsenen von heute um die einstige Problematik der Eltern oberflächlich gesehen Bescheid wissen.

Der schwierigste Umstand der Reflexionen von Täterintrojekten scheint für die später Betroffenen die Frage zu sein, ob sie diese unbewusste Übernahme von aktiv erlebten oder passiv miterlebten Handlungsinstruktionen überhaupt für möglich halten. Viele Menschen halten, entsprechend des Zeitgeistes ihres psychologischen Alltagswissens, die Bewusstheit häufig für die ausschlaggebende Instanz des Verhaltens. Dass man trotz bewusster Reflexionen über Störungsverhältnisse diese abgespalten hat und sie trotz aller bewusster Distanz prägungsintuitiv umsetzt, erzeugt bei vielen Klienten noch Unglauben, Verblüfftheit und Abwehr. Manche Klienten berichten, dass sie sich bei Bewusstwerden von hochwidersprüchlichen Täterintrojekten ziemlich gelähmt und verrückt fühlen. Dass etwas unterhalb der Bewusstseinsschranke meist impulsiv und mit oberflächlichem Stimmungsgefühl störungsgeprägt ICH-fremd aktiv wird, überfordert unsere normale Selbstintrospektion. Wir können schwer glauben, dass es so eine Widersinnigkeit bei klarem Verstand gibt und wir trotzdem nicht schizophren oder dumm sind. Unsere Selbstwahrnehmung kann entsprechend unserer psychophysischen Spannung sehr verschieden ausfallen und ist immer mit einer Pauschallogik ausgestattet. Selbst zur Erklärung von depressiven Auffassungen über die Welt werden ständig private und ökologische Missstände oder Konflikte – mit nachvollziehbarem Anlass, aber wenig selbstkritisch – herangezogen. In einer Hochspannungssituation haben wir eine eingeengte Selbstwahrnehmung mit verändertem Wertesystem und wechselnden stimmungsabhängigen Verhaltenszielen. Das sind introjizierte Handlungsanweisungen oder kurz Täterintrojekte, mit denen wir das Verhalten der früheren Prägungspersonen im Sinne einer Opfer-Täterkette fortsetzen oder die gegen uns selbst gerichteten Quälereien aus früher Zeit gegen unser ureigenes Sein im Heute autodestruktiv fortsetzen. Das Gefühl von ICH-Fremdheit dieses Verhaltens kann oft nur bei bester psychophysischer Verfassung oder Einflussnahme einer wichtigen äußeren Person erfasst werden; ansonsten kommt uns auch ICH-fremdes Verhalten passager als ICH-dyston vor. Die menschliche Psyche ist in der Selbstwahrnehmung bestechlich. Die Mehrzahl der Menschen geht im Zweifelsfalle davon aus, dass man dann nach dem Bauchgefühl, also der ICH-synthonen Intuition, handeln solle, um bei sich zu bleiben. Wenn jedoch die kumulative Früherfahrung traumatisierte Inhalte aufweist, hat auch die Intuition einen kumulativen Schaden genommen, der aufgrund der langzeitlichen Verdichtung unbewusst (geworden) ist. Wenn aber die Intuition nicht mehr der Retter in der Entscheidungsnot über richtig und falsch sein kann, dann droht ein Abrutschen in die Unbestimmbarkeit, das sogenannte Irrewerden. Um das zu vermeiden, greift man dann sozusagen doch lieber zur wackeligen Intuition und der Teufelskreis der impulsiven Introjektweitergabe ist bzw. bleibt in Gang.

In der SPIM 30-Psychotherapie versuchen wir deshalb zunächst, langfristig mittels der Psychoedukation ein psychodynamisches Grundwissen über diese Zusammenhänge aufzubauen und dieses später behandlungsphasenabhängig, mithilfe von Gruppentherapiebearbeitungen, auszubauen. Weiterhin muss die psychophysische Spannungsregulation so verbessert werden, dass eine gute Introspektion bei emotional geladenen Stressthemen möglich wird. Bewusstseinsfördernde Traumaexpositionsstunden helfen, die tiefer liegenden, verursachenden primären Traumaschlüsselszenen für die Entstehung von Täterintrojekten aufzuspüren. Eine Reihe von introjektorientierten Bearbeitungssettings hilft dabei sowie danach, die Kraft der durch zwischenmenschliche Gewalt verinnerlichten Prägungsstrukturen zu verändern.

Fallverläufe dazu (vgl. Vogt, 2013, S. 131-189 und später) können diese aufwendige psychotherapeutische Arbeit illustrieren. Wichtig erscheint mir abschließend, auf das Schweregradmodell der Regulationsstates zu verweisen (vgl. Vogt, 2012, S. 49-82 oder 2018, S. 179-201), da hier bspw. an der Stategrafik in Vogt (2018, ebenda, S. 189) gut erschließbar ist, wie groß die gewaltsamen, introjektionsinduzierenden Täterenergien beim Introjekt-, Implantat- und Programmstate sind. Dadurch lässt sich proportional zum Störungsgrad der Aufwand der zu erwartenden Täterintrojektprägungskondensate abschätzen. Auch hierzu können Fallbeispiele der Diagnosegruppen DESNOS, DDNOS und DIS/DID in allen Veröffentlichungen bei Vogt als parallele Veranschaulichung themenfokussiert studiert werden.

5.3 Zur Einteilung von psychodynamischen Datenqualitäten der Erinnerung bei dissoziativen Psychotraumaklienten

Ralf Vogt

Wie bei Vogt (2013, S. 165-189) ausgeführt worden ist, wurden im Rahmen der bisherigen SPIM 30-Konzeption bereits faktische von symbolischen sowie atmosphärischen Daten unterschieden. Diese differenzierte Einbeziehung verschiedener Datenqualitäten ermöglicht es, die Variabilität und psychodynamische Modifikation traumarelevanter subjektiver Erfahrungen der Patienten in breiter Form zu erfassen und therapeutische Veränderungsprozesse besser abzubilden. In Vogt (2018, S. 51-62) habe ich an anderer Stelle außerdem psychodynamische Verknüpfungen untersucht und mit Fallbeispielen belegt, die empirisch aufzeigen, wie sich atmosphärische und symbolische Daten decodieren lassen und wie deren psychotraumatische Ursprünge durch Traumaexpositionsarbeit wieder sichtbar bzw. ganzheitlich bewusst gemacht werden können.

Jetzt soll es um die Erweiterung der Übersicht zur Datendifferenzierung von Traumapatienten gehen; dabei werden auch extremere Formen der Veränderung von Erinnerungsdaten bei durch menschliche Gewalt verursachten Psychotraumata thematisiert.

Als Erstes möchte ich noch einmal das Niveau von faktischen Traumaerinnerungen betrachten. Hier gibt es nach meinen klinischen Beobachtungen zwei Hauptformen. Im Level 1 gelingt die nahezu durchgehende lückenlose Beschreibung aller wichtigen Details durch die Traumaklienten. Das ist das nahezu vollständige Narrativ eines traumatischen Vorfalls als logisch nachvollziehbarer Sachaspekt.

Beispiel für Stufe 1 bei Level 1: Eine Traumaklientin beschreibt einen sexuellen Übergriff mit opferperspektivischen Einzelheiten, emotionaler Betroffenheit und evidentem Sicherheitserleben.

Als Level 2 des faktischen Erinnerns von Psychotraumata sehe ich Klientenberichte an, die zwar bruchstückhaft, inkomplett und emotional etwas akzentuiert sind, aber im Kohärenz- und Evidenzerleben der Klienten klare nachvollziehbare Handlungsbögen enthalten; d. h. das Wesentliche ist faktisch gut zu verstehen und demzufolge kann man manche emotionale Verzerrung vernachlässigen.

Beispiel für Stufe 2 bei Level 1: Die sexuell überfallene Traumapatientin kann den Täter mit wichtigen Details, den Tathergang bruchstückhaft und den Zusammenhang grob, aber nachvollziehbar beschreiben. Einzelne Zusammenhänge passen zwar logisch nicht ganz zum Vorfall und sind emotional durch die Vermischung mit posttraumatischen Verarbeitungsängsten etwas verworren. Dennoch rechne ich aufgrund der obigen Sachverhalte diese Datenqualitäten dem grundsätzlich faktischen Niveau zu.

Auch beim nächsten Datenniveaulevel 2, dem symbolischen Informations-Erinnerungsniveau, habe ich im Praxisalltag zwei Stufen registriert. Als relativ einfache Symbolisierungen sehe ich in Stufe 1 bei Level 2 Patientenberichte an, wo der traumatische Vorfall in einer Art 1:1-Symbolisierung mit nahezu vollständigem Zugang zur Kernaussage der Gewalterfahrung gegeben ist. Die Gestalt der Handlung ist somit erhalten.

Beispiel: Ein Junge wird vom Stiefvater über Jahre körperlich misshandelt und sieht des Nachts im Traum Ungeheuer, die er auch im Wachzustand im Dunkeln unterm Bett vermutet. Bei Nachfragen äußert der Junge schnell und von allein, dass diese Monstererscheinungen wohl mit dem Angstvater zu tun hätten, weil bestimmte Details, z .B. Augen, zu diesem passen.

Als kompliziertere Symbolisierung der Stufe 2 von Level 2 erlebe ich in der alltäglichen Psychotherapiearbeit Klientenberichte, in denen die Haupthandlung des Traumavorfalls noch erhalten, aber die 1:1-Zuordnung von Symbol und Täterfigur etc. mehr und mehr mit Metaphern beseelt wird, die den Klienten selbst schwer zugänglich sind.

Beispiel: Der geschlagene Junge sieht nicht nur ein Monster als Bedroher und Angstmacher, sondern mehrere Geister, die ihn erschrecken, einen Schrank, dessen Türknaufe plötzlich Teufelsaugen werden, die ihn töten wollen. Zuordnungshypothesen z. B. für sprechende Schrankknöpfe hat das Traumaopfer dazu zwar noch, aber auch die globale Angst vor unentdeckten Mächten wird magischer und größer.

Die nächste Datenqualität und damit Level 3 entspricht einem atmosphärischen Datenmilieu, das gegeben ist, wenn die allgemeine symbolische 1:1-Zuordnung der Handlungsfiguren nicht mehr möglich und der Strang des Handlungsvorfalles nicht mehr zuordenbar ist, sondern nur noch das Grundmotiv der Täterfiguren, die allgemeine Auswirkung der Taten und deren soziale Umstände in Umrissen erkennbar sind. Auch in dieser Kategorie habe ich im Praxisalltag zwei Stufen registriert. Als Stufe 1 sehe ich eine Art typischen Albtraum an.

Beispiel: Ein Mädchen wurde von den Eltern in der Nahrungsversorgung als auch in der Körperpflege über Jahre traumatisch schwer vernachlässigt. Die Albträume, die dieses Mädchen als erwachsene Klientin mit in die Therapiearbeit brachte, waren nach der Struktur wie in der folgenden Metapher: Ein kleiner Regenwurm kriecht durch eine Wüste, die Haut schmerzt, die Sinne vergehen ins Nebulöse. Plötzlich muss der kleine Wurm über eine Eisenbahnschiene krabbeln und klebt aber wegen der Trockenheit an der Schiene fest. Die Haut beginnt zu stinken vom starken Sonnenbrand. Gerade als der Zug heranbraust, wacht die Klientin aus dem traumaatmosphärischen Albtraum auf.

Stufe 2 bei Level 3 in der atmosphärischen Datenqualität bedeutet eine gröbere Veränderung der Handlungsmetapher. Jetzt bleiben quasi nur noch das Grundsätzliche der vernichtenden Bedrohung und das katastrophale Traumaergebnis in Bruchstücken erhalten.

Beispiel: Während beim vernachlässigenden Umgang im obigen Beispiel der Durst und das Brennen der Haut, die in dem Albtraum auftauchen, noch konkret mit dem gewaltsamen Verhalten der biologischen Eltern und deren herzloser Ignoranz zu tun hatten, tritt die Metaphorik bei atmosphärischen Daten der Stufe 2 in abstrakteren Formen in Erscheinung.

Beispiel: Die Klientin träumte auch von Erdbeben mit Feuersbrünsten, vom Fallen in Erdspalten und vom Ersticken und Sterben in einer Totengrube. All diese Dinge haben grundsätzlich mit dem todesnahen Erleben in Extremsituationen der Vernachlässigung und dem gefühlten Überflüssig- und Unwichtigsein für die Eltern zu tun. D. h. die vernichtende Todesmetapher ist traumapsychologisch sehr zutreffend in den Erinnerungen erhalten, die Umstände der Todesbedrohung sind atmosphärisch adäquat, die Details sind hier aber sehr metaphorisch modifiziert und gemischt mit antizipierten Ängsten. Ausgangspunkt für diese Einordnungen von Hypothesen ist natürlich die assoziative Aussage des bewusstseinswachen Klienten in der geordneten Therapiesitzung im Heute.

Als nächstes Datenniveaulevel 4 von dissoziativen Psychotraumapatienten würde ich nach meiner heutigen Begrifflichkeit im SPIM 30-Modell das Datenmilieu der traumatisch bedingten Antizipation, d. h. der Erwartungsfantasie, bezeichnen. Mit dem Fantasiebegriff geht keinerlei Abwertung des Inhalts einher wie etwa als künstlich ausgedacht-gesponnenes Material. Unter traumabedingten Erwartungsfantasien verstehe ich vielmehr negative angstdurchdrungene, vorauseilende Fantasien über mögliche nahe Katastrophen auf dem Boden der noch nicht oder nur in geringem Ausmaß behandelten Psychotraumaerfahrungen als lebensprägende Gewalt- und Ohnmachtserfahrungen ohne wirkliche Veränderungsperspektive. Ein *Beispiel* für Stufe 1 bei Level 4:

Ein Junge hat im Rahmen seiner Großfamilie viel Neid, Missgunst und Gewalt durch die größeren Geschwister erfahren müssen, weil dessen Eltern auch die größeren Kinder mit martialischen Strafen bei kleinen Verfehlungen versehen haben. Die Kinder waren im Übrigen sich selbst überlassen, wobei die größeren auf die kleineren aufzupassen und diese zu versorgen hatten. Insofern war es fast gesetzmäßig zu erwarten, dass der kleinste Bruder Sonderqualen der Geschwister wie Schläge, Kissenüberfälle beim Schlafen mit Erstickungsspielen bis zur Ohnmacht, Eingesperrt- und Gefesseltwerden inklusive quälender Nacktfolter mit Piksen durch Nadeln oder Disteln ertragen musste. Dieses Kind litt bald unter riesigen Panikfantasien wie mittelalterlichen Folterbildern, wobei Menschen ekelhaftester Natur als auch wilde Tiere die Folterprozeduren an seinem Körper durchführten (was bis dahin auch noch symbolisch oder atmosphärisch gesehen werden könnte). Es entstanden dann aber auch Qualbilder mit Elektroschocks, Armamputationen ohne Narkose und Ertränkungsversuche in einem Viehjauchegulli, die so allesamt nie stattgefunden hatten und auch nicht zum Lebensumfeld der Familie passten. Es war eben durch das nahezu alltägliche Panikgefühl eine Dauerspannung entstanden, die bei dem Jungen zu wirren traumageleiteten Erwartungsfantasien führten, quasi schon im Vorausträumen des nächsten Seelenfoltertages. Insofern sind ängstliche Kreationen keine wirklich künstlichen Fantasien, sondern chronifizierte Katastrophenerwartungsfantasien.

Als Fantasietätigkeit in zweiter Abstraktionsstufe von Level 4 sehe ich traumatische Erwartungsfantasien nach einem abstrakteren Muster. Hier steht nach meiner Erfahrung nicht mehr die Potenzierung und Fortsetzung des Schmerzes im Vordergrund, sondern die eher dissoziative Kompensation.

Ein Beispiel für Stufe 2 bei Level 4: Der oben beschriebene Junge steigerte sich nicht immer in noch mehr Panikfantasien hinein, sondern verschwand mehr und mehr aus dem alltäglichen Jammertal in ferne Abspaltungsfantasien. Das gelang ihm mit Weltallflügen, wo es natürlich auch feindliche Ekelfiguren gab, denen er aber als winziges Körnchen immer noch gut entkommen konnte, weil er ja eigentlich nicht mehr existierte. Aus der unerträglichen panischen Angst wurden nach und nach dissoziative Flucht- und Ablenkungsfantasien. Diese Fantasiegeschichten liefen gelegentlich als Actionfilme mit kleinen heldenhaften Überlebenskämpfen gegen übermächtige Gestalten oder Feindesarmeen u. ä. ab. Solcherlei Actionstories begannen oft mit Angst und endeten mit heroischen Lösungen.

Eine weitere Störungsstruktur der Informationsgenerierung von traumatisch bedingten Gedächtnisqualitäten stellen verwirrende, konditionierte bzw. induziert-programmierte Verzerrungs- und Falschaussagen dar. Das beginnt bei diffusen Widersprüchen in der Ereignisbeschreibung auf der Grundlage schwerer Selbstentwertungskonditionierungen und geht bis hin zu psychodynamisch gelenken Falschaussagen inklusive autoaggressiver Selbstschädigungs- (Rufbild) und Selbstvernichtungsprogramme (Suizid), welche durch Folterprozeduren gezielt von Tätern geschaffen werden.

In der Stufe 1 von Level 5 mussten die Opfer schwerer traumatisierender Gewalt und emotionaler Bindungserpressung lernen, Verursachungsschuld von Gewaltereignissen durch verdrehte Logik prinzipiell auf sich zu nehmen und somit ihre Erinnerungen den Vorgaben und selbst antizipierten Erwartungen der Täter anzupassen. In der Stufe 2 von Level 5 gibt es für das Traumaopfer unterbewusste Gedächtnisprägungen (Programmierungen), die zu Scheinerinnerungen mit pathologisch-zerfahrenen Selbstbeschuldigungen oder verrückten Ereignisbehauptungen führen. Diese Art von verworrenen, nicht plausiblen oder nicht wahrhaftigen Informationen können auch als falsche Erinnerungsstücke betrachtet werden. Das macht sich u. a. die False-Memory-Syndrom-Foundation in ihren prinzipiellen Argumenten gegen eine Glaubwürdigkeitsanerkennung jeglicher Erinnerungsinformationen von dissoziativen Patienten zu eigen (vgl. Loftus, 1994; Shaw, 2016). Sie berücksichtigen dabei leider nicht, dass man auch durch einen spannungsinduzierenden und trickreichen suggestiblen Fragestil vonseiten eines nicht psychotherapeutisch-professionellen Befragers (wie z. B. Täterrechtsanwälte, nicht geschulte Polizei u. ä.) den Prozentsatz von Falscherinnerungen erheblich steigern kann, weil täteratmosphärische Gegenübertragungsdynamiken überhaupt nicht reflektiert oder/und absichtlich nicht neutralisiert werden (sollen).

Selbstwertgesteuerte, bindungsabhängige Klienten und erst recht folterprogrammierte Patienten agieren m. U. ihre Selbstdestruktivität gemeinsam mit den als übermäßig mächtig erlebten Befragern im Sinne einer krankhaften Anpassung aus. Sie widersprechen sich in ihren inneren Anteilen selbst, wenn ihre dissoziativen täterloyalen Schädigungsanteile die realitätsbezogeneren Anteilsstrukturen sprunghaft übergehen, was somit auch zwei oder mehr Erinnerungsresultate – und damit Konfusion – hervorbringen kann.

Zur Verwirrungsstufe 1 von Level 5 sei hier ein *Beispiel* für eine verwirrende Falschaussagenkonstruktion angeführt: Ein Mann mit sexueller Gewalterfahrung in der Familie durch Vater und Großvater im Alter zwischen drei und sechs Jahren nimmt sich im Rahmen der traumatherapeutischen Nachentwicklung vor, seine Erlebnisse, die er zuvor im Behandlungszeitraum von ca. 1 ½ Jahren assoziativ erarbeitet hat, mit den Bezugspersonen zu besprechen. Bei der durch ihn vorzeitig vorweggenommenen Aussprache knickt er total ein. Beide sexuellen Gewalttäter leugnen in dem Dreiergespräch die Vorfälle und beschuldigen den jungen Mann der Verleumdung. Durch den Rechtsanwalt des Vaters wird er ca. 4 Wochen später gezwungen, alles zu widerrufen, was er unter dem Befragungsdruck des Anwaltes auch tut. Im Moment der Unterzeichnung des Falschaussagewiderrufs weiß er tatsächlich nichts mehr und schämt sich seiner undankbaren, bösen Fantasien. Zusätzlich ist dieser Klient auch auf den Therapeuten böse und setzt die Therapie 8 Wochen aus. Erst im Rahmen dieser 8 Wochen kommen bei gleichzeitiger Kontaktabstinenz von Vater und Großvater alle psychosomatischen und seelischen Symptome wieder. Er kann sich wieder an die vorherigen Gedächtniseinfälle mit emotionaler Evidenz und Sicherheit erinnern und fragt voller Scham beim Behandler nach, ob er trotz der Therapeutenverleumdung weiterarbeiten kann etc.

Er kann dann in der Fortsetzungstherapie erinnern, wie groß die Allmacht beider Männer war und dass es unter Todesandrohung verboten war, Vater und Großvater der Lüge zu bezichtigen.

Im Anschluss soll ein *Beispiel* der Stufe 2 bei Level 5 als Programmierungsfall folgen: Eine junge Frau hat sexuelle Gewalt im Rahmen einer rituellen Sekte des Großfamilienclans zwischen dem 1. und 12. Lebensjahr erlebt. Einstellungen der sexuellen Hörigkeit waren durch körperliche Schmerzfolter mit Fesseln, Schlägen, Ersticken, Hungern u. a. Prozeduren programmiert worden. Nachdem die Patientin über zwei Jahre mühsamer Traumabehandlungsarbeit etwas Zugang zu den wahren Hintergründen ihrer Unterleibs- und Brustschmerzen sowie der langjährigen depressiven Lebensüberdrüssigkeit gewonnen hatte, bekam sie plötzlich ein tolles Jobangebot, zog in eine andere Stadt und wechselte dort in eine Verhaltenstherapie ohne Traumaarbeit. Böse Briefe dieser Patientin folgten – gewürzt mit aggressiven Befundanforderungen durch den Nachbehandler an mich als Vorbehandler. Der Inhalt beider Unterstellungen war, dass wir an falschen Fantasien gearbeitet hätten. Drei Jahre später meldet sich die Patientin aus einem Frauenhaus, in das sie geflüchtet war, und fragte an, ob sie denn die Traumatherapie wieder beginnen dürfte, da sie jetzt in Sicherheit sei. Sie hätte gar keinen neuen Job bekommen, sondern sei nur inneren Rückholprogrammen der Clansekte gefolgt und bestraft worden, weil sie sich verändert hätte. In ihren Switchen seien immer nur abhängige Kind-Anteile oder sexbesetzte Täter-Anteile in der Regie gewesen; die halbwegs erwachsene Frau hätte dagegen über Monate gar nicht mehr existiert. Wegen dieser schwachen Alltagsmanagerkraft im erwachsenen Reststate sei nur die heimliche Flucht ins anonyme Frauenhaus einer anderen Stadt möglich gewesen, um das starke Programm quasi auszutricksen.

Als zusammenfassende Übersicht für alle Datenniveaus bei den von zwischenmenschlicher psychotraumatischer Gewalt beeinträchtigten Klienten soll die nachfolgende Tabelle dienen, welche die fünf generell zu unterscheidenden Datenniveaus, die während der psychotherapeutischen Erinnerungsarbeit mit dissoziativen Patienten vorkommen können, anschaulich dargestellt:

Tabelle 5.1: Spannbreite der unterschiedlichen Datenqualitäten der Erinnerung bei dissoziativen Patienten

Datenniveaus dissoziativer Patienten	
1. Niveaustufe: Fakt + Logik	
Stufe 1:	lückenlos + sicher
Stufe 2:	inkomplett, aber wesentlich
2. Niveaustufe: Symbol + Gestalt	
Stufe 1:	1:1-Zuordnungen möglich
Stufe 2:	mehrere Zuordnungen wichtig
3. Niveaustufe: Atmosphäre + Metapher	
Stufe 1:	ein Objekt in Angstatmosphäre
Stufe 2:	die Welt im Katastrophenmodus
4. Niveaustufe: Fantasie + Magie	
Stufe 1:	panische Erwartungsfantasien
Stufe 2:	endlose Actionrettungsfantasien
5. Niveaustufe: Verwirrung + Falschaussage	
Stufe 1:	verwirrende Falschaussagen
Stufe 2:	programmierte Falschaussagen

Zusammenfassend möchte ich an dieser Stelle noch vermerken, dass die fünf Datenqualitäten in verschiedenen Modi bzw. Kombinationen auftreten können: Sie können sowohl im Einzelfall in einem konkreten Verhältnis gemischt als auch phasenbezogen bei verschiedenen Patienten zeitweilig in der Form von puren Sequenzen eines Datentyps auftreten; ebenso können sie auch häufiger gemischt als verschiedene Datentypen zur selben Zeit bei den Patienten im Behandlungsalltag vorkommen. Es ist oft eine gemeinsame Puzzlearbeit von kooperativen Patienten mit ihren professionellen Behandlern im Rahmen einer positiven Arbeitsatmosphäre, diese Datenvielfalt sachgerecht zu übersetzen, zu ordnen und heilsam zu nutzen. Wichtig ist diese Datenniveauaufstellung insofern, als sie dem geschulten Behandler eine erklärende Orientierung in der analytischen Aussagenerforschung bei den dissoziativen Traumapatienten geben kann.

Der Schweregrad der Informationsverzerrung der psychotraumatischen Erinnerungssachverhalte kann analog zu den Schweregraden aus dem SPIM 30-Modell des interaktiven Grenzüberschreitungserlebens der Traumaopfer verstanden werden (vgl. Vogt, 2013, S. 61-67, Vogt, 2018, S. 179-201). Dieses Störungsgeneseverständnis erklärt mit logisch-empirischen Beispielen, wie Opfer in ihrer Wahrnehmung von sich und der interaktiven Umwelt deformiert und seelisch dauerhaft geschädigt werden. Natürlich hat das auch Auswirkungen auf die Qualität der Gedächtnisspeicherung und die Abruffähigkeit des Erinnerungsmaterials. Hierfür brauchen wir komplexes Wissen als Behandler, um die mehrdeutigen oder ablenkend verwirrenden Momentaussagen unserer Klienten professionell sortieren und für die indizierte Psychotraumaarbeit Schritt für Schritt nutzen zu können, damit unsere schwer geschädigten Klienten nicht noch durch unsere behandlerische Unkenntnis weiter benachteiligt, hingehalten oder diffamiert werden.

5.4 Zur Parallelität von sichtbaren, verdeckten und abgespaltenen Symptomlagen bei dissoziativen Psychotraumapatienten

Ralf Vogt

In dieser kurzen Übersicht soll einmal ganz bewusst das Problem der psychischen Parallelebenen bei Psychotraumapatienten aufgegriffen werden. Es ist psychagogisch besonders für viele neuen Klienten mit traumatischen Erlebnissen wichtig, dass sie die verschiedenen Ebenen der auftretenden Symptome adäquat einzuschätzen lernen, statt sie im Rahmen von Scham und Neurose fehlzudeuten. Solche Einschätzungen von Symptomen sind psychoedukativ zu vermitteln, damit Klienten keine doppelte Buchführung zu betreiben lernen, Symptomeinbrüche schön reden oder beschämt verschweigen. Andererseits sollen Klienten auch möglichst gut im realen Hier und Jetzt integriert bleiben, ihre Familien versorgen und ihrer Arbeit nachgehen können usw. Das ist nur möglich, wenn man Schwankungsphänomene lesen kann oder noch normale Symptomeinbrüche nicht katastrophisiert.

Abbildung 5.13 zeigt nun, wie sich das parallele Erleben von Traumanachfolgeerscheinungen für durchschnittliche Klienten anfühlt. Die grafische Darstellung wurde mit Bedacht so als Figur mit langem Bein gewählt. Dies entspricht der in der deutschen Alltagssprache – in der sich ja allgemeingültige psychologische Lebenserfahrungen abbilden – gängigen Metapher: Während man sich, von außen betrachtet, scheinbar sicher fühlt, steckt man dennoch parallel mit einem Bein in der Vergangenheit fest und bleibt in dieser verwurzelt, bis man das verdrängte Problem auflösen kann.

Die dreigeteilte Abbildung zeigt auf der rechten Seite, dass die erwachsene Person von heute in ihrem Bewusstsein teilweise einen Wahrnehmungszugang zu einem inneren kindlichen Defizitanteil hat und einen sehr geringen Zugang zur psychotraumatischen Früherfahrung besitzt. Prinzipiell hängt sie aber mit einem Bein in allen 3 Ebenen fest. Die Wahrnehmungsebene der erwachsenen Person ist das Hier und Heute. Als Erwachsene gehen wir funktional unseren Aufgaben nach und können aufgrund innerer Problematiken nicht ständig innehalten. Andererseits sieht man anhand des gebrochenen Blickes der unterschiedlichen Augen, dass diese Alltagsbewältigung nicht ganz einfach ist und erwachsene Personen über die labilisierenden Gefühle mit eingeschränkter Kraft hinweggehen (müssen), was die Mehrzahl unserer Traumapatienten erfahrungsgemäß auch relativ unauffällig tut.

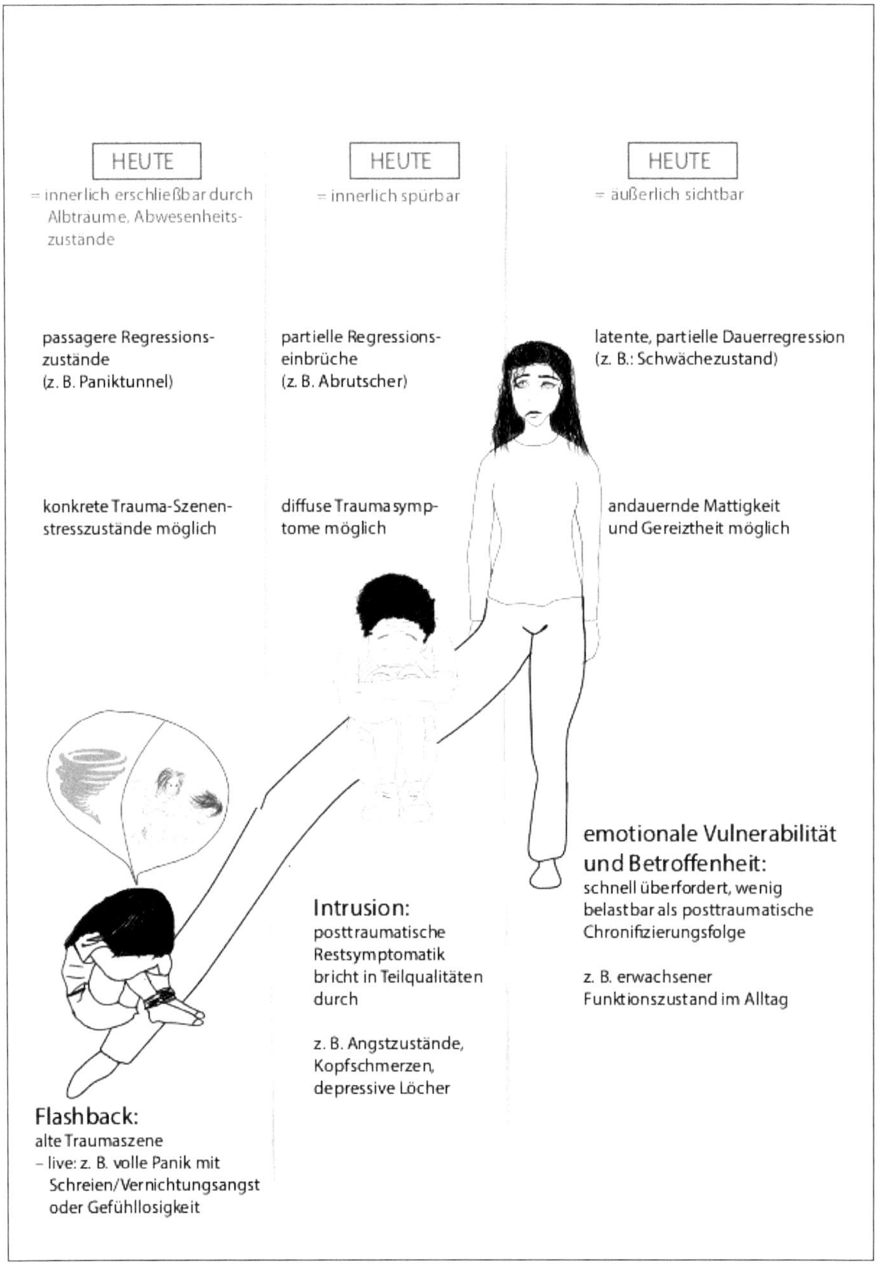

Abbildung 5.13: Parallele Realisierung von posttraumatischen Symptomen im Heute

In der mittleren Spalte ist zu sehen, dass ein trauriger Kindanteil zwar grundsätzlich die Aspekte des Heute realitätsnah erfassen kann, sich aber dennoch stark von der damaligen Welt beeinflusst fühlt und nicht einfach abzuschalten vermag. Dabei spürt die kindliche Seite, dass die Ursprünge des Schmerzes im Damals noch lange nicht bewältigt sind. Ohne das Einlassen bzw. die Erlaubnis der erwachsenen Struktur kann jedoch die kindliche Defizitseite nicht bewusst werden und den Zugang zur inneren Traumaebene öffnen. Diese zweite Parallelebene ist also für den erwachsenen Anteil als innere Grundstimmung, als Hinterkopfdenken und Bauchgefühl im Alltag gut spürbar, aber eben auch ignorierbar. Die linke Spalte stellt die schwierigste Seite der Parallelwelten dar. Es ist die Seite des verkapselten Psychotraumas, der Seite des Dort und Damals. Diese Erlebnisprägungen zeigen sich meistens in der Nacht, wenn bewusste/erwachsene Kontrollstrukturen ausgeschaltet sind. Die durch Trauma- bzw. Psychotherapie bewusstseinsfähigen Psychotraumata sind sehr isoliert, dass sie nicht ins Alltagsbewusstsein aufsteigen, sondern eher in Form eines Albtraums in Erscheinung treten. Gelingt es dem erwachsenen Anteil aber, die Stabilität und die Motivation für die intensive Innenarbeit aufzubringen, so können hinter den Albträumen mit Umwelt- und Actionkatastrophen nachvollziehbare Traumaszenensplitter ans Tageslicht kommen und eine sukzessive Szenenbearbeitung wäre hierdurch möglich. Die Motivation, eine solche psychagogische Abbildung für unsere Traumaklienten zu entwerfen, entstand durch deren häufige Verwechslung von zweiter und dritter Parallelebene des Bewusstseins bzw. aufgrund der mentalen Schwierigkeit im Alltagsmanagerzustand des Klientendaseins die anderen seelischen Zustandsformen auf einem Schirm zu erfassen und verstehen zu lernen.

Traumagedächtnisspeicher

In diesem Abschnitt soll nun eine weitere psychoedukative SPIM 30-Schautafel erläutert werden, die unseren Klienten hilft, die verschiedenen Wahrnehmungen und Alltagsauffassungen des Gedächtnisses zu objektivieren. Der obere Teil der Abbildung zeigt, dass unser Gedächtnis ein sehr komplexer Aufnahmerecorder ist, der neben der Eigenperspektive auch die äußere Perspektive der Täterfiguren wie auch der u. U. völlig unbeteiligten Umweltindividuen mit einschließt. Für viele dissoziative Traumaklienten ist nämlich zu Beginn der Behandlung nicht klar, dass diese Perspektivebenen in der peritraumatischen Spannung völlig auseinanderfallen und nebeneinander stehen können.

Jede dieser Gedächtnisinformationen kann dabei eine mehr oder weniger direkte oder codierte Szeneninformation in den Datenlevels 1 bis 5 enthalten.

Mehr zum Datenwandel in der Psychotherapie kann man im Artikel zu den Datenniveaus in diesem Buch bzw. im gesamten Forschungsbuch zum Traumagedächtnis mit eigener Pilotforschung des TIL nachlesen (vgl. Vogt, 2018, S. 51-61, S. 159-178).

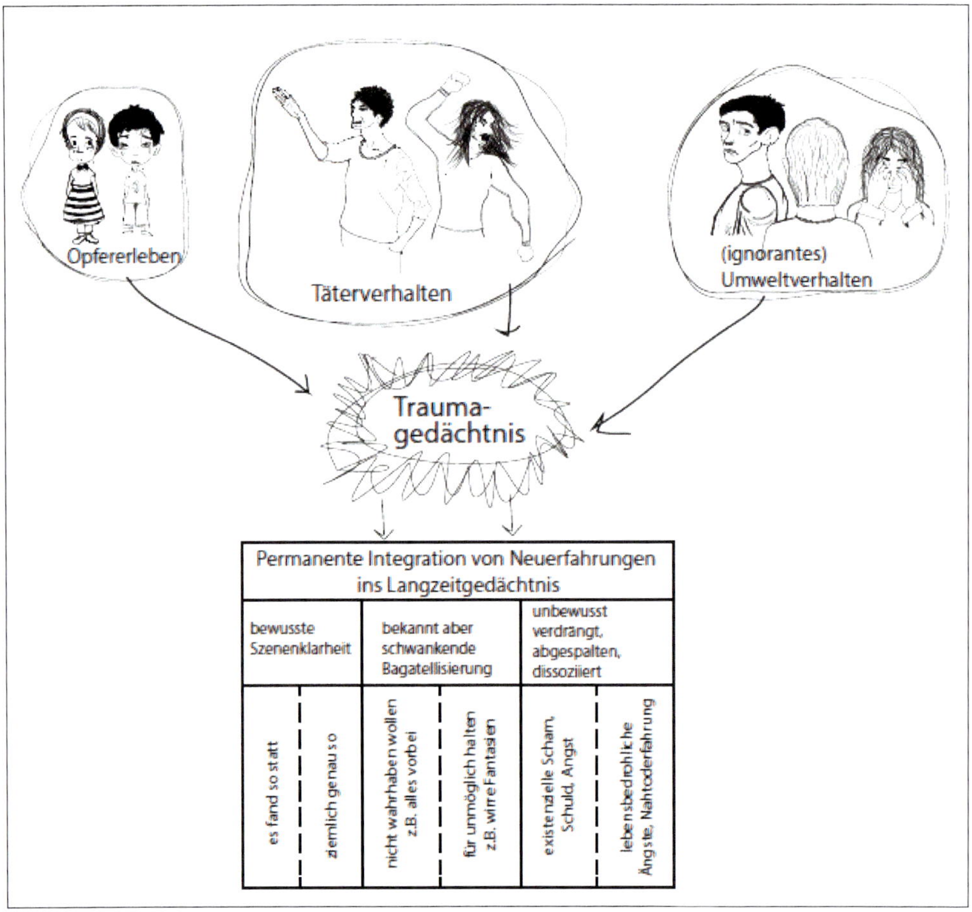

Abbildung 5.14: SPIM 30 – Dimensionen der Traumaszenenspeicherung

Wie bereits erwähnt, fließen in das Gedächtnis die mitunter sehr unterschiedlichen Opfer-, Täter- und Umweltperspektiven unbewusst ein. Im Gegensatz zu normalen Szenenerfassungen vollziehen sich Wahrnehmungs- und Speicherungsprozesse dissoziativer aufgrund der peritraumatischen Konfusion. Sie zerfallen in Teilwahrnehmungen und auch nachfolgend in dissoziative

Teilgedächtnisstrukturen, wodurch sie später nicht mehr ganzheitlich zugänglich sind.

Traumaphobische Patienten sind, so zeigt es uns der Zeitgeist unseres Alltags, zunächst äußerlich froh, wenn sie nicht viele Zugänge zu den Traumaerlebnissen bekommen, weil sie lange Zeit noch von der alten Maxime beseelt sind, dass, wenn man nichts wisse, alles prinzipiell besser zu verkraften sei. Allgemein fehlen noch die positiven Traumabewältigungserfahrungen, wie sie erst im Rahmen einer gelungenen Psychotherapie erworben werden können. Da das Gedächtnis dynamisch-kumulativ arbeiten muss, werden neue Gedächtniszugänge ständig mit alten verglichen und komplex einsortiert.

Andererseits zeigt die Abb. 5.14 auch, dass das Spektrum der Schwere von dissoziativen Gedächtnisstörungen (in der Abb. im Kästchenblock) sehr breit gefächert ist.

Ein Teil der zu verarbeitenden Traumaerlebnisse wird faktisch gespeichert. Schwerwiegende Vorfälle können dagegen bei Klienten zu mentalen Verwirrungen und Ängsten führen, woraus radikalere Leugnungen zum Selbstschutz folgen. Zu Bedenken ist in Anlehnung an die in diesem Band beschriebenen Datenniveaus der Psychotraumaabbildung (s. dort), dass Informationen auch durch psychodynamisch wirkende Täterintrojekte systematisch verfälscht bzw. unbewusst modifiziert werden, weil die traumatisierte Person nicht die psychomentale Kraft hat, ihre eigene Leiderfahrung zu konservieren und als Realität anerkennen zu dürfen. Insofern sind schwer täterbelastende Sachverhalte nicht für die bewusste Wiedergabe freigegeben. Außerdem zeigen die Wortmarken in den rechts angeordneten Kästchen, dass wir traumaphobisch vermeiden und bei extrem beschämenden, seelisch existenziellen oder lebensbedrohlichen Vorfällen den dissoziativen Abspaltungsschutz benötigen, damit wir von Depressivität, Suizidalität, Angst und Flashbackpanik nicht überrollt werden und lebenstauglich bleiben. Erst wenn die Psychotraumabewältigungs-Kompetenzen sich verbessert haben, kommen solche dissoziativen Sachverhalte scheibchenweise ans Licht.

Zu den allgemeinen Phasen des traumapsychologischen Verschließens und Erinnerns zu Hause und in der Psychotherapiesitzung

Eine weitere Psychoedukationsanschauungstafel wurde im SPIM 30-Behandlungsprogramm entwickelt, weil Psychotraumapatienten manchmal nicht wahrhaben wollen, dass sie schon länger Leidensdruck zu Hause erleben und diesen nicht mit einem Trauma in Verbindung bringen. Außerdem haben Klienten im Verlauf einer Traumaexpositionssitzung traumaphobische Ungeduld und wollen nach wenigen Angstbildern sofort die Arbeit beenden, ohne dass es eine auflösende Erkenntnis gegeben hat. Für diese Klienten kann diese Schautafel sehr wichtig sein.

In der dritten Abbildung sind die allgemeinen Erscheinungsformen der Traumasymptome im Tagesverlauf als auch in der Therapiestunde dargestellt (vgl. Abb. 5.15).

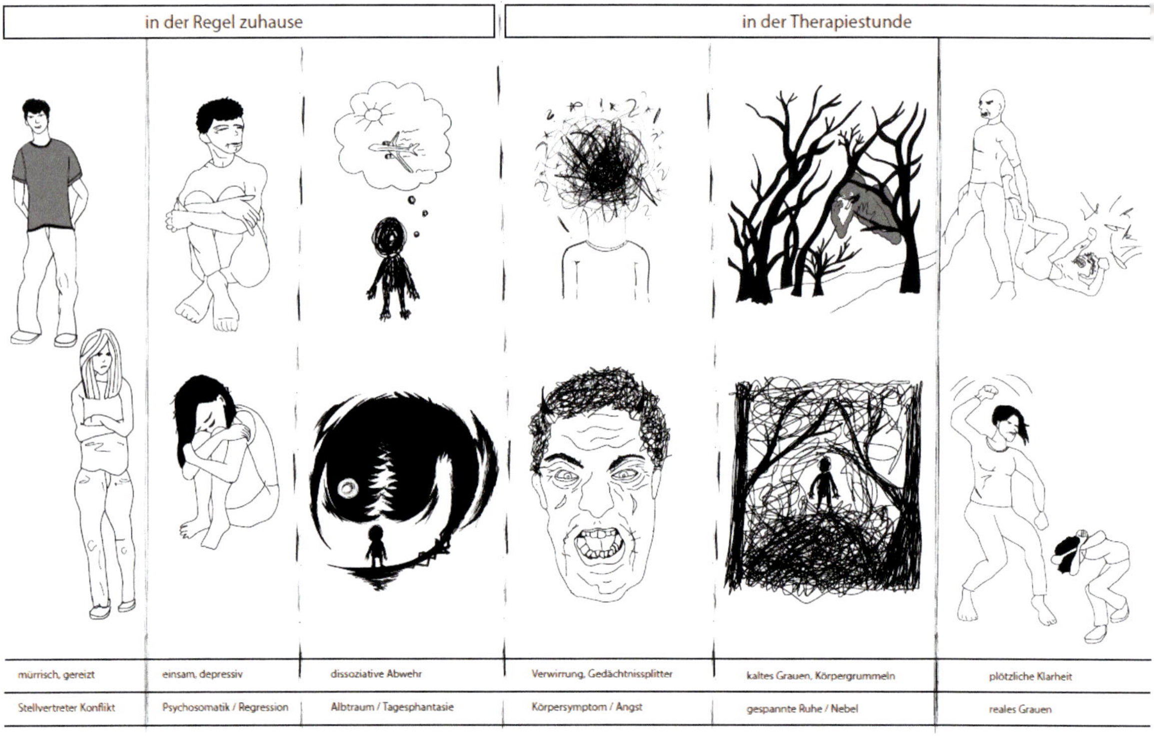

Abbildung 5.15: Phasen der Traumaszenenchronifizierung und Traumaszenenarbeit im allgemeinen SPIM 30-Setting

Das Schaubild zeigt in zwei Dreierfolgen, wie Traumaklienten sich zu Hause fühlen und welche Aufdeckungsphasen in der Psychotraumaexpositionsarbeit im Rahmen einer oder mehrerer Behandlungsstunden allgemein durchlaufen werden.

Die erste Bilderfolge beginnt mit einem hauptsächlichen Auswirkungssymptom in familiären Alltagsbeziehungen, welches uns durch unsere Traumaklienten berichtet wird: Es gibt X-beliebige Streits, weil diese Klienten oft eine dysphorische Spannung und depressive Stimmung mit geringer Zuversicht erleben. Die darunter schlummernde psychotraumatische Quelle dieser negativen Dauerenergie kann nicht reflektiert und die gestört destruktive Impulsivität nicht kontrolliert werden. Dadurch entwickelt sich wiederum ein Streit, wie ein nörgelndes Anstecken oder wie ein unerwartetes Gewitter, wenn man z. B. über Kleinigkeiten herzieht und sich die gestaute negative Dauerenergie beim gerade anwesenden anderen Interaktionspartner in der Familie entlädt. Es kann einen Ehepartner, ein Kind oder einen Berufskollegen treffen. Diese Stellvertreterkonflikte sind natürlich für viele psychodynamische Hintergrundproblematiken typisch, aber eben bei zwischenmenschlich gewalttraumatisierten Klienten charakteristisch, weil die im SPIM 30-Modell beschriebenen Täterübertragungen, Täterintrojekte und Täterbindungen häufig diese paranoiden und aggressiven Auseinandersetzungen auf der falschen emotionalen Bühne stark mitprovozieren. Beim Fehlen einer seelischen Projektionsfigur (vgl. Spalte zwei) ist der Mensch auf sich alleine angewiesen, kann sich nicht kompensatorisch mit anderen verhaken und sackt häufig depressiv ab. Das kann eine depressiv-melancholisch, selbstmitleidige Note haben oder auch aufgrund autoaggressiver Täterintrojekte zu suizidalen Gedankengängen führen. Der Missbrauch von Suchtmitteln aller Art, selbstüberforderndes Fliehen in Arbeit jeder Art oder ein exzessives Betreiben von Sport oder Sexualität sind gleichfalls unbewusste Kompensationshandlungen von Psychotraumapatienten. Das dritte Teilbild der häuslichen Erlebensform stellt das Nachterleben der Traumaklienten in den Mittelpunkt. Dadurch, dass die bewusste Selbstkontrolle während des Nachtschlafs heruntergefahren wird, gibt es mehr Kontakt zum Unbewussten. Dadurch zeigen sich alle unverarbeiteten Fragmente aus der seelischen Innenwelt. Die Codierungsformen des Nachttraummaterials entsprechen dabei dem Stand des seelischen Verarbeitungsniveaus des Individuums zum aktuellen Zeitpunkt. Da die psychotraumatischen Sachverhalte in der Regel nicht ausreichend seelisch integriert werden konnten, finden des Nachts häufig Albträume,

Horrorzwangsgedanken oder Actionfantasien statt. Man vergleiche dazu den Artikel über die verschiedenen Datenniveaus in diesem Band.

Die zweite Teilstruktur der obigen Abbildung widmet sich den Phasen der seelisch-mentalen Psychotraumaarbeit. Hier ist in drei Feldern beschrieben, was unsere Traumaklienten allgemein in diesem Erkenntnisprozess beschreiben. Im ersten Stadium der Traumaszenenarbeit erleben die Klienten eine unspezifische Labilisierung mit gespannten Erwartungen bzw. Abwehrhaltungen, welches sie zunächst durchlaufen müssen. Danach gibt es oft ein Durchgangsstadium, in welchem symbolisierte Bezüge zur verdrängten oder dissoziierten Traumaszene auftreten. Das kann eine Opferpersonenperspektive oder auch eine Tätersymbolfigur als (codierter) Erinnerungssplitter u. ä. sein. Diese Momente beschreibt eine Mehrzahl von Traumaklienten als eine Phase des unheimlichen Grauens, in denen auch manche Psychotraumapatienten hin und wieder die Traumaexpositionsarbeit abbrechen möchten, weil diese Stimmung existenziell seelisch bedrohliche Ausmaße annimmt. Erst wenn es gelingt, diese unangenehmen phobischen Spannungen, diese individuell notwendigen Momente zu ertragen, kommt häufig der evidente Szenendurchbruch. Dann zeigt sich in einer oft sehr plötzlichen Klarheit ein wichtiger Handlungsszenenanteil der ursprünglichen belastenden Szene, die der Klient – oft im frühen Alter – ohnmächtig miterleben musste. Da dieser szenische Vorfall bzw. die kumulative Anhäufung solcher Vorfälle die seelische Verarbeitungskapazität des unterlegenen Individuums überschritten hat, misslang die psychische Integration dieser Erlebnisse und die Vorfälle wurden psychotraumatisch unvollständig fragmentiert, symbolisiert und als sehr belastend verdrängt. Sie können aber auch wegen des Überforderungserlebens dissoziiert werden, sodass weit entfernt vom Bewusstsein oder für das Bewusste völlig unzugänglich quasi verplombte Gedächtnisstrukturen gedeckelt sind, während der Mensch im Alltag seelisch existieren und seinen Lebensanforderungen nachgehen kann. Aber im verdrängten bzw. dissoziierten Zustand gibt das psychotraumatisch konservierte Seelenmaterial nicht wirklich Ruhe. Jeder Mensch hat je nach Traumapaket im Untergrund nur ein bestimmtes Quantum gekaufter Zeit. Die scheinbare Bewältigung verleitet den psychotraumaverdrängenden Klienten zu der zeitweiligen Annahme, er habe den belastenden Vorfall oder die grausame Zeit weggesteckt. Die individuellen Ressourcen der Menschen, etwas Schwieriges zu ertragen, sind natürlich verschieden und können gestärkt werden. Aber wirklich psychotraumatisch abgesenktes Seelenmaterial löst sich nicht mehr von selbst, ohne bewusstseinsformende Bearbeitungsschritte, auf. Wie im vorderen Teil der Abbildung zu sehen, machen verdrängte und dissoziierte seelische Belastungen durch konflikthaftes Agieren, seelische Befindlichkeitsstörungen oder Albträume auf sich regelmäßig aufmerksam. Im obigen Artikel zu den Chronifizierungen der Psychotraumasymptome über Monate und Jahre (s. dort) wird gleichfalls eindrucksvoll die Zählebigkeit der Psychotraumabelastungen beschrieben. Dort kann man nachlesen, dass der Körper quasi immer wieder auf die nicht aushaltbare mangelnde psychische Verarbeitungssituation eines Psychotraumas hinweist. Die psychosomatischen Konversionstendenzen von seelisch unverarbeitetem Psychotraumamaterial werden von Ellert Nijenhuis (2006) als somatische Dissoziation beschrieben.

Damit Traumaklienten diese Bearbeitungsschritte nicht scheuen, stellen diese Schautafeln ein wichtiges Edukationsmaterial für unsere komplextraumatisierten, phobischen Klienten dar. Das soll im nächsten Abschnitt über die Kriterien einer erfolgreichen Therapie abgehandelt werden.

Kriterien erfolgreicher Enttraumatisierung

Für diese Einschätzung von klaren Kriterien, wann ein Psychotrauma wirklich ganzheitlich geheilt bzw. als hinreichend bearbeitet angesehen werden kann, brauchen die Klienten eine ausreichende psychagogische Hilfe, weil sie sich sonst oft, wie in anderen Artikeln beschrieben, in ihren traumaphobischen Denk- und Verhaltensweisen verirren. Auch durch den Zeitgeist unserer aktuellen Gesellschaft, welcher – in Deutschland durch zwei Weltkriege ohnehin – abwehrend gestaltet und gewissermaßen „verschoben“ ist, wirkt sich der transgenerationale Umgang mit Psychotraumata psychotherapeutisch gesehen sehr nachteilig aus. Es gibt in dem traditionell gelernten Bewältigungswissen und somit in den psychischen Gesundheitskriterien viel Unwissenheit und auch durch die Kriegs- und Gewaltepochen in Deutschland bedingte antipsychotherapeutische Haltungen; diese betreiben eine Verdrehung, Bagatellisierung und Leugnung von psychotraumatischen seelischen, psychosomatischen und hirnphysiologischen Störungszusammenhängen, weshalb wir in der Behandlungsarbeit zunächst gute und längere Aufklärungsarbeit leisten müssen. Ein Teil des Therapiewiderstandes zu Beginn der Traumaarbeit ist erfahrungsgemäß mit klaren Wissensdefiziten der Klienten verbunden. Diese sollten wir als Behandler nicht künstlich schüren – vielmehr gilt es, die Klienten aufzuklären. Ein anderer zäher, auch langfristig immer wieder auftretender psychodynamischer Widerstand hat mit den inneren seelischen

Abwehrkräften von Täterübertragungen auf uns als neue Beziehungsanbieter zu tun. Die im zwischenmenschlichen, meist familiären Beziehungen, gewalttraumatisierten Menschen haben nahe Alltagsverbindungen als sehr bedrohlich kennengelernt. Sie fürchten daher störungsbedingt neue nahe Beziehungsangebote, weil sie die Kontrolle durch eine andere Person fürchten. Die durch die Therapiestruktur objektiv gegebene Sonderstellung der Therapeuten ist daher eine latente Dauerbedrohung, bis der Störungsursprung eines Tages aufgearbeitet ist. Als Täterintrojekte bezeichnen wir weiterhin und außerdem psychodiagnostisch die unterschwellig-atmosphärisch oder direkt-persönlich zerstörerischen Seiten der Psychotraumaklienten. Diese Introjekte transportieren die aggressive Täterenergie aus der Traumaszene in die psychotherapeutische Beziehung bzw. auch das äußere Lebensumfeld der Patienten (vgl. Täterintrojekt-Artikel in diesem Band).

Die Täterbindung ist darüber hinaus der widersprüchliche psychodynamische Anteil, welcher ebenfalls durch die o. g. chronifizierten Täterbeziehungsabbilder entsteht, deren allgemeine Werte verkörpert und letztlich die paradoxen, auch unbewussten Langzeitbindungen an die Täterfiguren oder Tätersysteme aufrechterhält (vgl. Vogt, 2016).

Die psychotherapeutische Veränderung von Täterübertragungen, -introjekten und -bindungen ist in der komplexen Aufgabenstellung eine sehr komplexe psychodynamische Strukturveränderung für unsere Klienten im SPIM 30-Behandlungsprogramm, wofür wir auch spezifische Settings entwickelt haben.

Alle Symptomkomplexe, ob mehr hirnphysiologisch als Informationsverarbeitungsstörung, seelisch-zwischenmenschlich als Beziehungsregulationsstörung oder sozial-ökologisch als Störungswechselwirkung zwischen Individuum und Umwelt bzw. Gesellschaft, kann man letzten Endes in Form von körperlichen, psychosomatischen, emotionalen und sozialen Kriterien definieren. In den nachfolgenden Tabellen sollen diese Kriterien in fünf kurzen Tabellenübersichten dargestellt werden. Wichtig ist, wie oben eingangs beschrieben, unsere Grundauffassung im SPIM 30-Modell, dass nur bei hinreichend guter Erfüllung aller vier Hauptdimensionen eine chronifizierte psychotraumatische Erlebnis- und Struktursymptomatik mit einem gewissen tiefen und mittelschwer komplexen Status als ausreichend behandelt betrachtet werden kann. Das möchte ich auch besonders angesichts der weit verbreiteten Auffassung ressourcenorientierter Traumatherapie zum Ausdruck bringen, weil manche Fachkollegen hier die meiner Ansicht nach illusionäre Ansicht vertreten, dass eine ICH-stärkende Psychotherapie auch die chronifizierten Psychotraumasymptome hinreichend gut, schonend und ohne größere Psychotraumaszenenexpositionen und psychodynamische Konfliktkämpfe in der Behandlung auflösen könne. Die Psychotherapie von in zwischenmenschlichen Beziehungen chronifizierten Gewalttraumastörungen ist nach unserer über 30-jährigen klinischen Erfahrung immer mit beträchtlichem Aufwand verbunden. Man benötigt hierzu ein Inventar assoziativer Interventionstechniken, wie wir sie im SPIM 30 bspw. mit Screen-, LMDR-, imaginativen FBM und handlungsorientierten FSA-Techniken zur Anwendung bringen (früher KSHP-Arbeit nach Vogt, 2013). Außerdem sind dialogische Therapieformen von statementorientierten symbolisierten Täteranklängen über psychagogische Rollenschemata bis hin zu psychodynamischer Anteilearbeit (vgl. Vogt, 2007 und später) vonnöten. Drittens bedarf es insbesondere bei dieser komplex geschädigten Klientel eines gewissen Angebots an sozialen Interaktionsstrukturen wie der angestuften SPIM 30-Gruppenkonzeption und der Einbeziehung von äußeren Konfliktpartnern, sofern das sinnvoll und wachstumsorientiert vertreten werden kann. Diese aufwendige psychoedukative und psychotherapeutische Behandlungsstruktur wurde in der Konzeption des SPIM 30-Modells über viele Jahre Schritt für Schritt erweitert und empirisch überprüft. Psychodiagnostische Erkenntnisse aller Art führten zur Adaption und Modifikation unseres Behandlungsprogramms, weshalb u. a. in jeder Veröffentlichung, wie auch in dem hier vorliegenden Buch, stets aktuelle Artikel als Neuerung aus der SPIM 30-Werkstatt enthalten sind.

Die durch die obigen Ausführungen hergeleiteten komplexen Kriterien zur psychischen Enttraumatisierung sind nun in den folgenden 5 psychagogischen Schaukästen zu sehen.

Kriterien erfolgreicher Enttraumatisierung **(1/5)**

- klinische Empirie bei Psychotraumata mittlerer bis hoher Schweregrade infolge kumulativer, zwischenmenschlicher Gewalterfahrungen

- 4 Dimensionen:
  1. geistig-mental
  2. seelisch-emotional
  3. körperlich-physiologisch
  4. sozial-zwischenmenschlich

Achtung:
Sollte eine der o.g. Dimensionen nicht ausreichend bewältigt werden, droht ein persönlicher Symptomrückfall für den Patienten mit der Tendenz zur Symptomchronifizierung!

Kriterien erfolgreicher Enttraumatisierung **(2/5)**

1. geistig-mentale Dimension
= weil Erinnerungslücken und Erklärungsdefizite immer bestehen

→ sodass der Kern des Traumageschehens bewusst, sinnhaft zusammenhängend erklärt werden kann
→ sodass Ursache, Wirkung, Kontext klar sind und Distanz vorhanden ist

Wenn nicht, drohen:
Grübelzwänge, Traumaphobien, Spekulieren, Fantasieren, Strukturschwäche

Kriterien erfolgreicher Enttraumatisierung **(3/5)**

2. seelisch-emotionale Dimension
= starke Verletzungen in Bindung, Beziehung, Selbstbild (Täterübertragung, Täterintrojekt, Täterbindung) erzeugen emotionale Störungsbilder

→ sodass eine hinreichende Selbstkontrolle mit Selbstannahme, Echtheit, gefühlte Evidenz sichtbar werden
→ Sind Ohnmacht, Scham, Schuld, Angst, Verrat erlebt und bewältigt worden?

Wenn nicht, drohen:
depressiv-suizidale Gefühle, Selbstisolation, Dauergereiztheit mit Selbstverachtung, Selbstverletzung oder Fremdhass, Wutagieren

Kriterien erfolgreicher Enttraumatisierung (4/5)

3. körperlich-physiologische Dimension
= weil ein Psychotrauma immer körperlich gebunden ist und bspw. Hyper- oder Hypoarousal sowie komplexe Psychosomatik entstehen

→ sodass eine neu zu erlernende Körperkontrolle eine Parallelisierung erlaubt und Symptomlockerungen eintreten
→ Körperpanik jederzeit gestoppt und entkoppelt werden kann

Wenn nicht, drohen:
plötzliche Panikrückfälle, Chronifizierung der Psychosomatik, medikamentöse Abhängigkeiten

Kriterien erfolgreicher Enttraumatisierung (5/5)

4. sozial-zwischenmenschliche Dimension
= weil ohne soziale Unterstützung und Integration seelische Gesundheit nicht möglich ist und soziale Bezugsgruppen und deren Wertesysteme sehr wichtig sind

→ sodass wohlwollende Annahme von Traumaberichten, Empathie, das Teilen von Schicksalen, Zusammenhalt der konkret-wichtigen Gemeinschaft von Klienten arrangiert oder/und als gegeben erlebt werden können

Wenn nicht, drohen:
Soziale Rückzüge, Aussenseiterpositionen, viele kompensatorische Arzt- und Helferkonsultationen, sich verzögernde Arbeitsfähigkeit und mangelnde soziale Integration

Abbildung 5.16: Fünf psychagogische Schaukästen mit Kriterien erfolgreicher Enttraumatisierung

Da diese Tabellen für sich sprechen und eine Zusammenfassung des obigen Textes darstellen, soll abschließend nur hervorgehoben werden, dass letztendlich alle Kriterien hinreichend parallel erfüllt sein müssen, damit der seelisch enttraumatisierende Effekt eintritt. Natürlich können die Kriterien auch separat in Vorstadien bearbeitet werden. Aber zum Behandlungsende zählt nur eine ausreichend parallele Erfüllung der inneren Erlebensdimensionen der Klienten sowie der äußeren fachlichen Bestätigung der PsychotherapeutInnen als kombiniertes Kriterium für den erfolgreichen Abschluss der Psychotraumabehandlung.

5.5 Symptomwandel durch Chronifizierung

Ralf Vogt

Das SPIM 30-Programm ist vorrangig konzipiert worden, um durch zwischenmenschliche Gewalt seelisch traumatisierte Menschen behandeln zu können. In der Regel kommen Menschen, die in Familien oder anderen nahen Bezugssystemen psychisch tyrannisiert und körperlich misshandelt wurden, erst spät zur Behandlung. Sie müssen sich oft erst aus materiell-seelischen Abhängigkeitsverhältnissen befreien und aufgrund der häufig gewachsenen Täterbindung zu den Schädigerpersonen (vgl. Vogt, 2016) sich mühsam aus alten chronifizierten Bezugssystemen befreien. Da viele schädigende Beziehungsmuster solcher dissoziativen Psychotraumapatienten in der Zeit von 0 bis 15 Lebensjahren geprägt werden und das Gros der ablösefähigen Patienten erst mit ca. 25/30 Jahren ökonomisch etabliert ist und oft noch einmal 10 Lebensjahre in der neuen eigenen Familie für die seelische Alltagsfindung braucht sowie zunächst subjektive Arbeitserfolge im Job das Ablösebewusstsein verbessern sollen oder gar die Gewaltverursacher in der Familie gestorben sein müssen, bevor alte tabuisierte Wertesysteme in Frage gestellt werden dürfen, vergehen vom Schädigungszeitpunkt bis zum Therapieeintritt häufig 20 bis 30 Jahre.

Das bedeutet für die Klinik unserer zu diagnostizierenden und zu therapierenden Psychotraumasymptome, dass diese erheblich chronifiziert, verdeckt und modifiziert in Erscheinung treten. Daher ist es notwendig, die klinische Veränderung der primären akut- und posttraumatischen Symptome im Langzeitprozess – im Wandel der Zeit und in der Wechselwirkung mit komplexen sozialen Einflüssen zu erfassen.

Erschwerend kommt in der Psychopathologie hinzu, dass wir auch ohne diese Chronifizierungs-Wechselwirkungs-Problematik wie immer von der Universalität von psychosozialer Verursachungsdeterminante und vielfältiger Auswirkungsstruktur ausgehen müssen. Das bedeutet, dass bekanntermaßen ohnehin ähnliche psychosoziale Ursachen bei verschiedenen Klienten zu unterschiedlichen Auswirkungssymptomen führen und man von den aktuell vorliegenden Symptomen eines Patienten nicht auf eine klare Verursachungslage schließen kann. Insofern bilden Universalitätshypothesen, Chronifizierungs- und Interferenzproblematiken ein polydeterminantes Bedingungssystem, welches wir in der klinischen Praxis nur mit fallbezogenen

Einzelfall- und kleingruppigen Clusteranalysen lösen können. Die nachfolgenden Tabellen habe ich in Anlehnung an unsere klinischen Erfahrungen im Trauma-Institut-Leipzig mit von Menschen gemachten chronifizierten Psychotraumastörungen so verfasst, wie es entsprechend der Fallverläufe beobachtbar war. Daher sind in den Tabellen nicht körperliche, psychosomatische oder psychische Symptomlagen getrennt aufgeführt worden. Erstens gibt es diese Trennung der komplex verwickelten Symptome ohnehin nicht – sie treten mehr als eine Art Geflecht auf; zweitens sind sie zum Teil auch in anderen Körper-Psyche-Kombinationen erneut zusammengefasst, weil unsere Patientencluster diese Kombination nahelegen.

Wichtig war uns als Behandler, für jüngere Kollegen oder Kollegen, die nicht im Psychotraumabereich arbeiten, sichtbar zu machen, wie sich die akuten Ausgangssymptome über die Monate und Jahre verändern. Diese Veränderungen haben wir zum Teil aktiv selbst miterlebt, da viele Therapien von dissoziativen Störungen über Jahre laufen. Andererseits haben wir die Symptomverläufe durch klinische Epikrisenanalysen aus den Vorbehandlungszeiträumen der klinischen Behandlungsakten oder aus den patienteneigenen Explorationsangaben abgleitet. Aus all diesen Informationsquellen ergab sich die Langzeitperspektive der Symptomwandel. Bestimmte Patientengruppen haben wir in Tabellen zusammengefasst, so wie es sich anhand unserer Praxisfallbeispiele fachlich ableiten ließ. Das sind gewissermaßen die empirischen Cluster, die jeweils in einer Abbildungseinheit zusammengefasst sind. Kommen wir nun zu Darstellungen von Tabelle 5.2.

Tabelle 5.2: Psychotraumapatientengruppe A: Panik und Körperangst

Symptomwandel durch Chronifizierung (Kumulation) bei der Patientengruppe A

akute Symptome	→	**nach Monaten**	→	**nach Jahren**
Flashback	→	Teilintrusionen mit irrationalen Ängsten	→	panikartige, actionreife Albträume
Intrusionen	→	Triggeranfälligkeit, Fehlwahrnehmungen	→	allgemeine Phobien, Schreckhaftigkeit
Panikängste	→	phobische Angstzustände, Vermeidungsverhalten	→	generalisierte Angstzustände und Vermeidungszwänge
Körpersensationen (Kreislaufkollaps)	→	körperliche Stresswellen (Hitzewellen)	→	Hyperarousal und Hypochondrie z. T. bzgl. tödlicher Krankheiten
psychovegetative Krisen	→	psychovegetative Labilisierung	→	psychovegetative Anfälligkeiten (z. B. Immunschwächen)

Die obige Patientengruppe A setzt sich aus Klienten zusammen, die sehr gravierende zwischenmenschliche Gewalterfahrungen überlebt haben. Oft handelte es sich dabei um sexuelle und körperliche Gewalt in extremer Form über viele Jahre hinweg. Nicht selten haben Klienten dieser Schädigungsgruppe lange unter Vernichtungs- und Todesnaherfahrungsängsten gelitten, bevor sich diese Gefühle und Eindrücke in den dissoziativen oder verdrängten Untergrund begeben haben. Auffällig zum Behandlungseintritt waren die Panikalbträume mit atmosphärischen Actioninhalten, allgemeine Angstzustände, die sich an vielen Dingen des Alltags aufhingen, sowie eine große körperliche Daueranspannung und Körperkrankheitsbefürchtungen vorrangig in Richtung Herzversagensängsten. Wichtig für uns als Traumabehandler war, dass es sowohl Patienten gab, die sich an einzelne Traumaerfahrungen erinnern konnten sowie auch solche, die nur grob von unschönen Kindheitserlebnissen der Erinnerungsschwierigkeiten vor dem ca. 10. Lebensjahr zu berichten in der Lage waren. Bei nahezu allen Klienten überwog jedoch der aktuelle Leidensdruck in Form der o. g. Symptome und das Bedürfnis, diese „sofort" behandelt haben zu wollen. Darauf konnten wir natürlich nur in Form von psychophysiologischen Stabilisierungsmaßnahmen eingehen. Der Druck, unbedingt Medikamente einnehmen zu wollen, um „endlich abschalten" zu können, war sehr groß, weil das Vertrauen in die körperliche Selbstregulation äußerst gering war. Psychotherapeutische Erfolge stellten sich erst allmählich ein, wenn psychophysische Entspannungsübungen kontinuierlich zu Hause Panikstimmungen abfangen und Einschlafprozeduren befördern konnten.

Obwohl viele Klienten intellektuell relativ schnell Traumahypothesen annehmen bzw. verfolgen konnten, bedurfte es zunächst aktiver Beweise, dass die chronifizierten Symptomzustände wirklich mit den frühen Erfahrungen zusammenhingen und quasi keine „Extraeinheit" darstellen. Besonders die langsame Entschlüsselung von atmosphärisch kondensierten Albtraummetaphern (vgl. Vogt, 2018) überzeugte Klienten schrittweise von den Psychotraumaverbindungen zwischen Ursache und Chronifizierungssymptom.

Kommen wir nun zur zweiten Patientengruppe B in Tabelle 5.3.

Tabelle 5.3: Psychotraumapatientengruppe B: Dysphorie und Strukturschwäche

Symptomwandel durch Chronifizierung (Kumulation) bei der Patientengruppe B

akute Symptome	→	nach Monaten	→	nach Jahren
psychische Lähmungszustände, depressive Apathie (Numbing)	→	depressive Einbrüche, zwanghafte Kompensationshandlungen	→	depressive Dauerstimmung, Depression, Zwänge, Melancholie
dissoziative Abschaltzustände oder irrationale Handlungen	→	psychische Abwesenheitszustände, kurze dissoziative Aussetzer / Fehlhandlungen	→	Tagträumen, Strukturschwächen mit Zeitverlusten und Fehlhandlungen
Panik, Spannung mit Kampf- und Fluchtreflexen	→	aggressive Gereiztheit und Entgleisungen, Störung der Impulskontrolle mit Wut und Raptus	→	aggressive Dauergespanntheit, Dysphorie, cholerische Affekthandlungen z. T. mit Tyrannei und Gewalt

In dieser Übersicht sind Patienten zusammengefasst worden, welche vorrangig wegen depressiver Symptomatiken in die Psychotherapie kamen. Eingebettet waren diese Beschwerden in strukturelle Mängel im privaten und beruflichen Leben, weil diese Klienten seelisch oft abwesend waren, sich mit inneren Fantasien beschäftigten und viel soziale Probleme mit Neid-, Konkurrenz- und Revanchegefühlen hin und her wälzten. In der Behandlung war es schwierig, sich von vielen neurotischen Konflikten als Behandler nicht ablenken zu lassen und tiefere allgemeingültige Ursachen für das beklagenswerte Alltagserleben zu finden.

Auch waren viele Klienten zunächst nur wenig überzeugt, dass die Störungsmuster eigener unverarbeiteter Erfahrungen erheblichen Ausmaßes als Trauma zugrunde liegen könnten. Depressive Fixierungen auf spätere und heutige Konfliktfelder machte unsere therapeutische Arbeit schwer. Am Einleuchtensten war für eine Reihe dieser Patientengruppe B der gefühlte Umstand, dass sie wirklich spürten, dass in den depressiven Gefühlen eine spürbare traurig-trotzige Kinderseele steckt und ein verborgenes altes Problem inszeniert. Die Entwicklung stagnierte demnach für einen Teil des frühen Kindheitserlebens, als traumatische Vorfälle nicht zu bewältigen waren.

Betrachten wir nun die Klienten der Traumagruppe C.

Tabelle 5.4: Psychotraumapatientengruppe C: Autoaggression und Abhängigkeit

Symptomwandel durch Chronifizierung (Kumulation) bei der Patientengruppe C

akute Symptome	→	nach Monaten	→	nach Jahren
körperlicher Kollaps und psychovegetativer Kontrollverlust	→	Somatisierungsstörungen bzgl. Kreislauf, Verdauung, Kopfschmerz	→	Psychosomatische Erkrankungen (Asthma, Herzrhythmusstörungen, Morbus Chron, Colitis Ulcerosa)
Todesängste	→	schwankende Todesfantasien	→	suizidale Handlungstendenzen
existenzielle Beschämungen	→	schambesetzte Erwartungsfantasien, Körperverachtungsgedanken	→	depressive Selbst- und Körperbilder bis zum Selbsthass
Ohnmachtszustände, Unfähigkeit zu trauern (Traumaschock, Traumastupor)	→	phlegmatisches, nihilistisches Verhalten, negative Weltbilder, zwanghaftes Verzögern	→	Antriebsverluste, apathisches Verhalten mit langwierigen Motivationseinbrüchen, pathologische Trauer

In dieser Patientengruppe überwiegt eine schwer zugängliche Minussymptomatik. Klienten sind fast durchgehend traurig gestimmt, hoffnungslos und enttäuscht in Bezug auf ihre Lebenssituation. In der Ursachenzuschreibung haben diese verdeckten Traumapatienten fast ausschließlich sich selbst im negativen Fokus. Alles scheint ihre eigene Schuld und Unzulänglichkeit zu sein. Das sie eher Außenseitergefühle haben, liegt hier eher die logische Konsequenz für ihr Versagen in puncto Leistung und Attraktivität. Sie können nur schwer Bindungen zu den TherapeutInnen aufbauen, da sie unweigerlich glauben, keinen Beziehungswert zu besitzen.

Es ist ein großer Fortschritt, wenn diese Patienten im Rahmen ihrer Psychotherapie die Genese von psychotraumatischen Täterintrojekten verstehen lernen, obwohl sie eine Art Dauerbeschallung mit negativen Aussagen von außen bzw. aus der Zeit ihrer Kindheit recht klar erinnern. Aufgrund mangelnder Außeninformationen bspw. im Kindergarten, Schule und Andernorts sind sie stark auf negative Bezugspersonen in identifizierten Täterbindungen fixiert und introjizieren die vernichtenden Aussagen der psychologisch-destruktiven BestimmerIn. Sie können schwer ihre automatisierten Zwangsgedanken auf Distanz bringen, um den psychotraumatischen Ursprung zu suchen. Gelingt aber die Verknüpfung von frühen Traumaprägungen in essenziellen Beziehungen, so beginnt für diese Klienten oft eine zweite Lebensetappe, in welcher sie die Willkürlichkeit von psychologischen Machtausübungen erkennen und ihre Beziehungsmuster revolutionär neu ordnen.

Psychosomatische Beschwerdemuster zeigen sich in dieser Zeit turbulent. In der introjizierten Täterbindungsabhängigkeit nehmen die Beschwerden in der psychischen Zerreißprobe zu und in der Ablösephase aus krankmachenden Bindungen nehmen die Somatisierungssymptome auch sehr schnell ab. Schwierig ist für diese Klienten die Scham des Kindes zu bewältigen, dass sie diese Manipulationsstrukturen nicht alleine überwinden konnten, weil sie gewohnt waren, alles alleine lösen und tragen zu müssen.

Kommen wir im Anschluss zur Patientengruppe D.

Tabelle 5.5: Psychotraumapateintengruppe D: Dissoziation und Kapitulation

Symptomwandel durch Chronifizierung (Kumulation) bei der Patientengruppe D

akute Symptome	→	nach Monaten	→	nach Jahren
dissoziative Abschaltzustände	→	verstärkte Fantasietätigkeit	→	magische Retterfantasien oder mysteriöse Todessehnsucht z. B. sektenhafte Nirwanahaltungen
dissoziative Gewaltimpulse gegen sich oder andere	→	spontane, mehr ICH-dystone auto- oder fremdaggressive Gewaltimplantate	→	sich wiederholende Auto- und Fremdaggressionen mit zunehmend ICH-syntonen Charakter
dissoziative Derealisations- und Depersonalisations-symptome	→	dissoziative Zeitverluste, Fugue, Konversionssymptome und Anteilestrukturwechsel	→	Dissoziative Strukturstörungen DESNOS, DDNOS, DIS / DID

Klienten dieser Psychotraumagruppe wirken in den ersten Kontakten sehr widersprüchlich, unklar in der Gedankenführung, emotional häufig abwesend und in Beziehung submissiv als auch tendenziell paranoid. Zusammenhänge zwischen frühen Entwicklungsstörungen und heutigen Erscheinungsresultaten können selbst hypothetisch kaum geäußert werden. Starke Kontrollbedürfnisse der Klienten lassen Gespräche manchmal entweder als einsilbige Verhöre erscheinen oder sie drehen sich begrifflich leicht in missverständlichen Zirkeln. Die Erwartungen an die Behandlung sind demzufolge ebenfalls gespalten sehr hoch oder sehr gering. Bei Konfrontationen mit der Widersprüchlichkeit reagieren Patienten dieser Gruppierung schnell gekränkt-mutistisch oder affektiv-persönlich. Man spürt als Behandler im Grunde, dass man an den wichtigen Dingen vorbeireden muss, weil das Beziehungsverhältnis sonst schnell zerbricht. Bezüge zur Symptomverursachung können – bzw. gefühlt – dürfen nicht benannt werden. Die Klienten wirken bedürftig, ängstlich, abwehrend und hilfeinteressiert in einem parallelen Zugleich. Häufig sind soziale Konflikte und persönliche Schicksale vordergründiges Kommunikationsanliegen, obwohl man spürt, dass andere Dinge mehr drücken. Dissoziative Fehlleistungen werden sichtbar und reflektiert, die Furcht als PsychotikerIn oder HistrionikerIn eingeschätzt zu werden ist aber groß. Auto- und fremdaggressives Verhalten können sich die Waage halten. Auffällig ist in dieser Beziehung mitunter, dass selbst neurotische Begründungen und Rechtfertigungen fehlen. Insofern entsteht wieder der flüchtige Eindruck von „grundlos-gespannt", was diese Klienten wieder in Psychosenähe rücken ließe. Gelingt die Kontaktaufnahme in der Therapie, werden häufig sehr kindliche Beziehungsbegriffe deutlich – gepaart mit nüchternen – zuweilen zynischen Entgleisungen. Psychotraumatische Lebenserfahrungen können hier wegen stärkerer Täterübertragungen und schwer kontrollierbarer Täterintrojekte erst vorgenommen werden, wenn in der Therapiebeziehung positive Bindungsaspekte belegbar geworden sind. Schnellere Traumaszenenversuche oder -bearbeitungen können zu schwierigen Regressionen, Labilisierungen und somit zu Beziehungsabbrüchen führen. Im Grunde benötigen diese Patienten mit diesen chronifizierten Sondersymptomen mehr beherzte Psychotraumaarbeit – sie muss aber besser dosiert sein. Innere Bestrafungsdynamiken machen sonst gute Fortschritte schnell zunichte. Die destruktiven Autoaggressionen können oft erst benannt werden, wenn sie rückwirkend eingetreten sind. Das verbessert sich im Laufe einer Langzeitbehandlung.

Zusammenfassung der Chronifizierungsverläufe

In den obigen tabellarischen Darstellungen sind empirische Traumapatientengruppen beschrieben worden, wie sie relativ häufig in unserer ambulanten Gemeinschaftspraxis aufgetreten sind. Es war mir besonders wichtig zu zeigen, in welchen chronifizierten Kristallisationsformen die Mehrzahl der Klienten – relativ spät noch den schwerwiegendsten Gewalterfahrungen aller zwischenmenschlichen Art – auftauchen. Das traumatische Hintergrundproblem ist größtenteils zunächst nicht im Bewusstsein der Klienten und nicht Fokus der akuten Behandlungssituation. Wichtige Vorkommnisse der frühen Kindheit erscheinen den Klienten oft als scheinbar bewältigt oder sie sind derzeit dissoziativ völlig unzulänglich. Wenn Psychoedukations- und Stabilisierungsmaßnahmen fruchten, erscheint ein traumaorientiertes Aufsuchen von Quellen der akuten Leidensproblematik dennoch der effektivere Zugang zur Linderung oder Heilung der traumatischen Verletzungen aus der frühen Erlebenszeit zu sein, wie auch die nachfolgende Grafik symbolisieren soll.

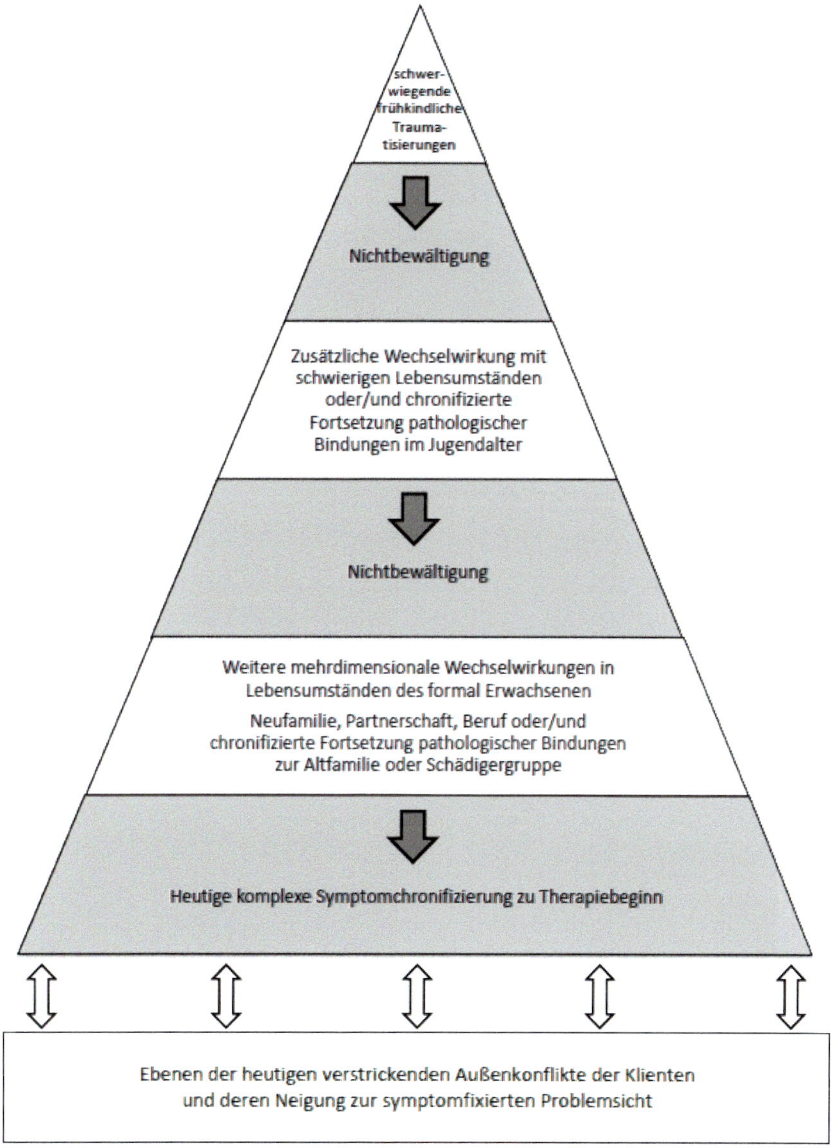

Abbildung 5.17: Schema der Psychosozialen Symptomchronifizierung nach frühen Psychotraumata

Die Abbildung soll unterstreichen, dass die frühen Traumatisierungen im Laufe des menschlichen Lebens immer komplexere Verknüpfungen eingehen und somit naturgemäß unkenntlicher und chronifiziert fester werden. Sie üben damit einen breiter werdenden Einfluss auf die aktuelle Leidenssituation aus, obwohl sie aus dem Fokus der Leidensverursachung herausrutschen. Die Wege der Individuen durch diesen sozialen Wechselwirkungsprozess sind durchaus verschieden. Ich habe sie in vier Clustern von augenscheinlichen Chronifzierungsgruppen beschrieben. Natürlich hat jeder Klient sein ganz persönlich-individuelles Schicksal. Deutlich werden sollte nur, besonders für Neustarter im Psychotherapeutenberuf, dass die Chronifizierungsgrade von Traumasymptomen des Erscheinungsbildes für die späteren BehandlerInnen sich deutlich ändern. Die obigen Beschreibungen sollten daher helfen, diese Veränderungsprozesse besser zu verstehen und den Psychotraumafokus als effektiven Zugang zur heutigen Störungsquelle nicht aus den Augen zu verlieren.

Anhang

Fotoauswahl zu Beseelbaren Therapieobjekten und SPIM-30-Settings

Teil I: Auswahl wichtiger Beseelbarer Therapieobjekte und deren atmosphärische Hauptübertragung

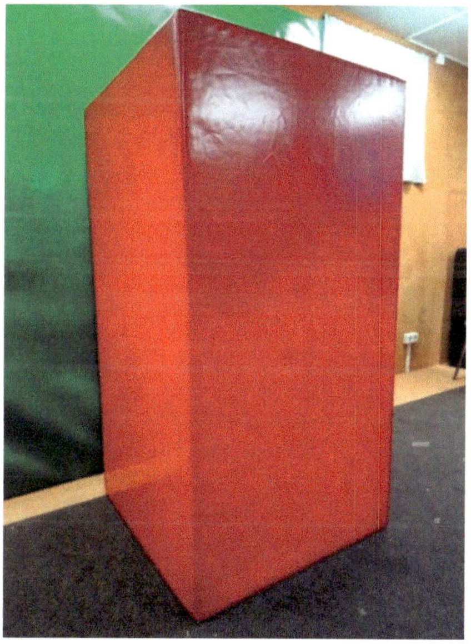

(a) ... steht für Härte und Strenge

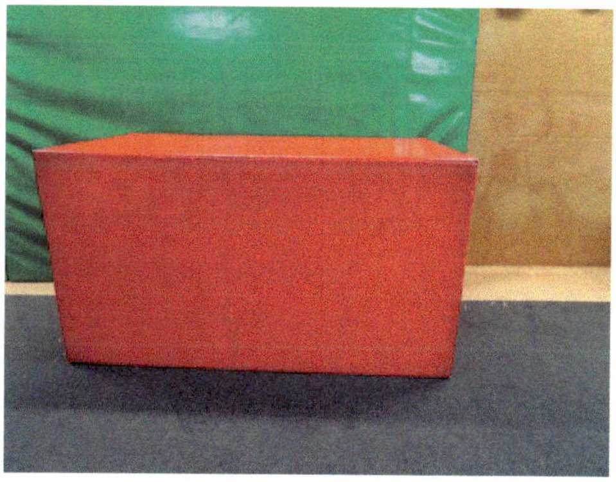

(b) steht oft für Blockade und Unüberwindbarkeiten

Abbildung 5.18: Roter Riesenklotz

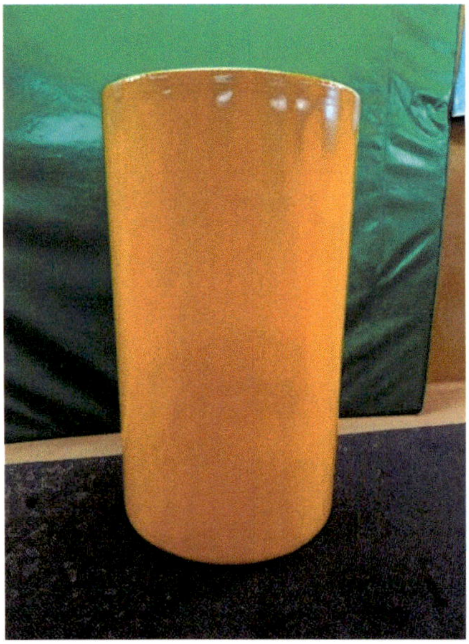

(a) ... steht oft für Unerreichbarkeit und Kühle

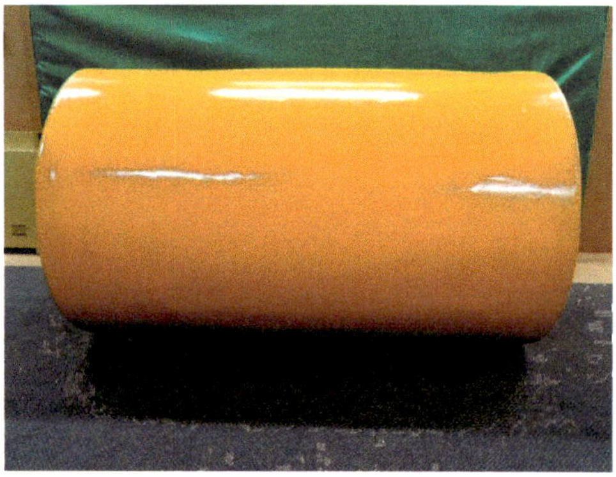

(b) ... steht oft für Niederwalzen und Macht

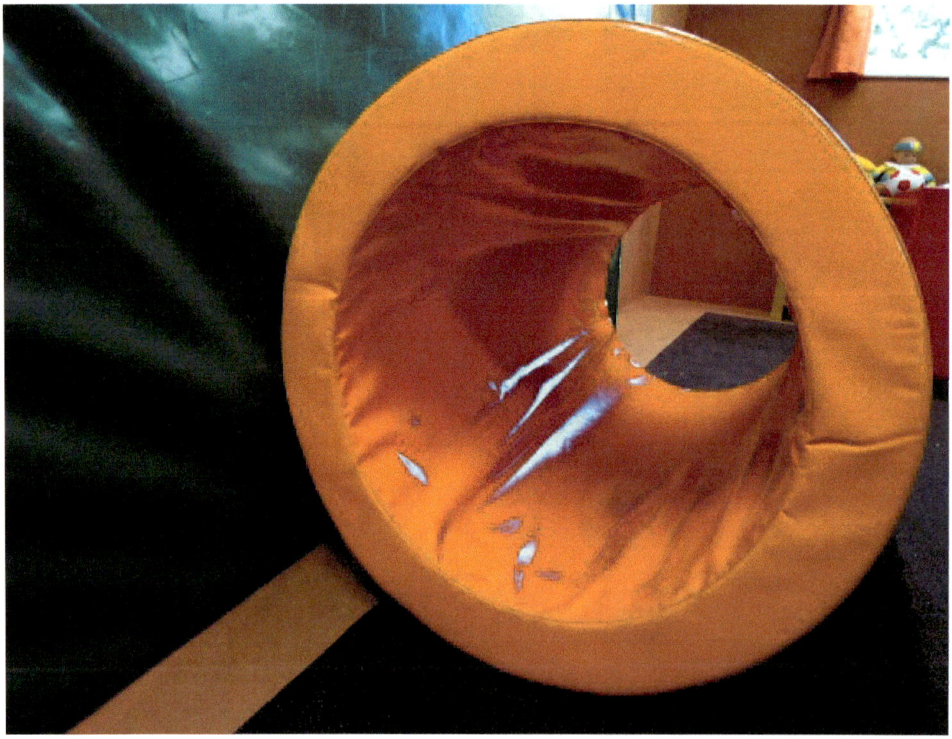

(c) ... steht oft für Enge und Geburtskanal

Abbildung 5.19: Riesenrolle

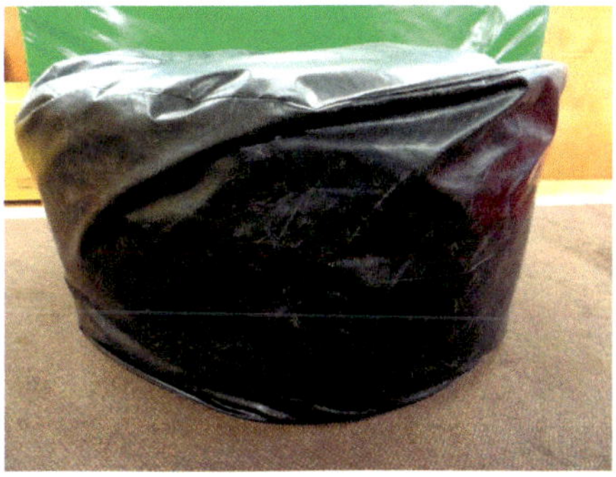

(a) ... steht oft für Schwermut und Ohnmacht

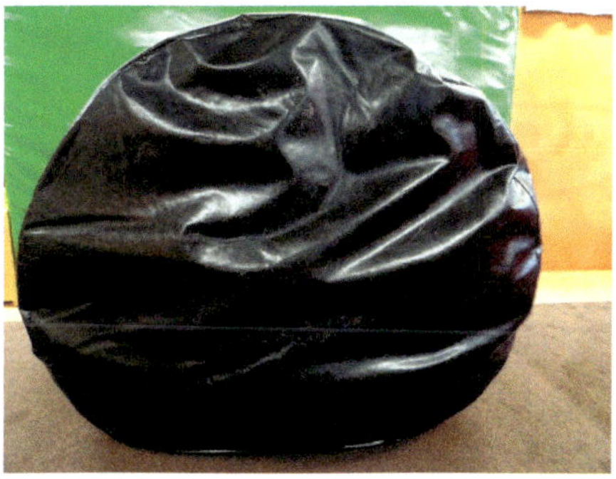

(b) ... steht oft für Belastung und Ekel

Abbildung 5.20: Schwarzer Riesensack

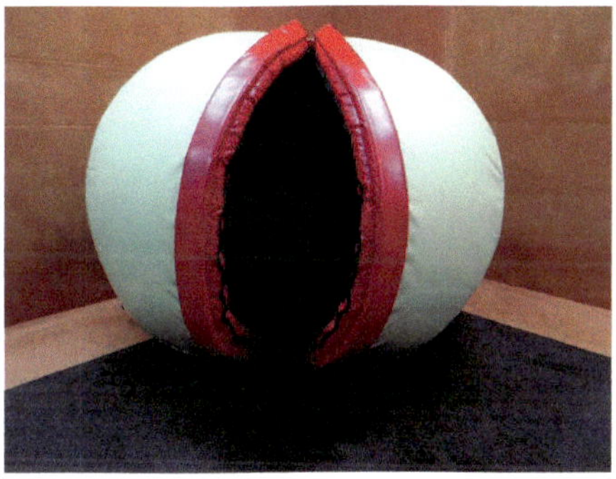

(a) ... steht oft für Gebärmutterhöhle und Geborgenheit

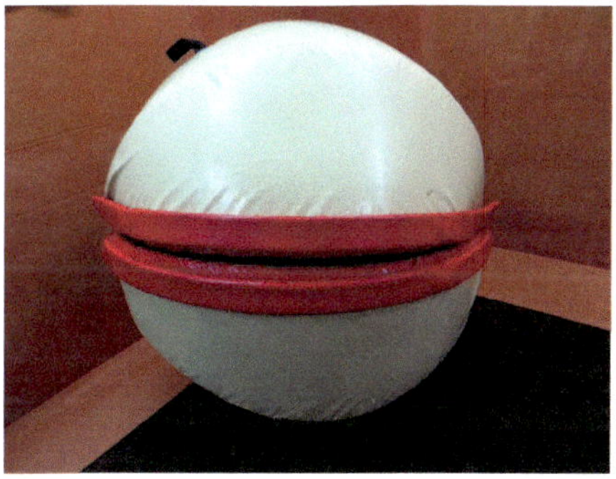

(b) ... steht oft für bösen Mund und Verschlingen

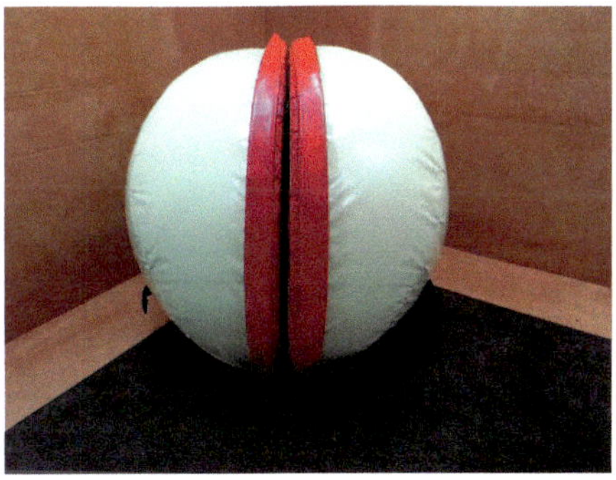

(c) ... steht oft für Vagina oder Schutzraum

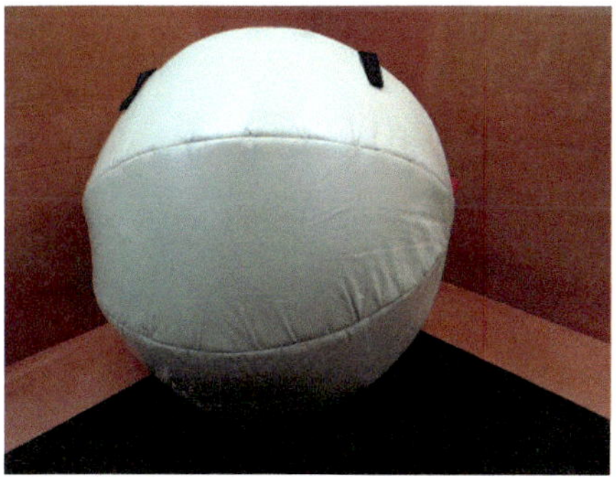

(d) ... steht oft für Kopfsteuerung

Abbildung 5.21: Riesen-Ei

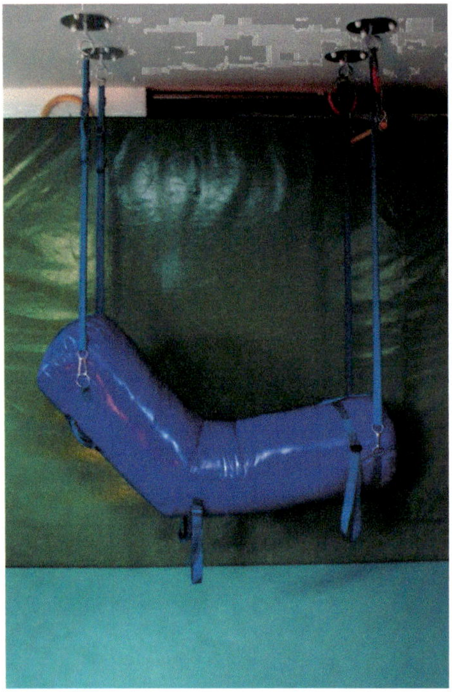

(a) Klammerpferd steht oft für Schwingende Geborgenheit

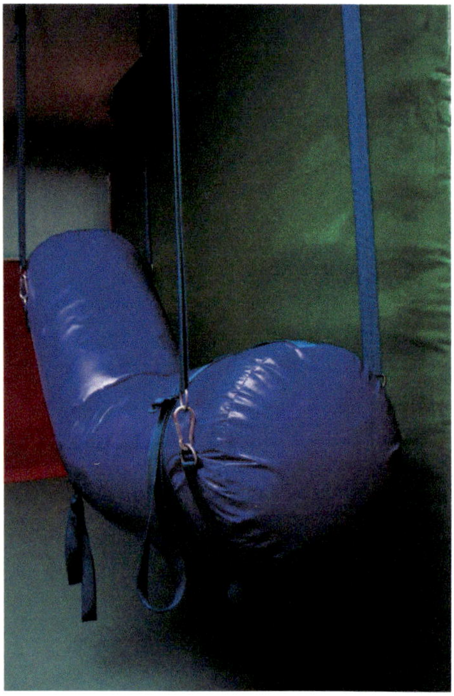

(b) Klammerpferd steht oft für Klammern am Elternrücken

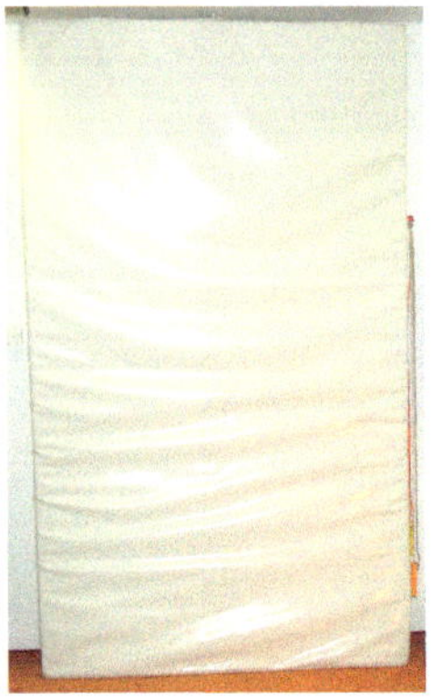

(c) Riesenmatte – weiß, stehend – symbolisiert eine nebulöse Macht

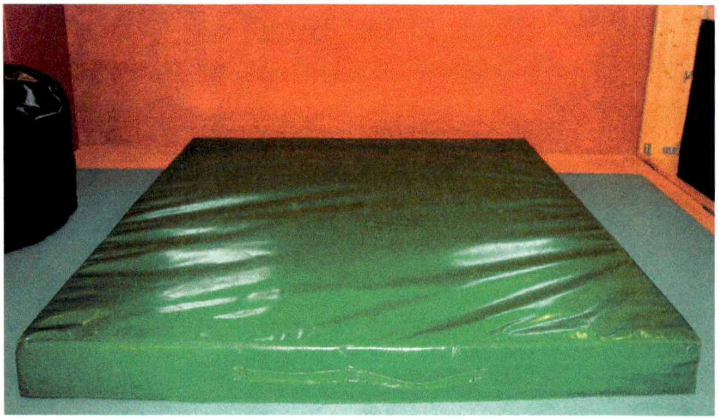

(d) Riesenmatte – grün, liegend – symbolisiert in FSA Verlorenheit im Kinderbett

Abbildung 5.22: Klammerpferd und Riesenmatte

Teil II: Auswahl von SPIM 30-Settings zur Scham- und Schuldbearbeitung

Diese Settings werden häufig zur Bearbeitung von Scham und Schuld im Rahmen von Settings zur Fokussierten-Szenenarbeit (FSA) eingesetzt und individuell modifiziert

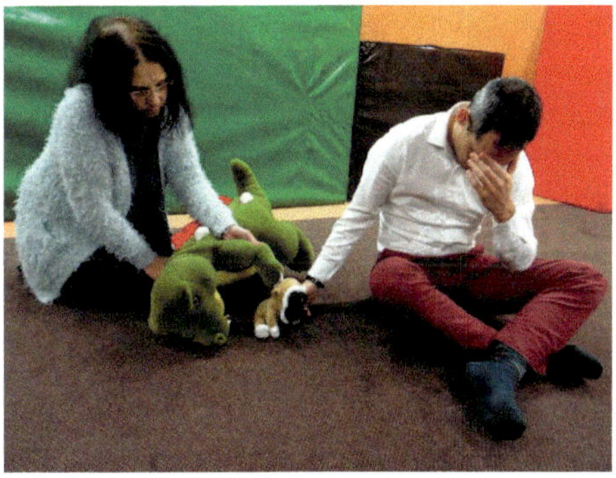

(a) Schamvolle Kontaktaufnahme

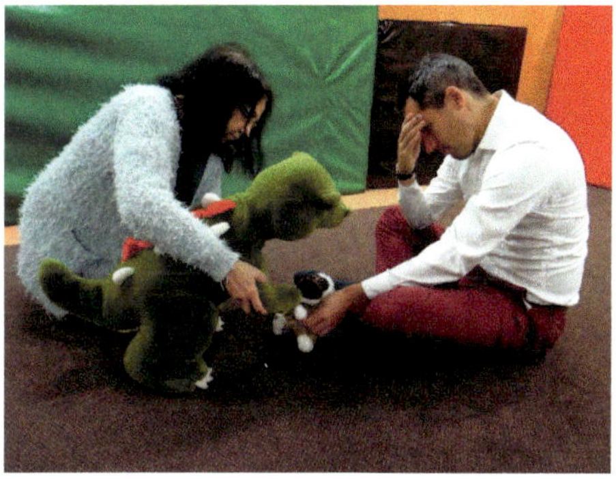

(b) Schamvolle Kontaktaufnahme

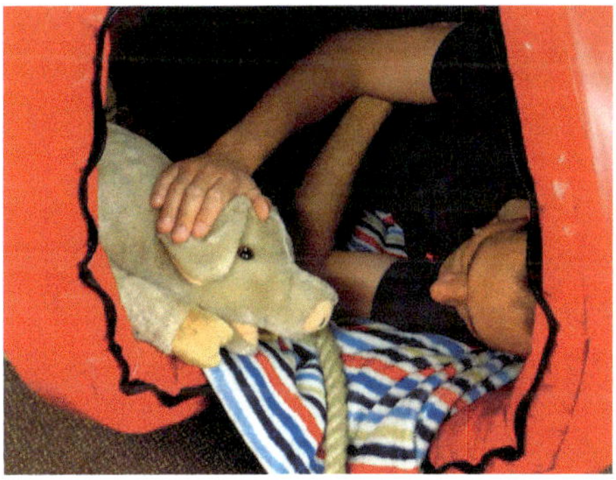

(c) Spielsetting im Trostei

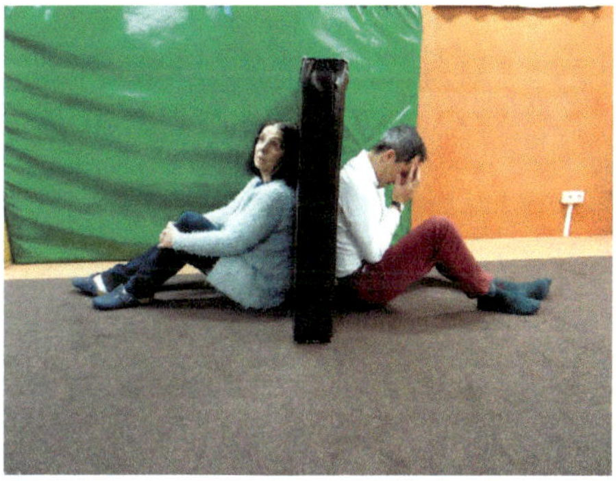

(d) Monolog bei Schuldgedanken

Abbildung 5.23: FSA – Settings zur Fokussierten-Szenenarbeit

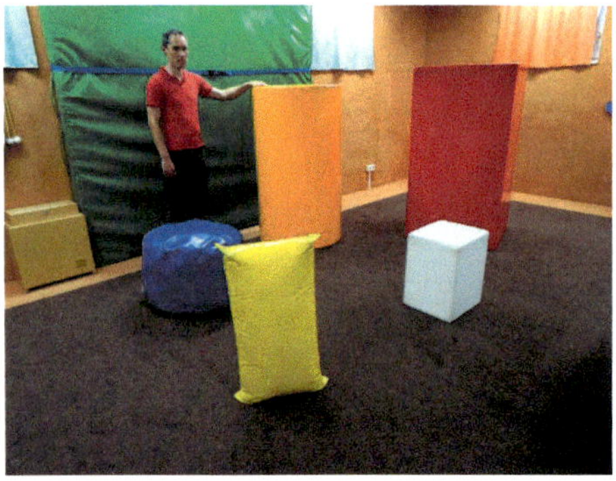

(a) FSA – Beseelte Familienaufstellung zum Erspüren von Positionen

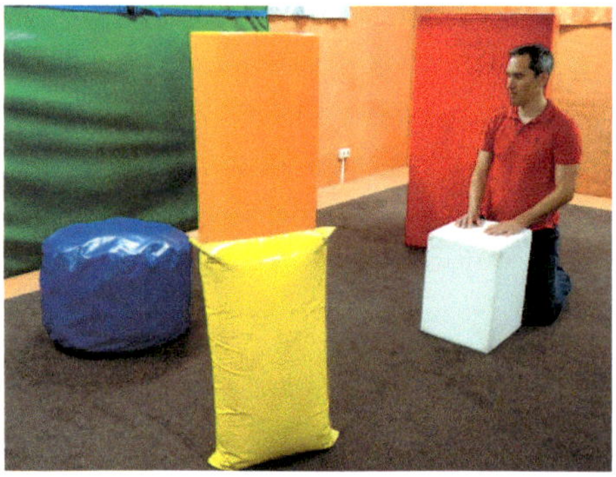

(b) FSA – Beseelte Familienaufstellung zum Erspüren von Positionen

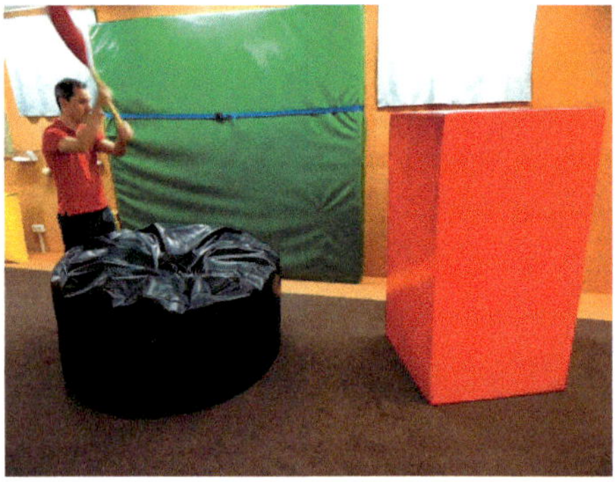

(c) FSA – Anklagestatement mit einem Tätersymbol (roter Riesenklotz)

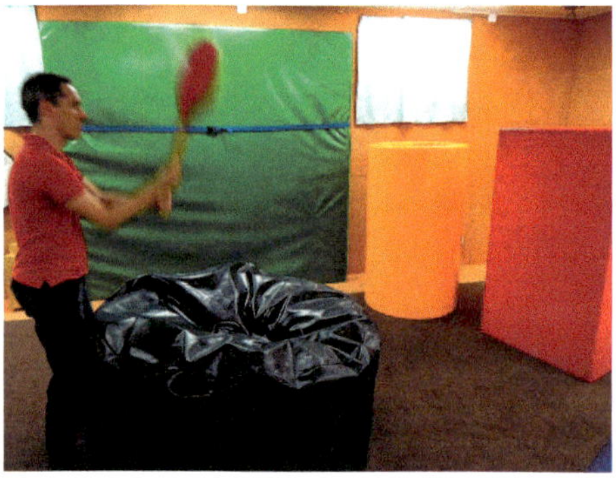

(d) FSA – Anklagestatement mit zwei Tätersymbolen (roter Riesenklotz und orange Riesentonne)

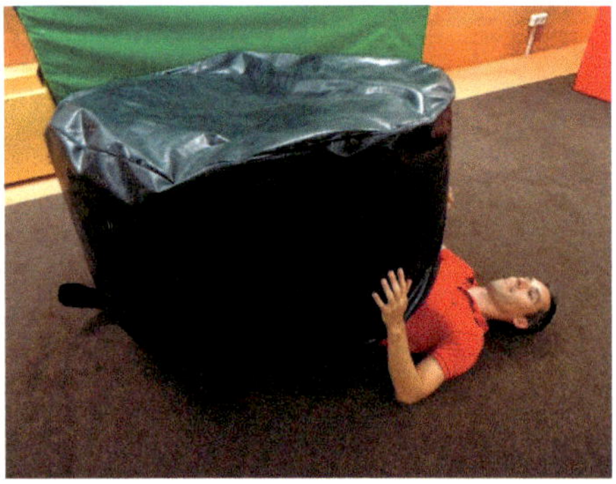

(e) FSA – belastendes Schulderleben

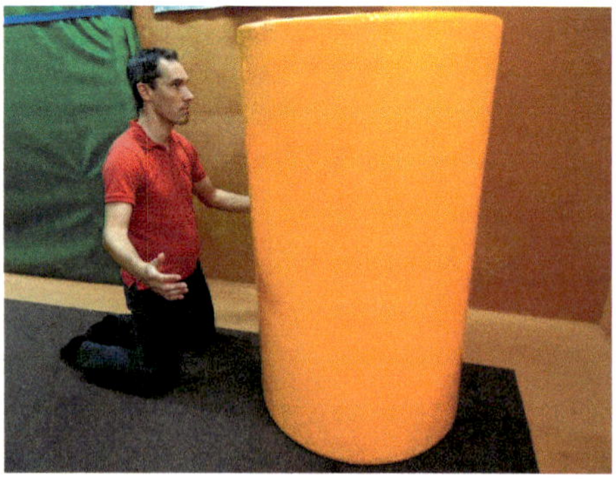

(f) FSA – unerwiderte Berührungssehnsucht

Abbildung 5.24: FSA – Settings zur Fokussierten-Szenenarbeit

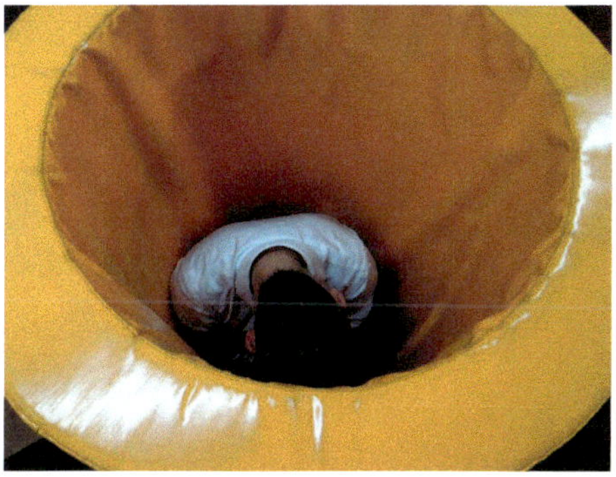

(a) FSA – im depressiven Loch sitzen

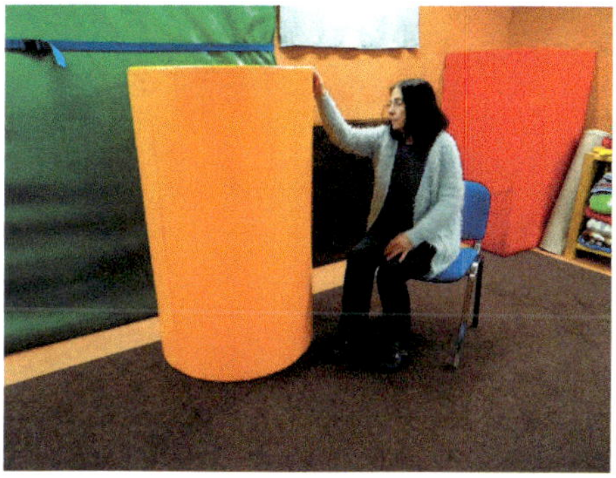

(b) Schuldmonolog im Tonnenversteck

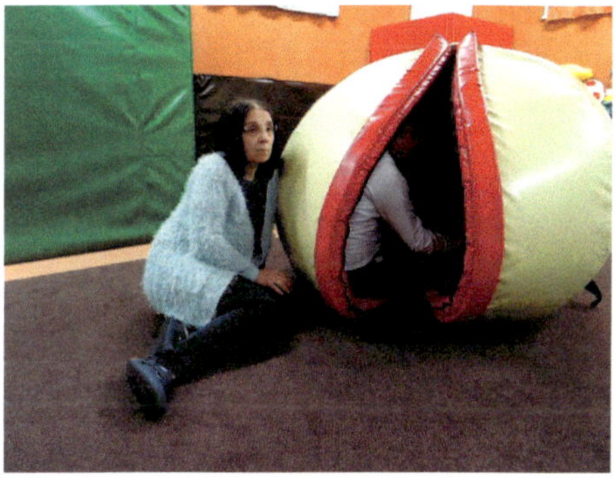

(c) FSA – Scham- und Schuldmonolog in der Höhle

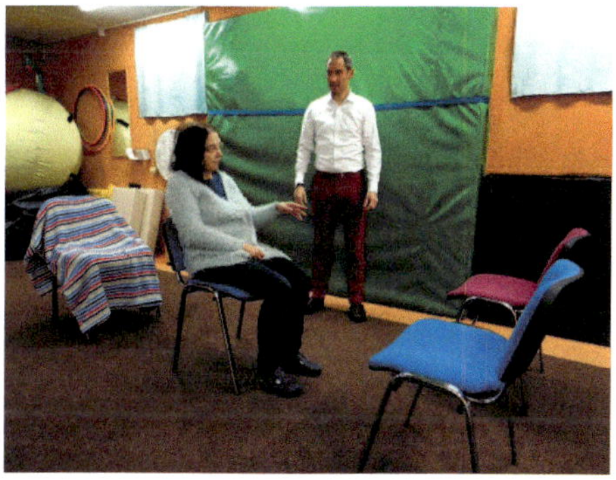

(d) FSA – Transgenerationales Rollenschema von Schuld

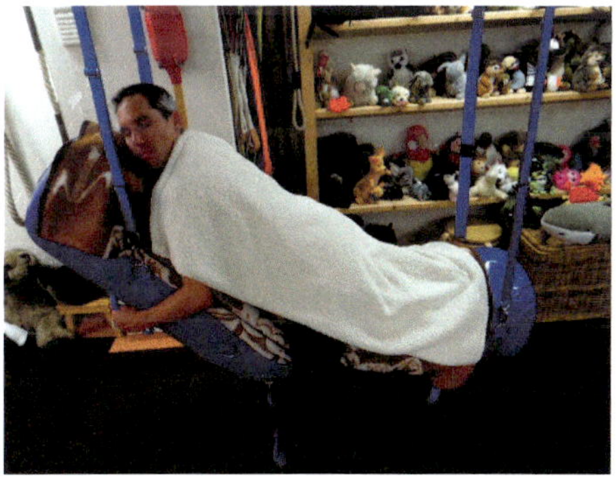

(e) Trostsetting auf dem Klammerpferd

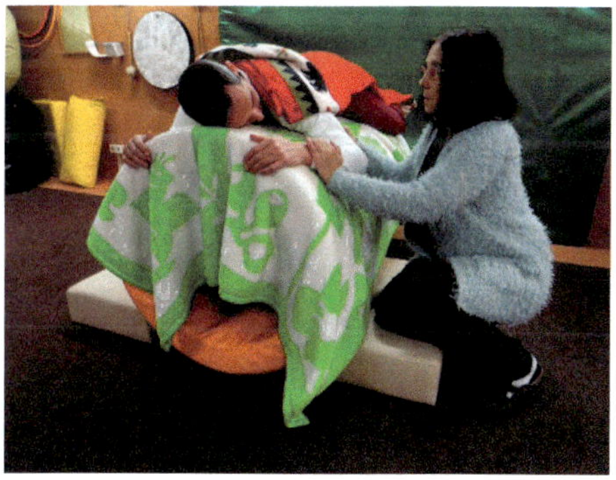

(f) Trostsetting auf der Mutterbauchtonne

Abbildung 5.25: FSA – Settings zur Fokussierten-Szenenarbeit

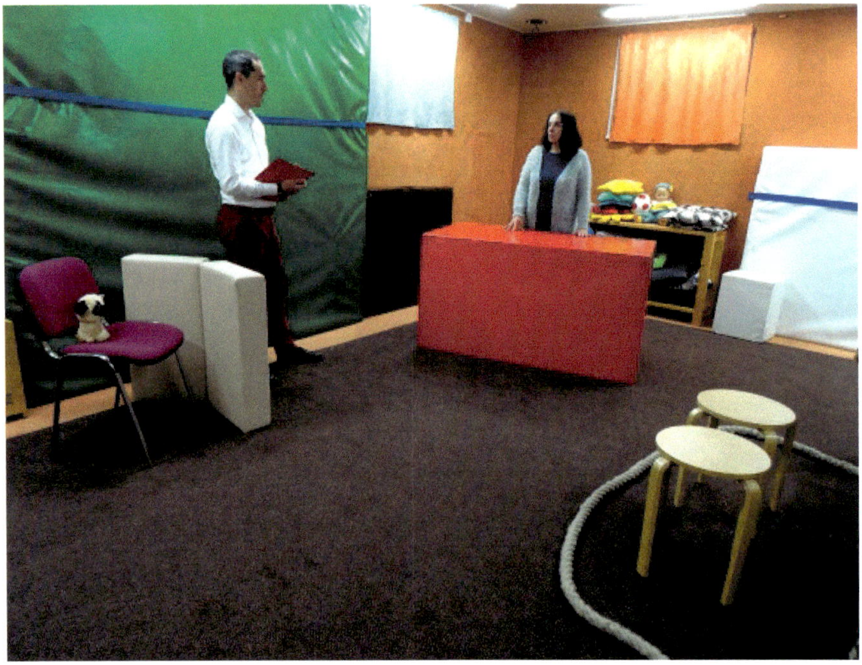

(a) Therapeutische Schuld-Gerichtsverhandlung in der Einzeltherapie

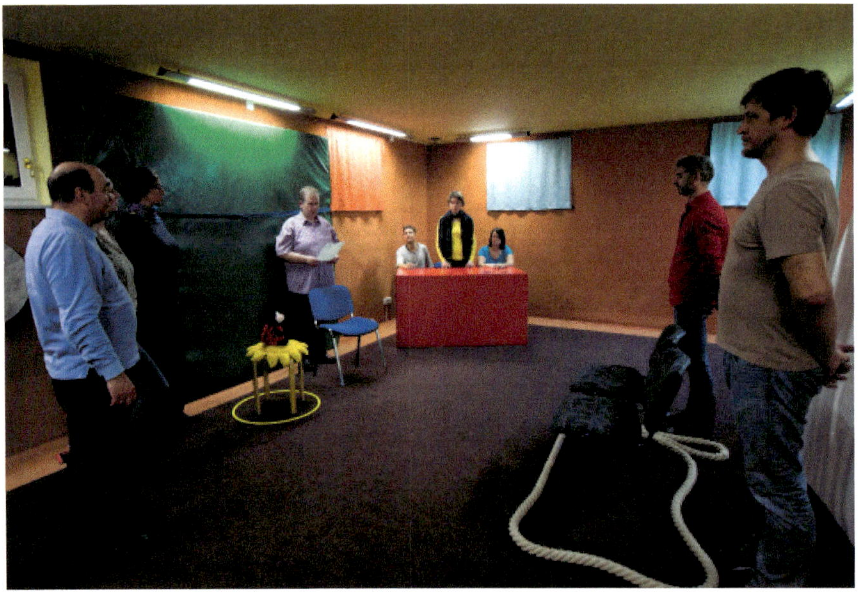

(b) Therapeutische Schuld-Gerichtsverhandlung in der Gruppentherapie

Abbildung 5.26: FSA – Settings zur Fokussierten-Szenenarbeit

Zugangsinformationen zum SPIM 30-Programm

Für Fortbildungen nach dem SPIM 30-Modell gibt es einige Zugangsmöglichkeiten. Interessierte Kliniken oder auch staatlich anerkannte Ausbildungsinstitute und andere Organisationen können Übersichtsvorträge, Grundlagen- und Spezialseminare oder Fortbildungsmodule in unserem Institut buchen. Andererseits bieten wir Anfängern, Seiteneinsteigern und anderen interessierten Berufskollegen auch Schnupperkurse direkt am Trauma-Institut-Leipzig (TIL) an, die auf der Webseite des TIL eingesehen und gebucht werden können (`www.traumainstitutleipzig.de`). Die Tagungen findet man über die Traumapotenziale-Webseite (`www.traumapotenziale.de`).

In den Schnupperkursen wird das Arbeitskonzept prinzipiell erläutert und über Trainingsvideos demonstriert. Dabei können alle Fragen zum konkreten Vorgehen nach dem SPIM 30-Modell gestellt werden. Spezielle Kenntnisse im Fachgebiet werden nicht vorausgesetzt, es wird jedoch versucht, auf die verschiedenen Bedürfnisse der Teilnehmer differenziert einzugehen. Diese Schnupperkurse sind außerdem eine Gelegenheit, sich im Nachhinein für eine Traumafachberater/Traumafachpädagogen- oder Psychotraumatherapeutenfortbildung in Form einer geschlossenen Fortbildung zu entscheiden. Die Zulassungsbedingungen und -prozeduren für unsere Fortbildungslehrgänge sind über die oben genannten Internet-Webseiten einsehbar. Vor Vertragsrealisierung werden Aufnahmegespräche geführt, in welchen inhaltliche Fragen abgeklärt werden können.

Schreiben Sie dazu am besten eine E-Mail an: info@traumainstitutleipzig.de

Für die Schnupperkurse in unserem Institut oder in Ihrer Behandlungseinrichtung gilt der nachfolgende Abstract:

Das SPIM 30-Programm

Indikationen:

Das SPIM-30-Behandlungsmodell für von Menschen gemachten Psychotraumata (man-made-disaster)

Indikationen sind bspw.:

- körperliche Gewalt zu Hause
- sexuelle Gewalt jeder Art
- familiäre Vernachlässigung
- soziale Katastrophen nach Krieg, Vertreibung, früher Entwurzelung
- schwere familiäre Zerrüttungen nach Scheidung der Eltern, Tod von Familienangehörigen
- Mobbing von Mitschülern
- lange frühe Aufenthalte in Krankenhäusern, Wochenkrippen, Heimen
- Nötigung zur Stabilisierung von psychisch labilen Erziehungsträgern durch Kinder

Häufige Diagnosen

Chronifizierte Traumanachfolgestörungen wie PTBS, DESNOS, DDNOS, DIS, dissoziative Störungen des Jugendalters, Borderline, somatoforme dissoziative Störungen (Konversionsstörungen), schwere neurotische Entwicklungen, Persönlichkeitsstörungen, psychosomatische Störungen unklarer Genese u. v. a.

(Viele KlientInnen können sich zunächst wegen des dissoziativen Selbstschutzes an psychotraumatische Schweregrade von Vorfällen nicht erinnern und leiden an unspezifischen Symptomen.)

Besonderheiten von SPIM 30

- Einzelne Bausteine können gut in bisherige Verfahren wie AP, TP, VT oder die KJP-Methodik integriert werden (Theoret. Übersetzung für Täter-Übertragungen / Introjekte / Bindungen).
- Umfangreiches Methodikspektrum mit sehr vielen Manual-Handouts.
- Umfassende Psychoedukation für KlientInnen zur Hirnphysiologie sowie interaktiven Settings zur Externalisierung seelischer Zustände (Diagnostik, Reorientierung).

- Einbeziehung geeigneter körperorientierter Methoden für komplextraumatisierte / dissoziative Patienten zur effektiven Stabilisierung und Reorientierung.

- Konzeption der unterschiedlichen Schweregrade von traumatischen Regulationsstörungen des Erlebens und Verhaltens (Introjektionsmodell), Arbeit mit Affektstörungen.

- Anschauliche Bearbeitungssettings für die ambulante oder stationäre Einzel- und Gruppenpsychotherapie mit Persönlichkeits(trauma)anteilen.

- Stetige Einbeziehung neuer Erkenntnisse aus der internationalen Fachdiskussion- bspw. Einbeziehung von traumatisch geprägten (Täter-)Aggressionen u. v. a.

SPIM 30-Schnupperkurse als Überblicksseminare

Schnupperkurse im SPIM 30-Modell werden im Trauma-Institut-Leipzig in der Regel jedes Jahr einmal angeboten. Dazu gibt es einen allgemeinen Zugang – als offenes Anmeldeverfahren. Für die nachfolgenden Methodikkurse ist eine Bewerbungsprozedur notwendig, da diese Spezialausbildung immer in geschlossener Fortbildungskonstellation stattfindet und in der Regel alle zwei Jahre neu startet und mit 10 Methodikseminaren zu je 2 Tagen 2,5 Jahre dauert (Turnus ca. alle 3 Monate 1 Seminar). Hierbei können die nachfolgenden Fachtitel im SPIM 30-Verfahren erworben werden:

Traumafachberater und Traumafachpädagogen

(bspw. für SozialarbeiterInnen, Klinikpersonal, HeilpraktikerInnen, SozialpädagogInnen, ErzieherInnen, LehrerInnen, KonfliktmediatorInnen u. v. a.)

Psychotraumatherapeuten

(für approbierte psychotherapeutisch tätige Ärzte, Psychologen, psychotherapeutische Heilpraktiker), siehe Internet

Nähere Info und Anmeldung: via Internet `http://www.traumainstitutleipzig.de` `www.traumainstitutleipzig.de`.

Jede Veranstaltung ist mit 16 Fortbildungspunkten der OPK (Ostdeutsche Psychotherapeutenkammer) zertifiziert, welche ebenfalls von der SLÄK – Sächsische Landesärztekammer – anerkannt werden (und somit auch für die anderen Bundesländer der BRD übertragbar sind).

Trainer

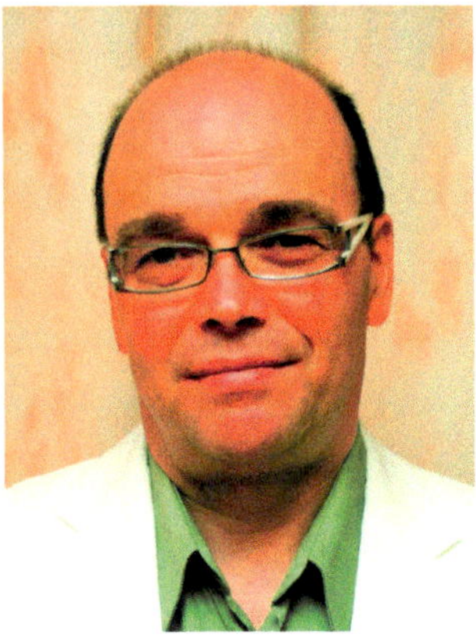

Dr. rer.nat., Dipl.-Psych. Ralf Vogt
Zertifizierter Psychotraumatologe, Psychoanalytiker, psychologischer Psychotherapeut, Therapeut für Katathymes Bilderleben, systemischer Familientherapeut u. a.
Past-Board-Member der Internationalen Psychotraumafachgesellschaft ISSTD (International Society for the Study of Trauma and Dissociation). 2011 Fellow Award sowie 2017 Cornelia B. Wilbur Award der ISSTD für besondere theoretische und praktische Beiträge im Fachgebiet. Mitglied ISSTD, ESTD, DeGPT.

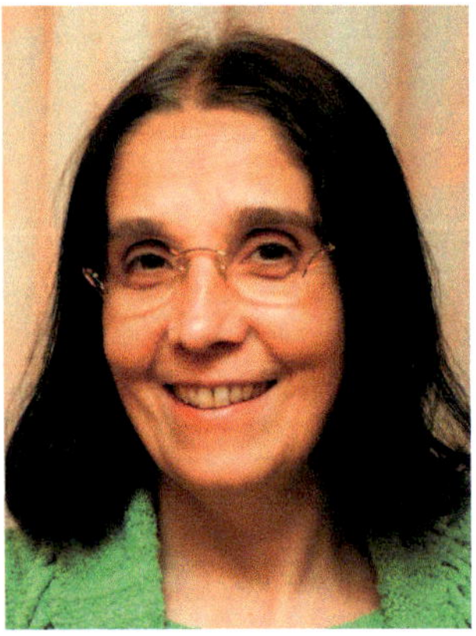

Dipl.-Psych. Irina Vogt
Zertifizierte Psychotraumatologin, Tiefenpsychologin, psychologische Psychotherapeutin. Analytische Körperpsychotherapeutin und Entwicklung spieltherapeutischer Konzepte.
Trägerin des Fellow Award 2011 der ISSTD (International Society for the Study of Trauma and Dissociation) für besondere theoretische und praktische Beiträge im Fachgebiet. Mitglied ISSTD, ESTD, DeGPT.

Die SPIM 30-Konzeption — historisch

Das komplexe Behandlungsprogramm wurde aus der langjährigen Praxis mit komplextraumatisierten/dissoziativen Störungen in Etappen entwickelt: von 1996 bis 2000 (Dr. Vogt), von 2000 bis 2010 das SPIM 20-KT-Konzept (Dr.

Vogt und DP Vogt) sowie als SPIM 30-Modell seit 2010 bis heute. Es wurde in mehr als 15 Jahren vervollständigt und wissenschaftlich durch Studien erforscht. Es befindet sich fortlaufend in praxisorientierter Erweiterung, indem Anwendungsbereiche für Erwachsene und Kinder beschrieben werden.

Literaturauswahl

1. Vogt, R. (2004). Beseelbare Therapieobjekte. Strukturelle Handlungsinszenierungen in einer körper- und traumaorientierten Psychotherapie. Gießen: Psychosozial.
2. Vogt, R. (Hrsg.) (2010). Ekel als Folge traumatischer Erfahrungen. Psychodynamische Grundlagen und Studien, psychotherapeutische Settings, Fallbeispiele. Gießen: Psychosozial.
3. Vogt, R. (Hrsg.) (2012). Täterintrojekte. Diagnostik und Behandlungsmodelle dissoziativer Strukturen. Kröning: Asanger.
4. Vogt, R. (2013). SPIM 30. Behandlungsmodell für dissoziative Störungen. Kröning: Asanger.
5. Vogt, R. (Hrsg.)(2014 a). Verleumdung und Verrat. Dissoziative Störungen bei schwer Traumatisierten als Folge von Vertrauensbrüchen. Kröning: Asanger.
6. Vogt, R. (Hrsg.) (2016). Täterbindung. Gruppentherapie und Soziale Neurobiologie. Kröning: Asanger.
7. Vogt, R. (Hrsg.) (2018). Das traumatisierte Gedächtnis - Schutz und Widerstand. Wie sich traumatische Belastungen in Körper, Seele und Verhalten verschlüsseln und wieder auffinden lassen. Berlin: Lehmanns Media.

Lehrfilme und Materialien

Zur Veranschaulichung der therapeutischen Arbeit sind vom Trauma-Institut-Leipzig 46 Lehrfilme auf 23 DVD hergestellt worden. Diese sind eine wichtige Lernhilfe für alle Ausbildungskandidaten und können nach Rücksprache erworben werden. Das bloße Anschauen der Videos ersetzt natürlich keine Ausbildung, weil sich die Inhalte der Indikationen zum therapeutischen oder beraterischen Vorgehen nicht durch die Betrachtung der Filme von selbst erschließen.

Materialien des SPIM 30-Programms können für den ausschließlichen Eigenbedarf einer Einrichtung selbst hergestellt werden. Ein Vertrieb durch Dritte ist ohne Zustimmung von uns nicht gestattet (Geschmacksmusterschutz).

Beim Wunsch nach einem konkreten Therapiehilfsmittel können wir bei Einzelanfragen behilflich sein (E-Mail: info@traumainstitutleipzig.de).

Abkürzungsverzeichnis

Die Mehrzahl der Abkürzungen gehört zu SPIM 30-Settings, welche an den entsprechenden Stellen im Buch sowie im SPIM 30-Buch (Vogt, 2013) näher erklärt werden.

AM	Alltagsmanageranteil
BO	Beseelbares Therapieobjekt. Bestandteil des Therapiemethodeninventars des Behandlungsmodells SPIM 30
DDNOS	Dissociative Disorder Not Otherwise Specified (s. DSM-IV)
DESNOS	Disorder of Extreme Stress Not Otherwise Specified (s. DSM-IV)
DID	Dissociative Identity Disorder (s. DSM-IV)
DIS	Dissoziative Identitätsstörung (s. ICD 10)
DSM-IV	4. Version des Diagnostic and Statistical Manual of Mental Disorders (Diagnostisches und Statistisches Handbuch Psychischer Störungen)
ESTD	European Society of Trauma and Dissociation
FSA	Fokussierte-Szenen-Arbeit. Gestalt- und handlungsorientiertes SPIM 30-Setting, welches sowohl diagnostisch zur emotional angereicherten angedeuteten symbolischen Nachstellung von Konflikt- und Traumaszenen, als auch lösungsorientiert zur beseelten therapeutischen Szenendarstellung verwendet wird. FSA dient somit einer besseren Einfühlung in ein problematisches Geschehen bis hin zur Psychotraumaexpositions-Bearbeitung, als auch zur probeweisen Bewältigung von gezielten Vorgaben, weil dissoziativen Klienten oft der Gefühlszugang fehlt oder andererseits die Affektregulation trainiert werden muss. (In früheren Veröffentlichungen taucht hier in ähnlicher, aber nicht identischer Definition der Begriff KSHP (Konzentriert-Strukturierte-Handlungsinszenierung zur Psychotraumaexposition) auf.

ICD 10	10. Version Internationale statistische Klassifikation der Krankheiten und verwandter Gesundheitsprobleme (International Statistical Classification of Diseases and Related Health Problems)
ISSTD	International Society for the Study of Trauma and Dissociation
KPM-Gruppe	Kontakt-Psychoedukations- und Modifikations-Gruppe
LAGP	Leipziger Akademie für Ganzheitliche Psychotherapie
LMDR	Leg-Movement-Desensitization-Reprocessing. Das ist der Name einer Traumaexpositionsmethode, welche von Vogt ca. 2010 als assoziative Traumaszenenerforschung und -durcharbeitung entwickelt wurde. Klienten gehen hier mit offenen Augen während eines Erinnerungs- bzw. Suchprozesses langsam im Kreis und teilen ihre Assoziationen mit (vgl. Vogt, 2013).
NVM-Gruppe	Netzwerk-Verhaltens-Modifikations-Gruppe
PTBS/PTSD	Posttraumatische Belastungsstörung (Posttraumatic Stress Disorder)
PTZ	Psychotraumazentrum Leipzig e.V. – Vereinigung für psychologische Traumafachberatung sowie für Fortbildungen und Öffentlichkeitsarbeit im Bereich Psychotrauma
PVT	Polyvagaltheorie nach Porges (2009)
RZ	Regulationszustand im Schweregradmodell SPIM 30. Das gesamte Modell unterscheidet 7 Stufen/Qualitäten der Erlebens- und Verhaltensregulation (RZ I bis RZ VII)
SPIM-20-KT	Somatisch-Psychologisch-Interaktives Modell zur psychotherapeutischen Behandlung von Komplextraumatisierten in der Standardversion 20 (Vorläufer des Behandlungsmodells SPIM 30 von 2000 bis 2010)

SPIM 30	Somatisch-Psychologisch-Interaktives-Modell zur Behandlung von komplextraumatisierten/dissoziativen Psychotraumastörungen in der Standardversion 30 nach Vogt (2004, 2013 u. v. a)
TI	Täterintrojektanteil
TIL	Trauma-Institut-Leipzig
TO	Traumaopferanteil
TP	Täterprogrammanteil

Autorenverzeichnis

- **PhD, DClinPsych Martin Dorahy**
  Klinischer Psychologe und Professor für Psychologie an der University of Canterbury, Christchurch, New Zealand. Renommierter Experte für Scham bei komplextraumatisierten dissoziativen Störungen. Vorstandsmitglied und derzeitig Präsident der International Society for the Study of Trauma and Dissociation (ISSTD). Autor zahlreicher Fachartikel und Bücher zur Scham und deren intrapsychischer und interpersoneller Psychodynamik.
  Kontakt: martin.dorahy@canterbury.ac.nz

- **Prof. Giovanni Liotti (1945-2018)**
  War Psychiater, Psychotherapeut in eigener Praxis und Dozent am APC Psychotherapieinstitut in Rom. Seit Anfang der 1980er Jahre und bis zu seinem Tod Forschung auf dem Gebiet der traumabedingten desorganisierten Bindung und Dissoziation an der Universität Rom. 2005 Pierre Janet Award der ISSTD und 2006 Mind and Brain Award der Universität Turin. Autor zahlreicher Artikel und Fachbücher im Bereich analytischer Bindungsforschung nach John Bowlby – als dessen Schüler er sich immer verstand.

- **Dipl.-Ing., Logopäde Robert Richter**
  Logopäde und zertifizierter Stottertherapeut des IVS, Traumafachberater des TIL im SPIM 30-Verfahren. Gemeinsam mit A. Starke Arbeit im VIERMALFÜNF-Stottertherapie-Programm als Intervalltherapie für Jugendliche und Erwachsene; mehrjährige Lehrtätigkeit zum Thema Redeflussstörungen. Vorstandsmitglied der Interdisziplinären Vereinigung der Stottertherapeuten IVS. Mit Ehefrau zusammen Leiter einer Logopädischen Praxis in Leipzig und Borna.
  Kontakt: robert.richter@logopaedie-richter.de

- **Dr. med. Franziska Schlensog-Schuster**
  Fachärztin für Kinder- und Jugendmedizin, Fachärztin für Kinder- und Jugendpsychiatrie- und -psychotherapie, Oberärztin der Interdisziplinären Psychosomatik/Eltern-Kind-Einheit des Universitätsklinikums Leipzig, Analytische Gruppentherapeutin (D3G). Leitung des Bereichs der frühen Interaktionsstörungen. Ihr therapeutischer Ansatz verbindet die Fachbereiche Pädiatrie, Psychosomatik, Psychiatrie, Psychotherapie und Aspekte von Traumatisierungen vorrangig durch medizinische

und psychotherapeutische Interventionen.
Kontakt: franziska.schlensog-schuster@medizin.uni-leipzig.de

- **MSW, LICSW Joanne H. Twombly**
  Psychoanalytikerin und EMDR-Traumatherapeutin in Boston (USA). Langjähriges international renommiertes Mitglied der ISSTD; Entwicklung von Bausteinen einer modernen psychoanalytischen Traumapsychotherapie in der Fachgesellschaft. Autorin zahlreicher Fachartikel und Bücher zur analytischen Psychotraumatologie und der Einbindung von EMDR in die Behandlung von dissoziativen Traumafolgestörungen.
  Kontakt: j.twombly@verizon.net

- **Dipl.-Psych. Irina Vogt**
  Psychotraumatologin und Tiefenpsychologin in freier Praxis in Leipzig. Körperpsychotherapeutin und kreative Mal- und Spieltherapeutin seit über 20 Jahren im Bereich von komplextraumatisierten/dissoziativen Patienten. Seit 2000 Zusammenarbeit mit ihrem Ehemann am Behandlungsprogramm SPIM 30 für dissoziative Störungen. Beide haben das Trauma-Institut-Leipzig als Fortbildungs- und Forschungsstätte 2002 gegründet. Traumafachdozentin für andere nationale und internationale Institute. 2011 Fellow-Award der ISSTD.
  Kontakt: info@irina-vogt.com

- **Dr. rer. nat., Dipl.-Psych. Ralf Vogt**
  Psychotraumatologe und Psychoanalytiker in freier Praxis in Leipzig. Analytischer Körperpsychotherapeut, Familientherapeut sowie Behandler für Imaginative Psychotherapie. Im Bereich von komplextraumatisierten Patienten seit ca. 20 Jahren. Ab 2000 Entwicklung des eigenen Behandlungsprogramms SPIM 30 für dissoziative Störungen zusammen mit seiner Ehefrau. 2002 Gründung des Trauma-Institut-Leipzig als Fortbildungs- und Forschungsstätte. Past-Board Member des internationalen Vorstands der ISSTD, 2011 Fellow-Award sowie 2017 Cornelia B. Wilbur Award der ISSTD. Autor zahlreicher Fachbücher zur körperorientierten, analytischen Psychotraumatologie.
  Kontakt: info@ralf-vogt.com

Literaturverzeichnis

1. Abbass, A. (2015). Reaching Through Resistance: Advanced Psychotherapy Techniques. Kansas City, MO: Seven Leaves Press.

2. Adamson, L. B. ; Frick, J. E. (2003). The Still Face: A history of a shared experimental paradigm. Infancy, 4, 451-473.

3. Andrews, B. (1998). Shame and childhood abuse. In P. Gilbert & B. Andrews (Eds.), Shame: interpersonal behavior, psychopathology, and culture (pp. 176–190). New York: Oxford University Press.

4. Attili, G. (2007). Attaccamento e costruzione evoluzionistica della mente: Normalità, patologia, terapia. Milano: Raffaello Cortina Editore.

5. Axt, J. (2015). Gruppentherapie bei stotternden Jugendlichen und Erwachsenen Evaluierung der VIERMALFÜNF Intensiven Intervall Therapie Stottern, MA; Halle, Matrikelnummer: 209205062.

6. Badouk Epstein, O. (2018). From Proximity Seeking to Relationship Seeking: Working Towards Separation from the SScaregivers". Frontiers in the Psychotherapy of Trauma and Dissociation, 1(2), 290–306.

7. Bateman, A. & Fonagy, P. (2009). Psychotherapy for borderline personality disorder: Mentalization-based treatment. Oxford: Oxford University Press.

8. Benau, K. (2017). Shame, attachment, and psychotherapy: Phenomenology, neurophysiology, relational trauma, and the harbingers of healing. Attachment, 11, 1-27.

9. Bion, Wilfred R. (2005). Elemente der Psychoanalyse. Frankfurt / Main: Suhrkamp (Suhrkamp-Taschenbuch Wissenschaft, 1758).

10. Bion, W. R.; Krejci, E. (2016). Transformationen. Neuauflage (Bibliothek der Psychoanalyse).

11. Biringen, Z. (2000). Emotional availability: Conceptualization and research findings. In: American Journal of Orthopsychiatry 70 (1), S. 104–114. DOI: 10.1037/h0087711.

12. Blizard, R. A. (2001). Masochistic and Sadistic Ego States. In: Journal of trauma & dissociation: the official journal of the International Society for the Study of Dissociation (ISSD) 2 (4), S. 37–58. DOI: 10.1300/J229v02n04_03.

13. Blizard, R. A. (2006). Prevention of intergenerational transmission of child abuse: a national priority. In: Journal of trauma & dissociation: the official journal of the International Society for the Study of Dissociation (ISSD) 7 (3), S. 1–6. DOI: 10.1300/J229v07n03_01.

14. Boehm, C. (1999). Hierarchy in the forest. The evolution of egalitarian behavior. Cambridge, MA: Harvard University Press.

15. Bowlby, J. (1980). Attachment and loss, Vol. 3. Loss: Sadness and depression. London: The Hogarth Press. [Deutsche Fassung: Bowlby, J. (2006). Bindung und Verlust. Bd. 3: Verlust – Trauer und Depression. München: Ernst-Reinhardt.]

16. Bowlby, J. (1988). A secure base: Clinical application of attachment theory. London: Routledge. [Deutsche Fassung: Bowlby, J. (2008). Bindung als sichere Basis. Grundlagen und Anwendung der Bindungstheorie. München: Ernst Reinhardt.]

17. Bromberg, P.M. (1998). Standing in the spaces: Essays on clinical process, trauma, and dissociation. New Jersey: Analytic Press.

18. Bromberg, P. M. (2017). Psychotherapy as the Growth of Wholeness: The Negotiation of Individuality and Otherness. In. M. Solomon & D. J. Siegel (eds.), How People Change: Relationships and Neuroplasticity in Psychotherapy (pp. 17-52). New York: Norton.

19. Brown, D., Fromm, E. (1986). Hypnotherapy and Hypnoanalysis. Hillsdale, New Jersey Lawrence Erlbaum Associates, Publishers.

20. Ceccarelli, M.; Monticelli, F.; Liotti, G. (2014). La riparazione dell'alleanza terapeutica. In G. Liotti; F. Monticelli (Hrsg.), Teoria e clinica dell'alleanza terapeutica (151-178). Milano: Raffaello Cortina Editore.

21. Chefetz, R. A. (2015). Intensive psychotherapy for persistent dissociative processes: The fear of feeling real. New York: Norton.

22. Cicchetti Dante (2003). Maternal Maltreatment Classification Interview. Unpublished manuscript. Unter Mitarbeit von Manly J. T. Toth SL.

23. Cohen, P.; Brown J.; Smaile, E. (2001). Child abuse and neglect and the development of mental disorders in the general population. In: Development and Psychopathology 13 (4), S. 981–999.

24. Cortina, M.; Liotti, G. (2010). Attachment is about safety and protection. Intersubjectivity is about social understanding and sharing. Psychoanalytic Psychology, 27 (4), 410-441.

25. Dalenberg, C. J. (2000). Countertransference and the Treatment of Trauma. American Psychological Association.

26. Dearing, R. L. & Tangney, J. P. (2011). Introduction: Putting shame in context. In R. L. Dearing & J. P. Tangney (Eds.), Shame in the therapy hour (pp. 3-19). American Psychological Association, Washington, DC.

27. De Hooge, I. E., Zeelenberg, M. & Breugelmans, S. M. (2010). Restore and protect motivations following shame, Cognition and Emotion, 24, 111-127.

28. DePrince, A. P., Chu, A. T. & Pineda, A. S. (2011). Links between specific posttrauma appraisals and three forms of trauma-related distress. Psychological Trauma: Theory, Research, Practice, and Policy, 3(4), 430-441.

29. DeYoung, P. A. (2015). Understanding and treating chronic shame. New York: Routledge.

30. Dittrich, K.; Fuchs, A.; Führer, D.; Bermpohl, F.; Kluczniok, D.; Attar, C. H. et al. (2017): Observational Context of Mother-Child Interaction: Impact of a stress Context on Emotional Availability. In: J Child Fam Stud 26 (6), S. 1583–1591. DOI: 10.1007/s10826-017-0678-8.

31. Dorahy, M. J. (2017). Shame as a compromise for humiliation and rage in the internal representation of abuse by loved ones: Processes, motivations and the role of dissociation. Journal of Trauma and Dissociation, 18(3), 383-396.

32. Dorahy, M. J. & Clearwater, K. (2012). Shame and guilt in men exposed to childhood sexual abuse: A qualitative investigation. Journal of Child Sexual Abuse, 21, 155-175.

33. Dorahy, M. J., McKendry, H., Scott, A., Yogeeswaran, K., Martens, A. & Hanna, D. (2017). Reactive dissociative experiences in response to acute increases in shame feelings. Behaviour Research and Therapy, 89, 75-85.

34. Dornes, M. (2000b): Affektspiegelung – Zur symbol- und identitätsbildenden Funktion früher Interaktion., S. 59–85.

35. Eagle, M. (2007). Attachment and sexuality. In D. Diamond; S. J. Blatt; J. D. Lichtenberg (Hrsg.), Attachment and sexuality (27-50). New York: The Analytic Press.

36. Elison, J. & Harter, S. (2007). Humiliation: causes, correlates, and consequences. In J. L. Tracy, R. W. Robins & J. P. Tangney (Eds.) The self-conscious emotions: Theory and research (pp. 310-329). New York: Guilford Press.

37. Elison, J., Lennon, R. & Pulos, S. (2006). Investigating the compass of shame: The development of the Compass of Shame Scale. Social Behavior & Personality, 34, 221-238.

38. Erickson, M. T. (2000). The evolution of incest avoidance: Oedipus and the psychopathologies of kinship. In P. Gilbert; K. Bailey (Hrsg.), Genes on the couch: Explorations in evolutionary psychotherapy (211-231). Hove: Brunner-Routledge.

39. Erickson, MD, M. (2009). Further Clinical Techniques of Hypnosis: Utilization Techniques American Journal of Clinical Hypnosis. 51:4, April 2009.

40. Fairbairn, W. R. D. (1943). The repression and the return of bad objects (with special reference to the 'war neuroses'). In W. R. D. Fairbairn (1952). Psychoanalytic Studies of the Personality (pp. 59-81). London: Routledge & Kegan Paul.

41. Feiring, C. & Taska, L. S. (2005). The persistence of shame following sexual abuse: A longitudinal look at risk and recovery. Child Maltreatment, 10, 337-349.

42. Ferenczi, S. (1932). Sprachverwirrung zwischen den Erwachsenen und dem Kind. In: M. Balint (Hrsg., 2004) Bausteine zur Psychoanalyse II, S. 303-316, Gießen: Psychosozial Verlag.

43. Ferenczi, S. (2004). Schriften zur Psychoanalyse Bd. I u. II (Hg.: M. Balint). Gießen: Psychosozial.

44. Fischer, G. (2007). Kausale Psychotherapie. Manual zur ätiologieorientierten Behandlung psychotraumatischer und neurotischer Störungen. Kröning: Asanger.

45. Fitzhenry, M.; Harte, E.; Carr, A.; Keenleyside, M.; O'Hanrahan, K.; White, M. D. et al. (2015). Child maltreatment and adult psychopathology in an Irish context. In: Child abuse & neglect 45, S. 101–107. DOI: 10.1016/j.chiabu.2015.04.021.

46. George, C.; Solomon, J. (2011). Caregiving helplessness: The development of a screening measure for disorganized maternal caregiving. In: J. Solomon; C. George (Hrsg.), Disorganization of attachment and caregiving (133-166). New York: Guilford Press.

47. Gilbert, P. (1989). Human nature and suffering. London: Erlbaum.

48. Gilbert, P. (1997). The evolution of social attractiveness and its role in shame, humiliation, guilt and therapy. British Journal of Medical Psychology, 70, 113-147.

49. Gilbert, P. (1998). Shame and humiliation in the treatment of complex case. In N. Tarrier, A. Wells & G. Haddock (Eds.), Treating complex cases: The cognitive behavioural therapy approach (pp. 241-271). Chichester: Wiley & Sons.

50. Gilbert, P. (2007). The evolution of shame as a marker for relationship security: A biopsychosocial approach. In J. L Tracy, R. W. Robins & J. P. Tangney (Eds.), The self-conscious emotions: Theory and research (pp. 283-309). New York: Guilford.

51. Green, J. Greif; McLaughlin, K. A.; Berglund, P. A.; Gruber, M. J.; Sampson, N. A.; Zaslavsky, A. M.; Kessler, R. C. (2010). Childhood adversities and adult psychiatric disorders in the national comorbidity survey replication I: associations with first onset of DSM-IV disorders. In: Archives of general psychiatry 67 (2), S. 113–123. DOI: 10.1001/archgenpsychiatry.2009.186.

52. Hart, O. van der; Nijenhuis, E.; Steele, K. (2006). The haunted self: Structural dissociation and the treatment of chronic traumatization. New York: Norton. (Deutsche Fassung: Van der Hart, O.; Nijenhuis, E.; Steele, K. (2008). Das verfolgte Selbst. Paderborn: Junfermann.

53. Heite, L. (2001). La Petite Mort: Dissociation and the Subjective Experience of Stuttering. http://www.mnsu.edu/comdis/isad4/papers/heite4.html.

54. Henrich, J.; Henrich, N. (2006). Culture, evolution and the puzzle of human cooperation. Cognitive Systems Research, 7, 220-226. In Hrdy, B. S. (2009). Mothers and others. The evolutionary origins of mutual understanding. Cambridge, MA: Belknap Press.

55. Herman, J. L. (2011). PTSD as a shame disorder. In R. L. Dearing, & J. P. Tangney (Eds.), Shame in the therapy hour (pp. 261-275). American Psychological Association, Washington, DC.

56. Hilgers, M. (2013). Scham. Gesicht eines Affekts. Göttingen: Vandenhoeck & Ruprecht. 4. Aufl.

57. Hirsch, M.(2001). Außen und Innen: Traumatische Realität und psychische Struktur – Die Bedeutung Ferenczis für Objektbeziehungstheorie und Psychotraumatologie. In: M. Klöpper; R. Lindner (Hrsg.). Destruktivität – Wurzeln und Gesichter. Göttingen: Vandenhoeck & Ruprecht.

58. Hirsch, M. (2002). Schuld und Schuldgefühl. Zur Psychoanalyse von Trauma und Introjekt. Göttingen: Vandenhoeck & Ruprecht. 3. Aufl.

59. Hirsch, M. (2004). Psychoanalytische Traumatologie. Das Trauma in der Familie. Stuttgart: Schattauer.

60. Hirsch, M. (2007). Vortrags-CD LPW (Lindauer-Psychotherapie-Wochen, 2007).

61. Hirsch, M. (2008). Die Gruppe als Container. Göttingen: Vandenhoeck & Ruprecht.

62. Hirsch, M. (2014). Schuld und Schuldgefühl. Göttingen: Vandenhoeck & Ruprecht.

63. Hirsch, M. (2017): Schuld und Schuldgefühl. Zur Psychoanalyse von Trauma und Introjekt. 7. 7., überarbeitete Auflage 2017. Göttingen: Vandenhoeck & Ruprecht.

64. Hochauf, R. (2007). Frühes Trauma und Strukturdefizit. Kröning: Asanger.

65. Howell, E. F. (2014). Ferenczi's concept of identification with the aggressor: understanding dissociative structure with interacting victim and abuser self-states. In: American journal of psychoanalysis 74 (1), S. 48–59. DOI: 10.1057/ajp.2013.40.

66. Janet, P. (1901). The Mental State of Hysterical. New York: Putnam & Sons.

67. Jud, A.; Fegert, J. M.; Finkelhor, D. (2016). On the incidence and prevalence of child maltreatment: a research agenda. In: Child and adolescent psychiatry and mental health 10, S. 17. DOI: 10.1186/s13034-016-0105-8.

68. Kaufman, G. (1989). The psychology of shame. Theory and treatment of shame-based syndromes. New York: Springer.

69. Klein, D. C. (1991). The Humiliation Dynamic: an Overview. The Journal of Primary Prevention, 12, 93-121.

70. Kluft, R. P. (2007). Application of innate affect theory to the understanding and treatment of dissociative identity disorder. In E. Vermetten, M. J. Dorahy and D. Spiegel (Eds.), Traumatic dissociation: Neurobiology and treatment (pp. 301-316). Arlington, VA: American Psychiatric Press.

71. Lammers, M. (2016). Emotionsbezogene Psychotherapie von Scham und Schuld. Stuttgart: Schattauer.

72. Ledoux, J. (2004). Das Netz der Gefühle. Dtv, München.

73. Lewis, H. B. (1971). Shame and guilt in neurosis. New York: International University Press.

74. Lewis, M. (1992). Shame: The exposed self. New York: the Free Press.

75. Lewis, M. (2014). The rise of consciousness and the development of emotional life. New York: Guilford.

76. Li, M.; D'Arcy, C.; Meng, X. (2016). Maltreatment in childhood substantially increases the risk of adult depression and anxiety in prospective cohort studies: systematic review, meta-analysis, and proportional attributable fractions. In: Psychological medicine 46 (4), S. 717–730. DOI: 10.1017/S0033291715002743.

77. Lichtenberg, J.; Lachmann, F. M.; Fosshage, J. L. (2011). Psychoanalysis and motivational systems: A new look. New York: Routledge.

78. Linehan, M. M. (1993). Cognitive behavioral treatment of borderline personality disorder. New York: Guilford Press. [Deutsche Fassung: Linehan, M. M. (2007): Dialektisch-Behaviorale Therapie der Borderline-Persönlichkeitsstörung. München: CIP-Medien.]

79. Liotti, G. (2009). Attachment and dissociation. In P. F. Dell; J. A. O'Neill(Hrsg.). Dissociation and the dissociative disorders: DSM-V and beyond (53-66). New York: Routledge.

80. Liotti, G. (2011a). Note sulla psicoterapia ispirata dalla teoria dell'attaccamento. Giornale Italiano di Psicologia, 38, 729-756.

81. Liotti, G. (2011b). Attachment disorganization and the controlling strategies: An illustration of the contributions of attachment theory to developmental psychopathology and to psychotherapy integration. Journal of Psychotherapy Integration, 21, 232-252.

82. Liotti, G. (2013). Phobias of attachment-related inner states in the psychotherapy of adult survivors of childhood complex trauma. Journal of Clinical Psychology, 69, 1136-1147.

83. Liotti, G. (2014a). I sistemi motivazionali nella prospettiva evoluzionista. In G. Liotti; F. Monticelli (Hrsg.), Teoria e clinica dell'alleanza terapeutica. 19-39. Milano: Raffaello Cortina Editore.

84. Liotti, G. (2014b). Disorganized attachment in the pathogenesis and the psychotherapy of borderline personality disorder. In A. N. Danquah; K. Berry (Hrsg.), Attachment theory in adult mental health: A guide to clinical practice (113-128). London: Routledge.

85. Liotti, G.; Farina, B. (2013). La psicotraumatologia contemporanea e le teorie sui rapporti fra processi mentali coscienti e inconsci. Sistemi Intelligenti, 25 (3), 553-564.

86. Loftus, E.F. & Ketcham, K. (1994). The myth of repressed memory. New York: St. Martin's Press.

87. Lyons-Ruth, K.; Jacobvitz, D. (2008). Attachment disorganization: Genetic factors, parenting contexts and developmental transformations from infancy to adulthood. In J. Cassidy; P. Shaver (Hrsg.). The handbook of attachment theory and research, (2. Aufl.) (666-697). New York: Guilford Press.

88. Main, M.; Hesse, E. (1990). Parents' unresolved traumatic experiences are related to infant disorganized attachment status: Is frightened and/or frightening parental behavior the linking mechanism? In M. T. Greenberg; D. Cicchetti; E. M. Cummings (Hrsg.), Attachment in the preschool years (161-182). Chicago: Chicago University Press.

89. Marks, S. (2007). Scham – die tabuisierte Emotion. Düsseldorf: Patmos Verlag.

90. Meltzoff, A. N.; Moore, M. K. (1977). Imitation of facial and manual gestures by human neonates. In: Science (New York, N.Y.) 198 (4312), S. 74–78. DOI: 10.1126/science.897687.

91. Middleton. W., Sachs, A. & Dorahy, M. J. (Eds) (2018). The abused and the abuser: Victim-perpetrator dynamics. Abingdon, Ox: Routledge.

92. Miller, A. B.; Sheridan, M. A.; Hanson, J. L.; McLaughlin, K. A.; Bates, J. E.; Lansford, J. E. et al. (2018): Dimensions of deprivation and threat, psychopathology, and potential mediators: A multi-year longitudinal analysis. In: Journal of abnormal psychology 127 (2), S. 160–170. DOI: 10.1037/abn0000331.

93. Miller, S. B. (1988). Humiliation and shame: Comparing two affect states as indicators of narcissistic stress. Bulletin of the Menninger Clinic, 52, 40-51.

94. Morrison, A. P. (2011). The psychodynamics of shame. In R. L. Dearing & J. P. Tangney (Eds.), Shame in the therapy hour (pp. 23-43). American Psychological Association, Washington, DC.

95. Nathanson, D. L. (1987). The Many Faces of Shame. New York, NY: Guilford.

96. Nathanson, D. L. (1992). Shame and Pride: Affect, Sex, and the Birth of Self. New York: Norton.

97. Neumann, K. (2007). Stottern im Gehirn: Neue Erkenntnisse aus Humangenetik und Neurowissenschaften. Forum Logopädie 21, 6-13.

98. Nijenhuis, E. (2006). Strukturelle Dissoziation - Bespiele aus der Praxis. In: Kongressband 2012. Gesichter der Gewalt. Villa Lindenfels Stuttgart: Eigenverlag. S. 124-131.

99. Ogawa, J. R.; Sroufe, L. A.; Weinfield, N. S.; Carlson, E. A.; Egeland, B. (1997). Development and the fragmented self: Longitudinal study of dissociative symptomatology in a nonclinical sample. Development and Psychopathology, 9, 855-879.

100. Panksepp, J.; Biven, L. (2011). The archaeology of mind. New York: Norton. Public Health Agency of Canada. (2010): Canadian incidence study of reported child abuse and neglect – 2008: Major findings. Ottawa, ON: Public Health Agency of Canada.

101. Richter, R. (2014). Hochstressreaktionen und Kontrollverlust bei Stottern. In: Tagungsband zur Fachtagung „Fokus Stottern" 41. Kongress Stottern und Selbsthilfe 2014. Köln: Demosthenes-Verlag.

102. Richter, R. (2016). Wer trägt Schuld, wenn die Therapie nicht gelingt. In: Müller. T. (Hrsg.) Kein Berg ohne Täler. Köln: Demosthenes-Verlag.

103. Riper, C. van (1973). The Treatment of Stuttering / Die Behandlung des Stotterns (1986). Köln: BVSS.

104. Riper, C. van (1982). The Nature of Stuttering, 2end ed. Englewood Cliffs, New Jersey: Prentice-Hall.

105. Rizzolatti, G.; Sinigaglia, C.; Anderson, F. (2008). Mirrors in the brain. How our minds share actions and emotions. Oxford: Oxford Univ. Press.

106. Ross, C. A.; Halpern, N. (2009). Trauma Model therapy: A treatment approach for trauma, dissociation and complex comorbidity. Richardson, TX: Manitou Communications, Inc.

107. Sachs, A. (2007). Infanticidal Attachment: Symbolic and Concrete. In: Attachment: New Directions in Psychotherapy and Relational Psychoanalysis 2007, S. 297–304.

108. Salter, A. (1995). Transforming Trauma. Thousand Oaks, California: SAGE Publications.

109. Sandrieser, P.; Schneider P. (2015): Stottern im Kindesalter. Stuttgart: Thieme.

110. Sautermeister, J. (Hrsg.) (2017). Moralpsychologie. Transdisziplinäre Perspektiven. Z.: Ethik im Diskurs. Bd. 11. Stuttgart: Kohlhammer.

111. Schimmenti, A. (2012). Unveiling the hidden self: Developmental trauma and pathological shame, Psychodynamic Practice, 18, 195-211.

112. Schneider, M. W.; Ross, A.; Graham, J. C.; Zielinski, A. (2005). Do allegations of emotional maltreatment predict developmental outcomes beyond that of other forms of maltreatment? In: Child abuse & neglect 29 (5), S. 513–532. DOI: 10.1016/j.chiabu.2004.08.010.

113. Schore, A. N. (1998). Early shame experiences and infant brain development. In: P. Gilbert, B. Andrews (Eds.), Shame: interpersonal behavior, psychopathology, and culture (pp. 57–77). New York: Oxford University Press.

114. Schore, A. N. (2009). Attachment trauma and the developing right brain: Origins of pathological dissociation. In: P. F. Dell; J. A. O'Neil (Hrsg.), Dissociation and the dissociative disorders: DSM-V and beyond (259-276). New York: Routledge.

115. Schore, A. N. (2019). Right brain psychotherapy. New York: Norton.

116. Schwartz, H. L. (2000). Dialogues with Forgotten Voices: Relational Perspectives on Child Abuse Trauma and Treatment of Dissociative Disorders. New York: Basic Books.

117. Schwartz, H. L. (2013). The Alchemy of Wolves and Sheep: A relational approach to internalized perpetration in Complex Trauma Survivors. New York: Routledge.

118. Scomparini, L. B.; Santos, B.; Rosenheck, R. A.; Scivoletto, S. (2013). Association of child maltreatment and psychiatric diagnosis in Brazilian children and adolescents. In: Clinics 68 (8), S. 1096–1102. DOI: 10.6061/clinics/2013(08)06.

119. Scott, K. M.; Smith, D. R.; Ellis, P. M. (2010). Prospectively ascertained child maltreatment and its association with DSM-IV mental disorders in young adults. In: Archives of general psychiatry 67 (7), S. 712–719. DOI: 10.1001/archgenpsychiatry.2010.71.

120. Shaw, J. (2016). Soul Muder. New Haven (CT): Yale University Press.

121. Sheridan, M. A.; McLaughlin, K. A. (2014). Dimensions of early experience and neural development: deprivation and threat. In: Trends in cognitive sciences 18 (11), S. 580–585. DOI: 10.1016/j.tics.2014.09.001.

122. Slade, A. (2008). The implications of attachment theory and research for adult psychotherapy: Research and clinical perspectives. In J. Cassidy; P. Shaver (Hrsg.). The handbook of attachment theory and research, (2. Aufl.) (762-782). New York: Guilford Press.

123. Solomon, J.; George, C. (2011). Disorganization of maternal caregiving across two generations: The origins of caregiving helplessness. In J. Solomon; C. George (Hrsg). Disorganized attachment and caregiving (25-51). New York: Guilford Press.

124. Sommer, M. et al (2002). Disconnection of speech-relevant brain areas in persistent developmental stuttering. Lancet 360, 380-383.

125. Starke, A. (1995). Warum lehnen Stotterer Sprechtechniken ab? Der Botschaftsunvereinbarkeitskonflikt. Vortrag auf der Jahresfortbildungstagung des Deutschen Bundesverbandes für Logopädie e.V., 24. Bis 27. Mai 1995 in Gera.

126. Starkweather, W.; Givens, J. (2003). Stuttering as a variant of post traumatic stress disorder. `https://www.stuttering-specialist.com/post/stuttering-as-a-variant-of-post-traumatic-stress-disorder` (abgerufen am 29.07.2019).

127. Steele, K. (2019). Attachment, collaboration and dependency in chronic trauma and dissociation. Workshop presented at the 36th annual conference of the International Society for the Study of Trauma and Dissociation (ISSTD). March 30th-April 1st, 2019, New York City.

128. Steele, K., Boon, S., van der Hart, O. (2017). Treating Trauma-Related dissociation: A Practical, Integrative Approach. New York: W.W. Norton & Company.

129. Stoltenborgh, M.; Bakermans-Kranenburg, M. J.; Alink, L. R. A.; van Ijzendoorn, M. H. (2012). The Universality of Childhood Emotional Abuse: A Meta-Analysis of Worldwide Prevalence. In: Journal of Aggression, Maltreatment & Trauma 21 (8), S. 870–890. DOI: 10.1080/10926771.2012.708014.

130. Stoltenborgh, M.; Bakermans-Kranenburg, M. J.; van Ijzendoorn, M. H. (2013). The neglect of child neglect: a meta-analytic review of the prevalence of neglect. In: Social psychiatry and psychiatric epidemiology 48 (3), S. 345–355. DOI: 10.1007/s00127-012-0549-y.

131. Stoltenborgh, M.; Bakermans-Kranenburg, M. J.; van Ijzendoorn, M. H.; Alink, L. R. A. (2013): Cultural-geographical differences in the occurrence of child physical abuse? A meta-analysis of global prevalence. In: International journal of psychology : Journal international de psychologie 48 (2), S. 81–94. DOI: 10.1080/00207594.2012.697165.

132. Talbot, J. A., Talbot, N. L., & Tu, X. (2004). Shame-proneness as a diathesis for dissociation in women with histories of childhood sexual abuse. Journal of Traumatic Stress, 17, 445-448.

133. Talbot, N. L. (1996). Women sexually abused as children: The centrality of shame issues and treatment implications. Psychotherapy, 33, 11-18.

134. Tangney, J. P. & Dearing, R. L. (2002). Shame and guilt. New York: Guilford.

135. Tomasello, M. (2009). Why we cooperate. Cambridge, MA: The MIT Press.

136. Tomkins, S. S. (1963/2008). Affect, imagery, consciousness, Volume II. New York: Springer.

137. Trocmé, N. M. (2010). Canadian incidence study of reported child abuse and neglect, 2008. Major findings. Ottawa, Ont.: Public Health Agency of Canada.

138. Vachon, D. D.; Krueger, R. F.; Rogosch, F. A.; Cicchetti, D. (2015). Assessment of the Harmful Psychiatric and Behavioral Effects of Different Forms of Child Maltreatment. In: JAMA psychiatry 72 (11), S. 1135–1142. DOI: 10.1001/jamapsychiatry.2015.1792.

139. Vogt, R. (2004). Beseelbare Therapieobjekte. Strukturelle Handlungsinszenierungen in einer körper- und traumaorientierten Psychotherapie. Gießen: Psychosozial-Verlag.

140. Vogt, R. (2006). "Beseelbare"Therapy Objects. Psychoanalytic interactional approach in a body- and trauma-oriented psychotherapy. Gießen: Psychosozial-Verlag.

141. Vogt, R. (2007). Psychotrauma, State, Setting. Psychoanalytisch-handlungsaktives Modell zur Behandlung von Komplex-Traumatisierten u. a. Störungen (SPIM-20-KT). Gießen: Psychosozial-Verlag.

142. Vogt, R. (2008). Psychotrauma, State, Setting. Psychoanalytical-Action-Related Model for a Treatment of Complexly Traumatized Patients. Gießen: Psychosozial-Verlag.

143. Vogt, R. (Hrsg.)(2010 a). Ekel als Folge traumatischer Erfahrungen. Psychodynamische Grundlagen und Studien, psychotherapeutische Settings, Fallbeispiele Gießen: Psychosozial Verlag.

144. Vogt, R. (Hrsg.)(2012 a). Täterintrojekte. Diagnostik und Behandlungsmodelle dissoziativer Strukturen. Kröning: Asanger Verlag.

145. Vogt, R. (Ed.) (2012 b). Perpetrator Introjects – Psychotherapeutic Diagnostics and Treatment Models. Kröning: Asanger Verlag.

146. Vogt, R. (2013). SPIM 30. Behandlungsmodell für dissoziative Störungen. Kröning: Asanger Verlag.

147. Vogt, R. (Hrsg.)(2014). Verleumdung und Verrat. Dissoziative Störungen bei schwer traumatisierten als Folge von Vertrauensbrüchen. Kröning: Asanger Verlag.

148. Vogt, R. (Ed.) (2015). SPIM 30. Treatment Model for Dissociative Trauma Disorders. Kröning: Asanger Verlag.

149. Vogt, R. (Hrsg.)(2016). Täterbindung. Gruppentherapie und Soziale Neurobiologie. Kröning: Asanger.

150. Vogt, R. (Hrsg.) (2018). Das traumatisierte Gedächtnis - Schutz und Widerstand. Wie sich Traumatische Belastungen in Körper, Seele und Verhalten verschlüsseln und wieder auffinden lassen. Berlin: Lehmanns Media.

151. Vogt, R. (Ed.) (2019). The Traumatised Memoy – Protection and Resistance. Berlin: Lehmanns Media.

152. Vogt, R. (in Vorb.). Täterübertragung, Täterintrojekte und Täterbindungen – in der neuen Begrifflichkeit des SPIM 30-Behandlungsmodells. In: S. Trautmann-Voigt; B. Voigt (Hrsg.). Die Täter-Opfer-Wippe - oder: Was uns die Gewalt in unserer Gesellschaft wirklich sagen will. Gießen: Psychosozial.

153. Warneken, F.; Chen, F.; Tomasello, M. (2006). Cooperative activities in young children and chimpanzees. Child Development, 77, 640-663.

154. White, L. O.; Klein, A. M.; Kirschbaum, C.; Kurz-Adam, M.; Uhr, M.; Müller-Myhsok, B. et al. (2015). Analyzing pathways from childhood maltreatment to internalizing symptoms and disorders in children and adolescents (AMIS): a study protocol. In: BMC Psychiatry 15 (1), S. 126. DOI: 10.1186/s12888-015-0512-z.

155. White, L. O.; Ising, M.; Klitzing, K. von; Sierau, S.; Michel, A.; Klein, A. M. et al. (2017). Reduced hair cortisol after maltreatment mediates externalizing symptoms in middle childhood and adolescence. In: Journal of child psychology and psychiatry, and allied disciplines 58 (9), S. 998–1007. DOI: 10.1111/jcpp.12700.

156. Widom, C. S.; DuMont, K.; Czaja, S. J. (2007). A prospective investigation of major depressive disorder and comorbidity in abused and neglected children grown up. In: Archives of general psychiatry 64 (1), S. 49–56. DOI: 10.1001/archpsyc.64.1.49.XWilliams, P. (2005). Einverleibung eines invasiven Objekts. In: Psyche 59 (4), S. 293–315.

157. Wurmser, L. (1999). Magische Verwandlung und tragische Verwandlung. Die schwere Neurose – Symptom, Funktion, Persönlichkeit. Göttingen: Vandenhoeck & Ruprecht.

158. Yairi, E.; Ambrose, N. (2013). Early Childhood Stuttering for Clinicians by Clinicians. Journal of Fluency Disorders, 38(2), 66–87.